3대 운동

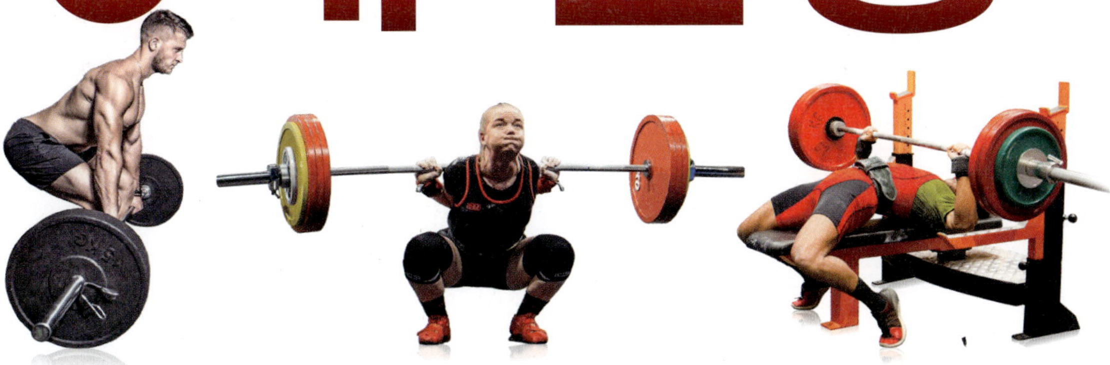

스쿼트 - 데드리프트 - 벤치 프레스

제롬 마일로 지음

대표 역자 박종호

대성의학사

Contents

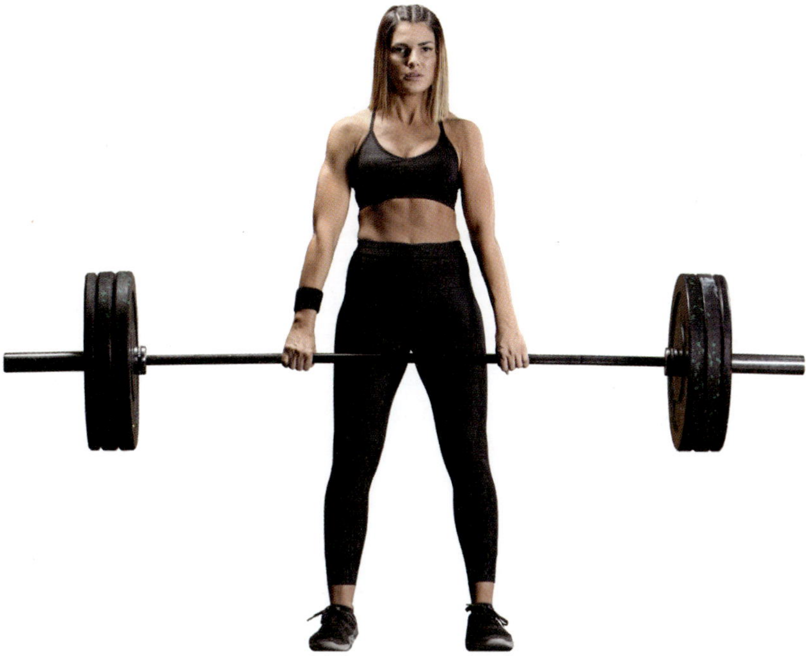

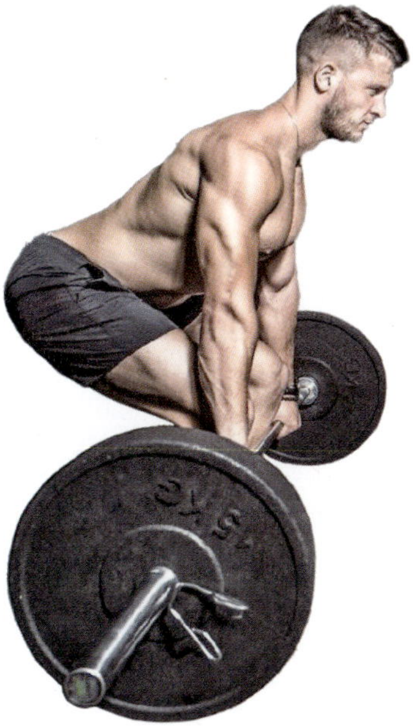

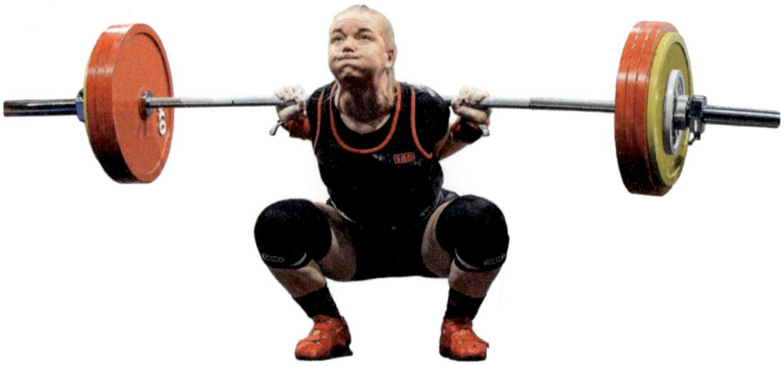

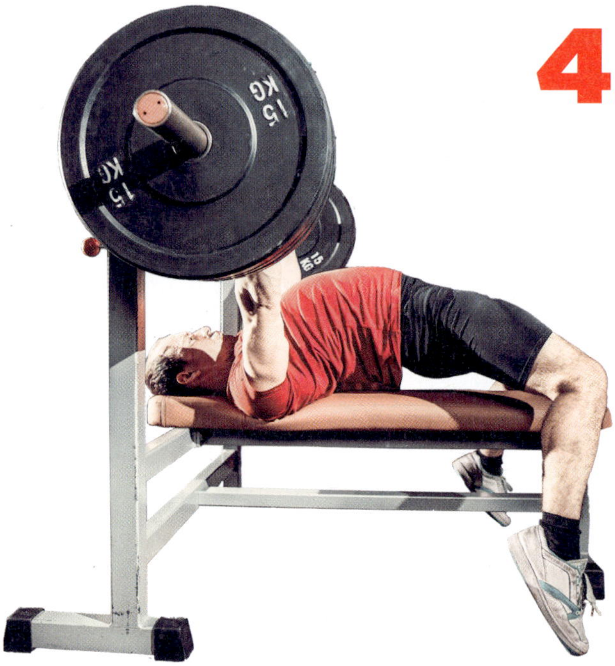

역자 서문

『힘 · 훈련 · 해부학: 3대 운동』은 단순히 1차원적인 3대 운동의 자세에 대한 안내뿐만이 아닌 기존의 틀을 깬 인체의 기능 해부학적 원리, 트레이닝 방법론, 프로그램 설계와 같은 최적의 3대 운동 프로그램 구성을 위한 다양한 지식을 동시에 담고 있는 신개념 서적입니다.

이 책은 독자들에게 3대 운동을 통한 근력 향상뿐만 아니라, 트레이닝의 깊이 있는 지식을 전달하여 전반적인 훈련 경험을 높일 것입니다. 스포츠과학에 근거한 이 책은 독자들이 훈련을 보다 체계적으로 이해할 수 있도록 도와주는 통찰력 있는 안내서로, 몸을 변화시키고 최상의 결과를 이뤄내고자 하는 이들에게 필수적인 서적이 될 것입니다.

이 책을 번역하면서 저자의 의도를 왜곡하지 않고 내용이 독자들에게 명확히 전달되도록 파워리프팅 코칭 및 선수 시절의 경험, 건강 운동전문가 활동 통해 얻은 다양한 지도 경험으로 얻은 노하우를 녹여내었습니다.

많은 분이 이 책을 통해서 3대 운동으로 건강한 근력 향상을 이룰 수 있기를 바랍니다.

마지막으로 『힘 · 훈련 · 해부학: 3대 운동』이 나오기까지 같이 협력하고 참여해 도움을 주신 모든 분께 깊은 감사의 말씀을 올립니다.

대표 역자 박종호 ES, MS

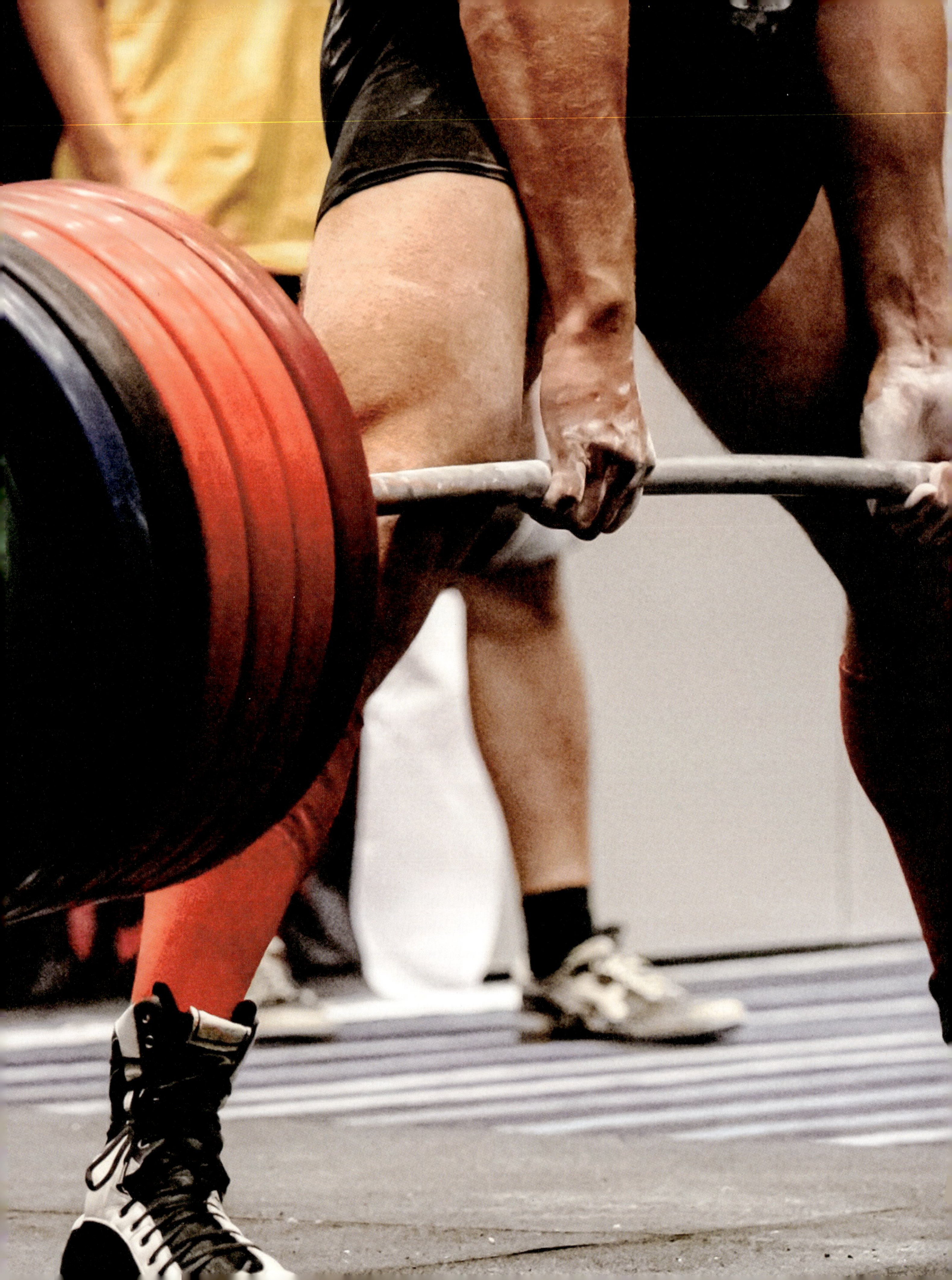

제롬 마일로

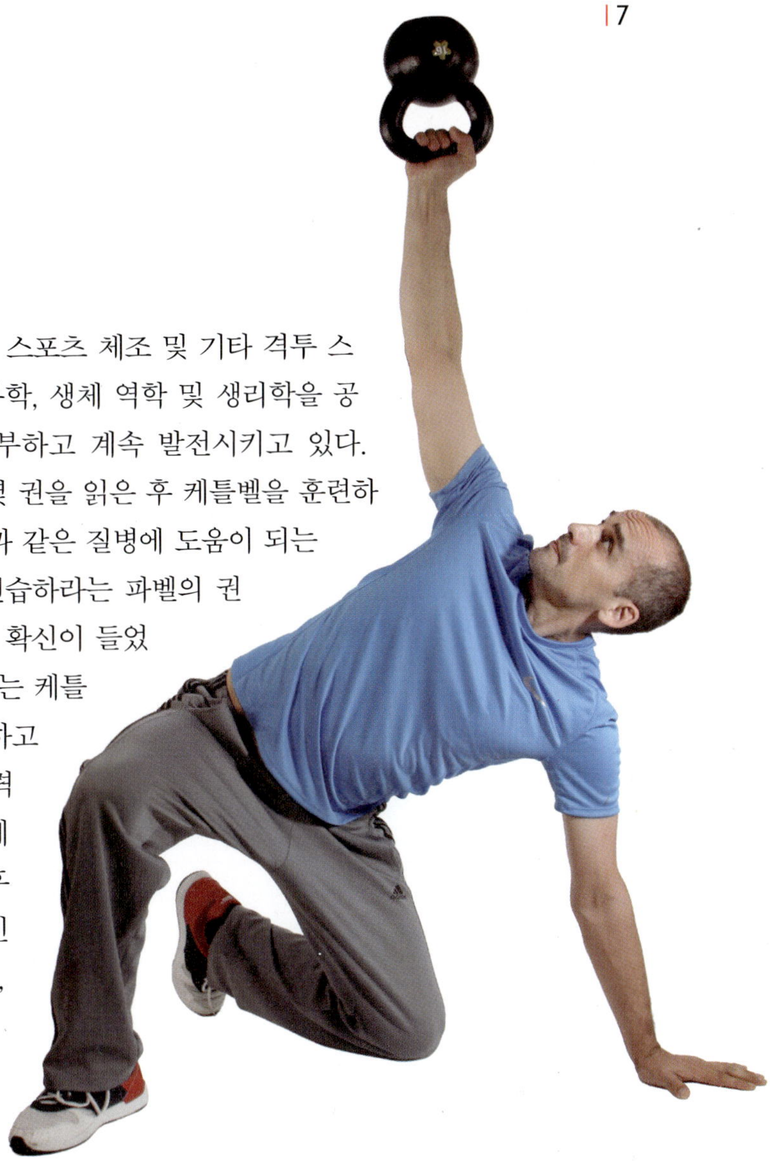

나의 운동 경력은 중국 무술, 주짓수, 태극권, 기공, 스포츠 체조 및 기타 격투 스포츠에서 시작되었다. 공식적으로는 정골의학, 해부학, 생체 역학 및 생리학을 공부했지만, 내 인생의 대부분을 나는 독학으로 공부하고 계속 발전시키고 있다. 2000년대 초반에 거의 구할 수 없었던 파벨의 책 몇 권을 읽은 후 케틀벨을 훈련하기 시작했다. 당시 나를 괴롭혔던 피라미드 증후군과 같은 질병에 도움이 되는 후외측 사슬의 편심 수축 운동으로 풍차 동작을 연습하라는 파벨의 권유를 듣자마자 이 운동이 내가 해야 할 운동이라는 확신이 들었다. 이러한 케틀벨의 원리를 이해하고 연습한 후 나는 케틀벨의 매력에 빠져들었고 근력은 내 인생에서 중요하고 결정적인 요소가 되었다. 그리고 무술에 적합한 근력 운동 방법을 찾았기 때문에 내가 겪고 있었던 문제들의 악순환의 고리를 해결하기 시작했다. 몇 년 후 나는 아리엘 쿠세이로와 에제키엘 코스타 같은 친구들의 도움과 지도 덕분에 3대 운동BIG 3인 스쿼트, 벤치 프레스, 데드리프트를 시작하게 되었다.

처음에는 아르헨티나에 케틀벨이 없었고(부에노스아이레스 체육관의 잊힌 유물을 제외하고) 첫 번째 해외에서 온 수련생을 훈련시키기 위해서 아르헨티나에서 케틀벨을 만들어야만 했다. 또한 혼자서 이러한 훈련을 시작하려면 케틀벨이 필요했다. 몇 달간의 기획, 자본 투자, 독창성 및 필요한 기술에 대한 연구 끝에 나는 이 나라에서 최초의 케틀벨을 만들 수 있었다.

훈련 도구를 만들 수 있게 되면서 나는 혼자서 제대로 훈련을 시작할 수 있었고 가능한 한 빨리 국제적인 강사들과 함께 워크숍을 시작하기 위해서 현지 커뮤니티를 만들었다. 가장 먼저 하드 스타일과 스포츠 케틀벨(기르보이) 방법을 혼합하여 가르쳤다.

몇 년 동안 미국, 독일, 남아프리카 등 해외를 방문하고 여행하면서 라틴 아메리카와 관련하여 각 나라마다 관점이 다르고 합의에 도달하기가 어렵다는 것을 알게 된 후, 나는 러시아, 특히 전 세계 케틀벨의 상징적 도시인 상트페테르부르크에 위치한 케틀벨의 요람으로 여행가기로 결정했다. 그곳에서 나는 HMS(명예 스포츠 마스터) 아르세니 제르나코프, 안톤 아나센코, 세르게이 라쉬친스키 등 역사상 최고의 케틀벨 선수들과 데니스 바실레프, 코스토프, 베니체 등 스포츠의 거장들을 만나 함께 훈련했다.

이 여행 후 나는 이름에서 알 수 있듯이 라틴 아메리카를 구성하는 국가들을 위해 공동의 이익 증진을 위해 접근 가능한 무료 형태로 스페인어로 보급하는 데 우선순위를 두는 KBLAKettlebell Latin America를 설립하였다.

2008년부터 나는 KBLA를 대표하여 10회 이상의 국제 강사 과정, 인증 및 연수를 조직했다. 또한 칠레, 우루과이, 파라과이, 브라질, 페루, 에콰도르, 콜롬비아, 코스타리카 및 아르헨티나 지방을 여행했다. 부에노스아이레스, 산타크루즈, 리오네그로, 산타페, 후후이, 엔트레 리오스, 차코, 미션스, 멘도사, 코리엔테스, 코르도바를 여행했다. 2010년부터는 IUKL(국제 케틀벨 리프터 연합)의 공식 규칙에 따라 라틴 아메리카 최초의 스포츠 케틀벨 토너먼트도 진행했다.

최근 몇 년 동안 나는 소셜 네트워크의 콘텐츠와 매뉴얼, 교육용 비디오 및 온라인 강좌와 같은 원본 자료, 특히 이 매뉴얼의 기초이자 '공인 케틀벨 트레이너'와 '기능해부학 및 운동 패턴의 기초'라는 두 가지 과정의 개발과 플랫폼의 콘텐츠 생성에 전념해 왔다.

이 강좌들은 지금까지 가장 성공적인 저서인 『힘 · 훈련 · 해부학』 시리즈를 만들고 개발하는 데 밑거름이 되었다. 『힘 · 훈련 · 해부학』(1, 2, 3권)과 『운동 난이도 증진을 위한 단계적 접근법과 응용 동작The Book of Progressions: Regressions and Variations』과 같은 책을 만들 수 있는 토대가 되었다.

2006년부터 제작해온 매뉴얼과 책 형식의 다양한 자료를 합치면 총 25권에 달하며, 아직 연구가 덜 이루어진 트레이닝의 측면과 건강과 삶에 대한 이점을 다루기 위해 계속 늘려나갈 계획이다.

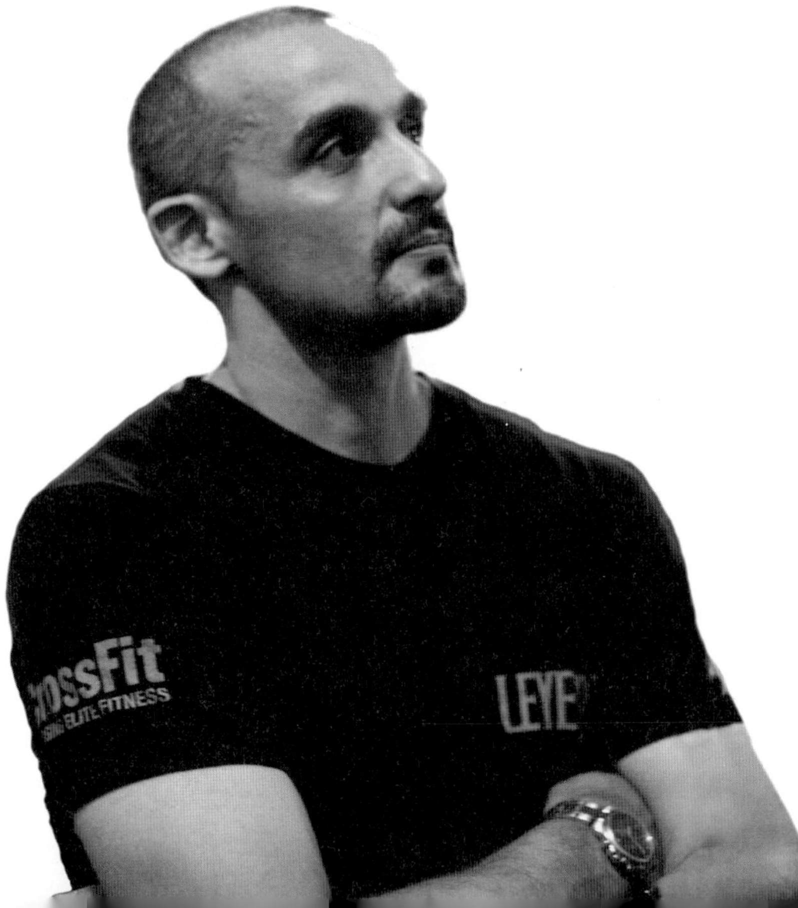

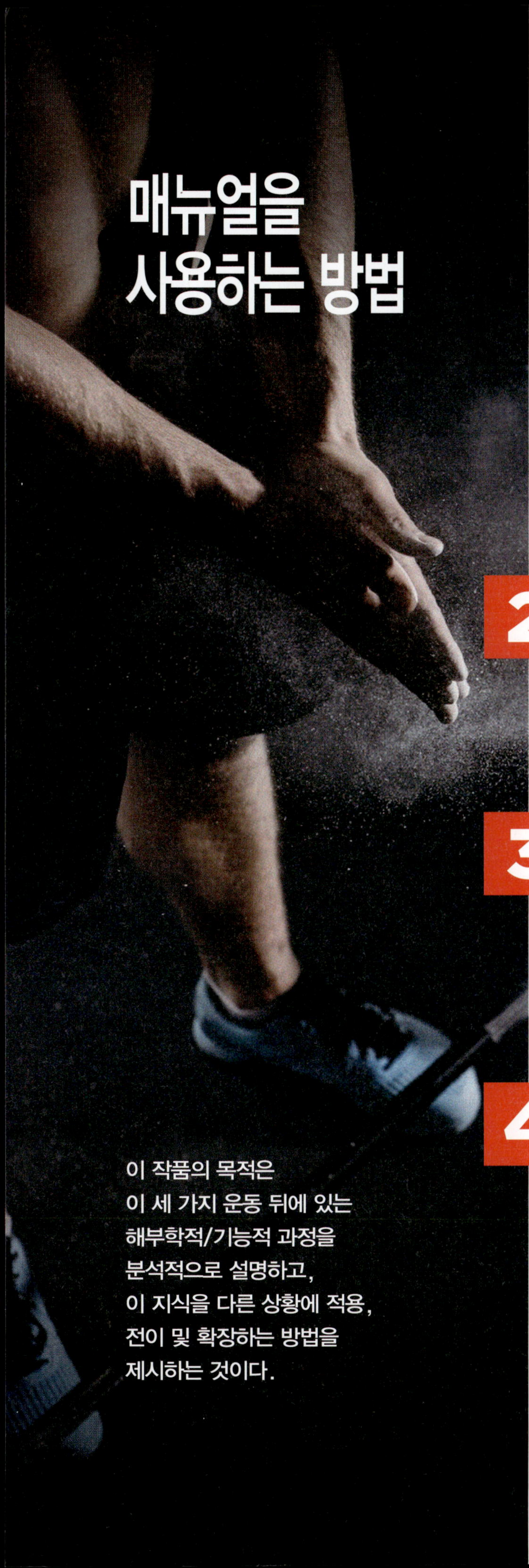

매뉴얼을 사용하는 방법

이 작품의 목적은 이 세 가지 운동 뒤에 있는 해부학적/기능적 과정을 분석적으로 설명하고, 이 지식을 다른 상황에 적용, 전이 및 확장하는 방법을 제시하는 것이다.

이 작품은 네 가지 명확한 부분으로 구성된다. 첫 번째 부분은 소개로, 여기서 이전 작품들에서 다룬 개념들을 요약하고 이 주제에 맞게 조정하여 다시 살펴본다. 이 개념들은 세 가지 연습을 평가할 때 사용될 언어와 도구를 이해하는 데 필수이다.

그 후, 우리는 각 부분을 명확하고 구분된 방식으로 공부할 것이다. 이를 통해 실행에 있어 가장 큰 영향을 미치는 신체 부위를 이해하는 기회를 다음 장에서 가질 것이다.

2

이 부분은 데드리프트에만 집중할 것이다. 우선, 고관절의 구성 요소, 실행 시의 메커니즘, 그리고 주의해야 할 사항들을 설명한다. 주요 근육 활성화, 내부 압력, 그리고 이 운동에 대해 과학이 무엇을 말하는지에 대해서도 다룰 것이다.

3

스쿼트에 관한 모든 내용을 철저히 검토할 것이다. 여기에서는 무릎의 구성 요소를 설명한다(비록 스쿼트에서 그것이 전부는 아니지만, 각 운동에서의 지배적인 부위를 활용하여 그 해부학을 이해할 것이다). 또한 이 운동에서 무릎 위치에 관한 미신을 모두 해명할 것이다.

4

마지막 장에서는 벤치 프레스가 주요 주제가 될 것이다. 어깨관절과 그 구성 요소에 대한 광범위한 정의를 제공하고, 부상을 피하고 그 메커니즘을 이해하기 위한 적절한 자세와 정렬에 대해서도 설명할 것이다.

1

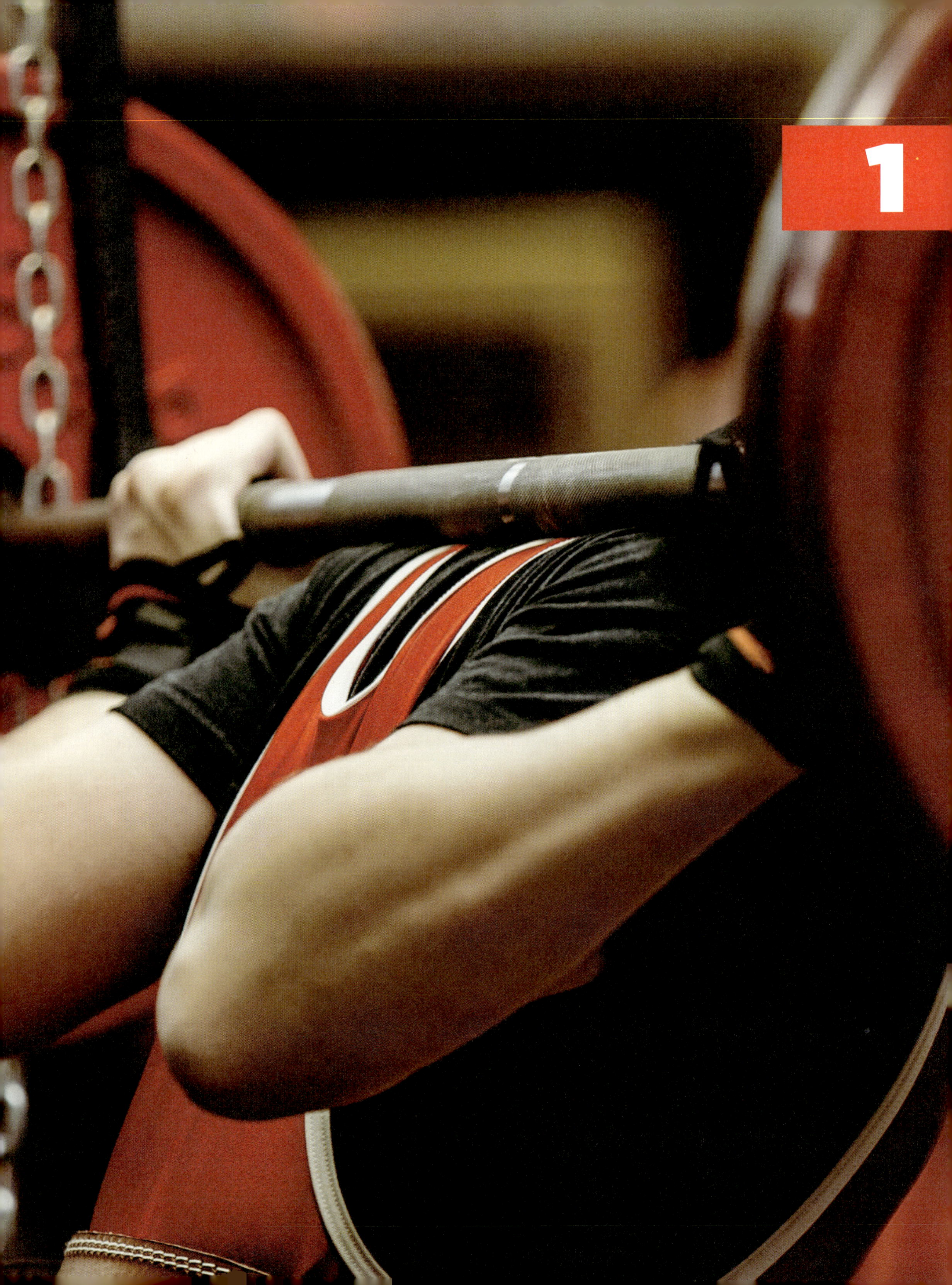

기본 개념

3대 운동은 무엇일까?

본문은 2020년 코로나 팬데믹 때 비디오 강좌를 통해 시작되었다. 『3대 운동』은 나의 책 『힘 · 훈련 · 해부학』을 참고하여 만들어진 나의 다년간 연구와 훈련을 설명해주는 결과물이다.

3가지 운동을 기반으로 하는 파워리프팅은 신체가 가진 무한한 표현을 종합해주는 아주 탁월한 스포츠이며 많은 운동전문가들이 파워리프팅을 분석하고 인체를 표현하는 데 사용한다.

비록 이 3가지 운동기술들이 일반적인 웨이트 트레이닝 분야에서 고유한 것으로 간주되지 않아도 일반적인 웨이트 트레이닝 방법과 파워리프팅 간의 차이점에 대한 논의는 여러분들도 충분히 흥미를 느낄 수 있을 것이다.

첫 번째 질문: 3대 운동은 무엇인가?

답변: 3대 운동은 무거운 중량을 직접 옮기며 절대적인 근력을 개발할 수 있는 3가지 운동의 조합으로, 대부분의 훈련에서 기본적인 근력 향상을 위한 훈련에 포함시키며 '파워리프팅'이란 스포츠의 구성 요소이기도 하다.

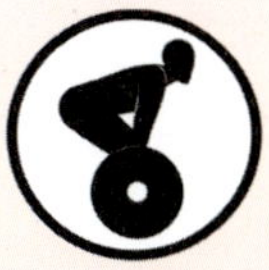

데드리프트는 후방 체인을 활용한 동작이다. 상지는 강하게 고정시키고 하지를 강하게 밀어내어 무게를 몸의 중심 쪽으로 잡아당겨 수직으로 들어 올리는 동작이다.

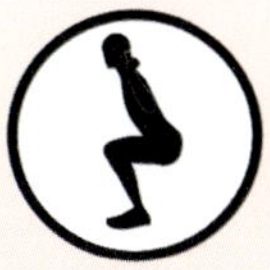

스쿼트는 하지의 삼중 굴곡 동작이다. 스쿼트는 인간의 진화와 발전을 함께 동반한 동작이다. 과거의 스쿼트는 다양한 매체와 연구에서 요통과 무릎 통증 같은 부정적인 의견을 제시했지만 이번 작품에서는 스쿼트의 우수성을 확실히 해명할 예정이다.

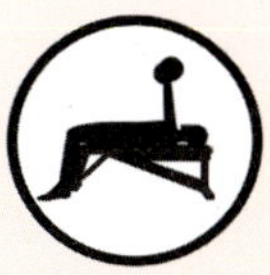

벤치 프레스는 상지를 활용한 수평 밀어내기 운동으로, 열린 사슬 운동에서 이루어지는 상지 훈련이다. 일반적으로 흉부와 팔을 강화하는 데 사용되는 운동으로 알려져 있다.

이 책과 연구를 통해 어떤 훈련 방법이 좋고 나쁜지에 대한 평가를 선입견 없이 진행할 예정이며 개개인의 특성과 목표에 따라 가장 효율적이고 효과적인 방법을 찾는 것에 중점을 둘 것이다.

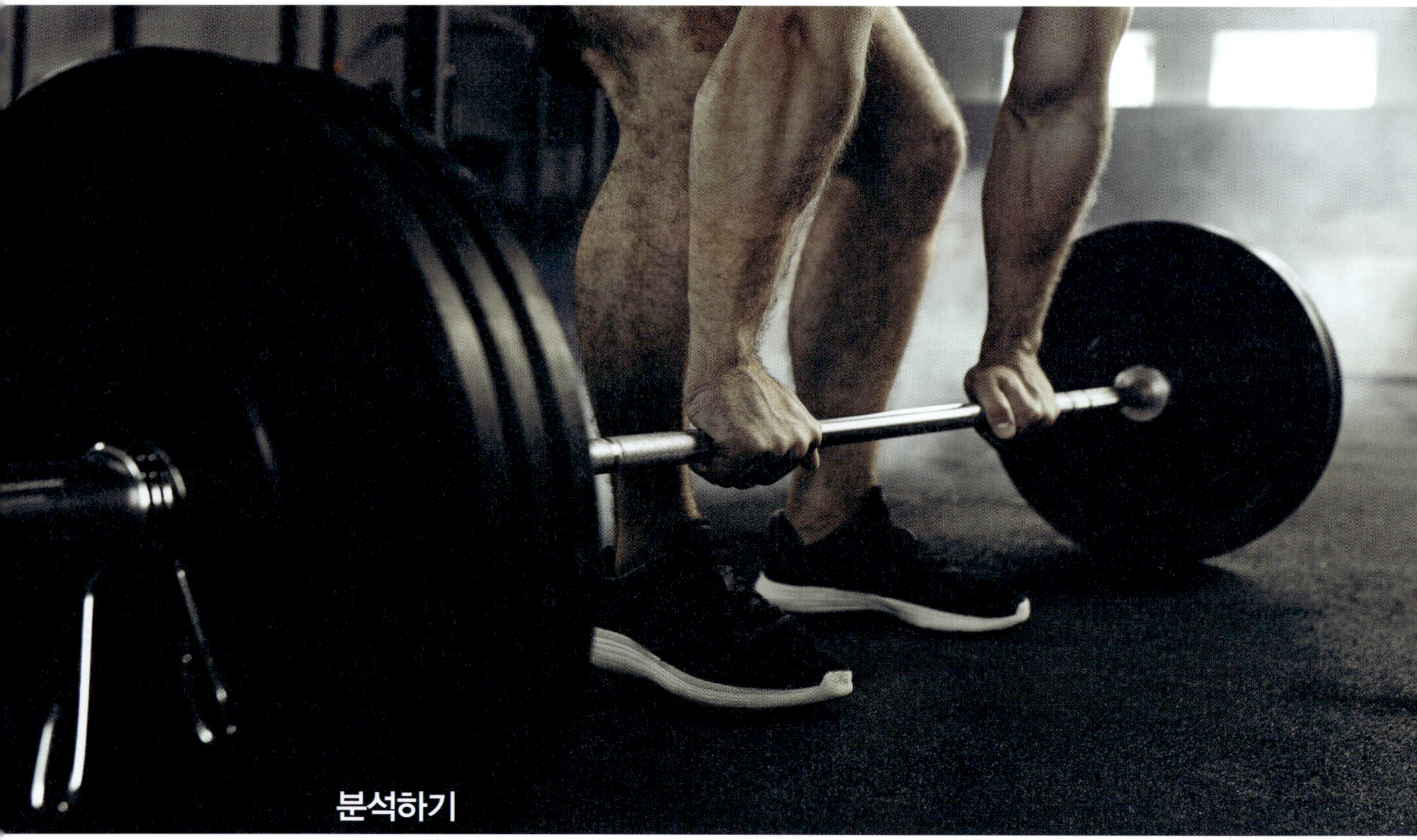

분석하기

본문은 확실한 분석을 위해 계획되었다. 나는 3대 운동의 기계적인 작용과 기능 해부학적 작용을 책을 통해 충분히 설명함으로써 3대 운동의 완전한 개념적 이해를 할 수 있도록 도울 것이다. 또한 이러한 정보들을 활용하여 다른 트레이닝에도 적용해볼 수 있을 것이다. 나는 여러분들이 3대 운동을 해야 하는 이유를 설명하는 것이 아닌 3대 운동에 대한 분석적인 견해를 내기 위해 이 책을 집필하였다.

또한, 나는 어느 한 입장에 서지 않을 것이며, 순전히 중립의 입장으로 3대 운동을 분석하고 이러한 정보를 본문을 통해 제공할 예정이다.

설명은 순전히 기능해부학과 운동학 위주로 되어 있지만 운동해석(시스템에 작용하는 힘에 대한 분석)에 대해서는 나의 전공 분야 밖의 학문이기 때문에 심층적으로 다루지 않을 예정이다.

하나의 사물에 다양한 해석이 있듯이 이 운동들의 다양한 버전을 인체의 형태에 맞게 분석하고 기능 향상과 같은 다양한 목표의 유형에 맞게 설명할 예정이다.

이러한 운동들을 무의미하게 비판하는 맹목적인 사람이 되거나 광적인 추종자가 되지 않기 위해 장점과 단점에 대한 요약된 목록을 제시할 것이다. 이 책의 끝에서 나의 입장을 이해할 수 있을 것이지만 대부분의 판단은 독자들의 분석과 판단에 맡길 것이다.

장점

- 특정 움직임 패턴 및 체인에서 최대 부하를 허용한다.
- 밀기, 당기기, 둔부, 무릎 및 코어의 다양한 운동들을 포함시켜 운동한다.
- 복합적인 다관절 트레이닝을 통해 다양한 근육군들이 발달된다.
- 상당한 잠재 근력을 생성하여 다른 스포츠나 종목으로 전이될 수 있다.
- 바와 벤치만 있어도 된다.
- 근력 증진과 근비대 훈련에 탁월한 방법이다.

단점

- 시상면 위주의 과도한 움직임.
- 특정 근육군에 과부하를 형성하며 불균형을 초래할 수 있다.
- 모든 움직임의 패턴을 고려하지 못한다.
- 바벨과 벤치 그리고 랙과 같은 도구에 대한 투자가 필요하다.
- 기본적인 힘을 생성하긴 하지만, 안정성 형성을 위한 다양한 기능성 동작들이 부족하다.

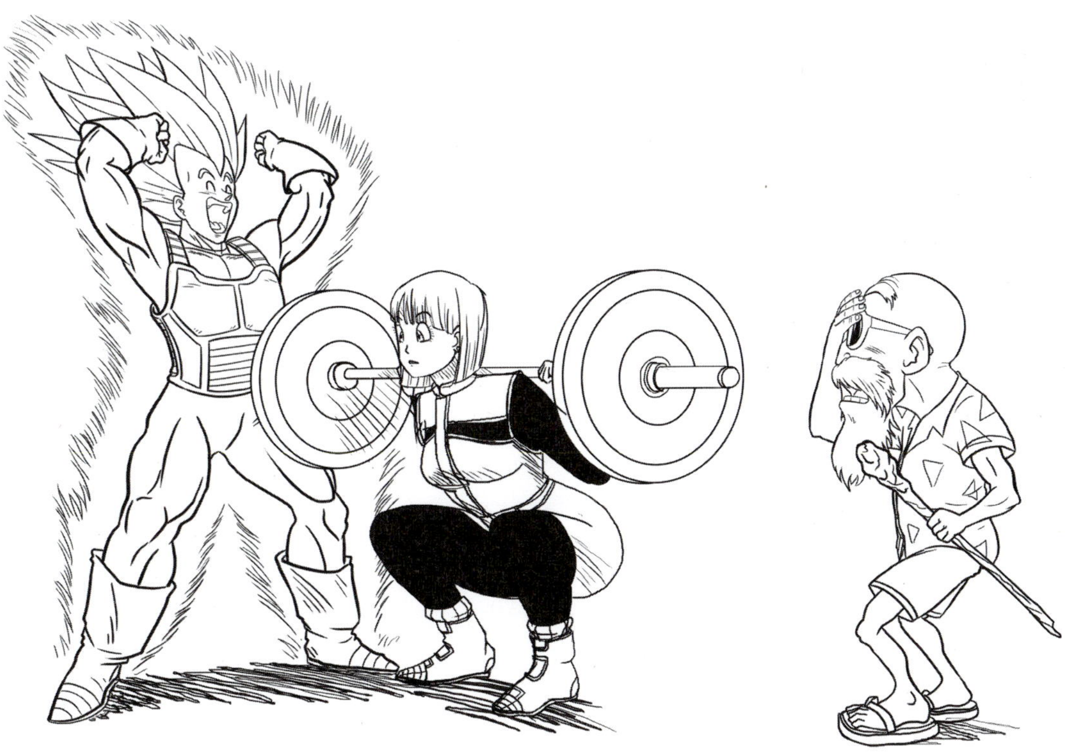

3대 운동의 움직임 패턴

특정 운동을 시작하는 가장 좋은 방법은 해당 운동학에 대한 설명을 이해하는 것이다. 이 운동의 운동학 분석을 통해 우리는 해당 운동에서 얻은 결과를 다른 운동으로 전이시킬지, 필요에 의한 퇴행 혹은 진전을 설계할 수 있게 된다.

운동 패턴은 유사하거나 다른 운동 그룹이 있다는 것을 이해하기 위해 운동 그룹을 최소화하고 단순화하기 위한 분류이다. 우리는 운동 패턴의 파악을 통해 신체의 특정 부위에 과부하가 걸리지 않고 효과적으로 훈련량을 조절할 수 있도록 설계할 수 있다. 우리의 뇌는 근육의 개별적인 활성화보다는 움직임 패턴으로 우리의 움직임을 이해해야 한다. 물론 이러한 개념에 대한 논의와 논쟁은 아직도 활발하게 진행되고 있지만 우리가 개별적인 근육의 활성화가 아니라 패턴을 이해해야 한다는 개념은 변하지 않는다.

움직임 패턴에 대한 이해를 돕기 위해 단순화하자면 이렇게 정리해볼 수 있다.

데드리프트: 둔부 위주의 운동
스쿼트: 무릎 위주의 운동
벤치 프레스: 상체 밀기 운동

한층 더 심층 분석을 하자면 이렇게 정리해볼 수 있다.

데드리프트: 둔부와 무릎이 우세한 운동, 상지 당기기 운동 및 코어 운동
스쿼트: 무릎과, 엉덩이 및 코어 트레이닝
벤치 프레스: 팔꿈치 굴곡 및 신전 운동, 견관절 코어 운동

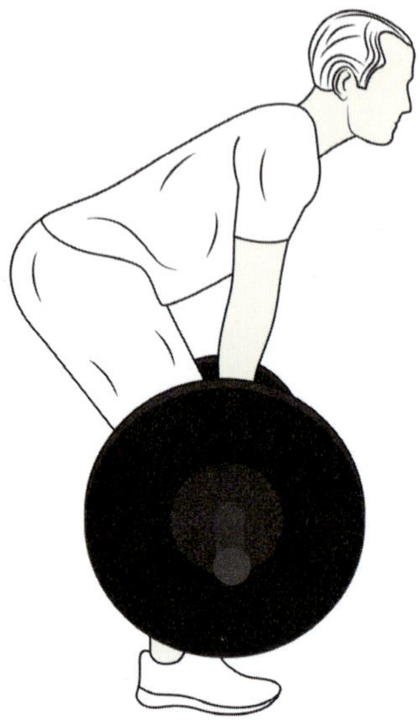

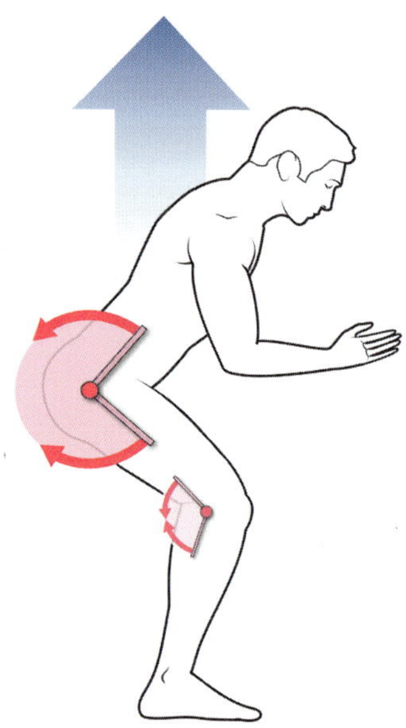

그림 1.1
데드리프트는 후면 체인 운동으로, 고관절과 무릎의 순차적이고 중첩된 지배력, 당김에 대한 저항력, 그리고 코어를 포함하고 있다.

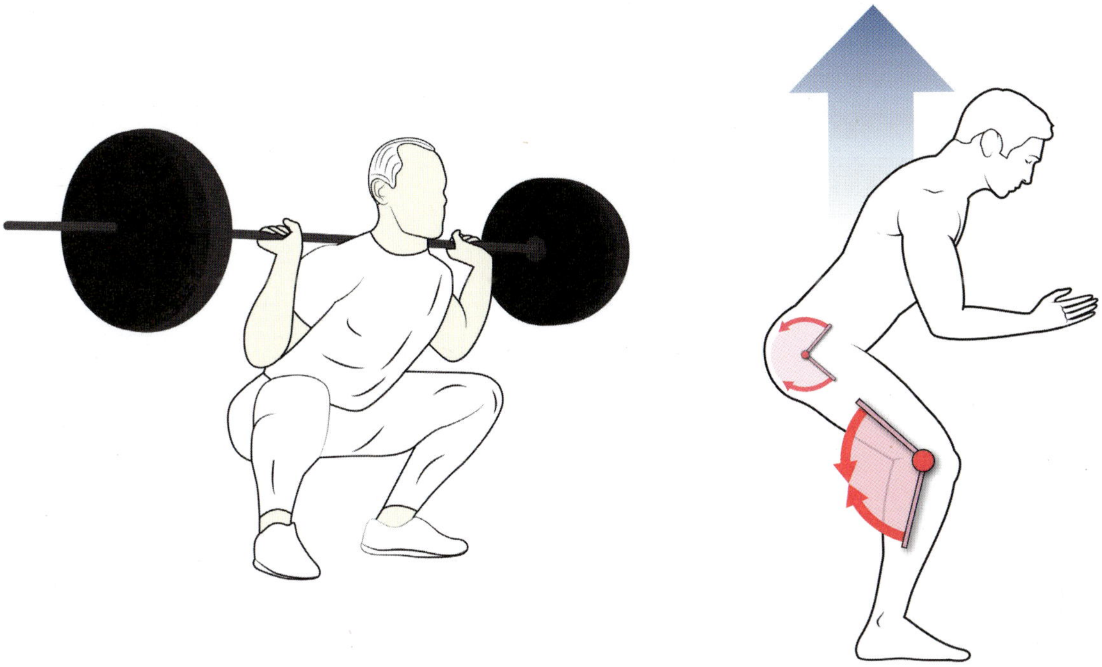

그림 1.2
스쿼트는 무릎 위주의 운동으로 간주되지만 방법에 따라 둔부를 더 많이 사용할 수도 있다. 스쿼트의 안정화를 위해서는 런지를 추가로 구성해줄 수 있다.

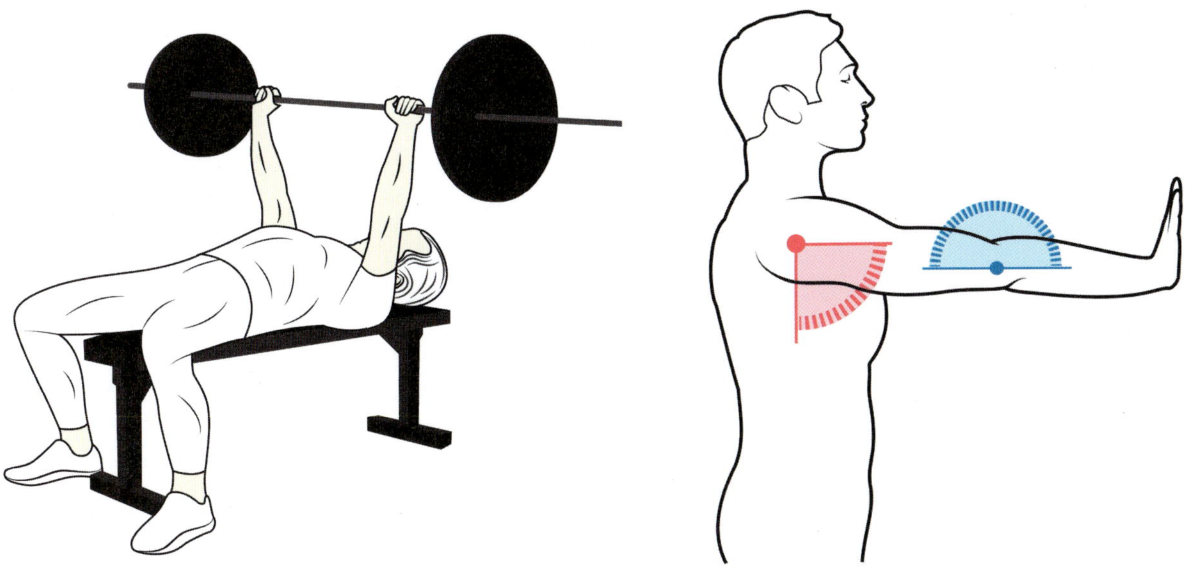

그림 1.3
벤치 프레스는 상지 밀기 운동으로서 단축성 수축 단계에서는 가슴에서 중량이 멀어지고 신장성 수축 단계에서는 가슴으로 중량이 가까워진다.

관절 간 안정성과 가동성의 연속관계

이 개념은 운동재활의 대가 '블라디미르 얀다' 박사의 개념을 착안하여 '그레이 쿡'과 '마이클 보일'이 수년간 연구를 통해 창안한 개념이며 '관절 간 안정성과 가동성의 연속관계Joint by Joint Approach'로 설명한다. 이 개념은 신체 구조에 따른 움직임의 관점에서 관절의 형식과 신체 구조에 따른 각각의 역할에 대해 설명한다.

정리하자면, 신체가 가지고 있는 관절의 움직임 방식과 수단을 살펴본 결과, 신체에는 다양한 움직임을 생성하도록 준비된 가동성에 특화된 관절과 움직임에 저항을 받아 안정성을 유지하도록 특화되어 있는 관절이 있는 것으로 밝혀졌으며, 이러한 가동성과 안정성의 관계는 서로 상반되는 개념이 아니라 상호 보완적인 관계로서 서로 공존하는 방식으로 형성되어 있다는 것이다.

이러한 특성은 여러 관절에서 연속적으로 나타난다. 모든 기계나 장치에서도 마찬가지로 움직임이 일어나기 위해서는 움직임을 제공하는 영역과 안정성을 제공하는 영역이 서로 공존해야만 조화로운 움직임이 나올 수 있게 된다.

발: 안정성
발목: 가동성
무릎: 안정성
둔부: 가동성
요추: 안정성
흉추: 가동성
견갑골: 안정성
어깨: 가동성
팔꿈치: 안정성

이러한 특성은 가동성과 안정성의 연속관계는 인체의 관절 간 상호 관계를 거시적으로 분류시켜놓은 방법이기 때문에 단순한 맹신보다는 대상자의 상황에 맞춰서 평가를 할 필요가 있다. 예를 들면 어깨가 과도하게 가동성이 있는 대상자에게는 오히려 안정성을 개발시켜줄 필요가 있듯이 해당 이론을 무조건적으로 맹신하기보다는 상황에 맞는 평가와 처치가 필요하다.

또 다른 예시로 무릎은 가벼운 회전과 굴곡 신전이 잘 일어나야 하지만 실제로는 안정성이 가장 요구되는 관절이다. 하지만 무릎의 굴곡과 신전 움직임이 결여되면 이것 또한 무릎관절에 문제가 있다는 것을 얘기할 수 있다. 무릎관절을 예시로 보면 알 수 있듯이 안정성이 강조된 관절이라 하여서 가동성 체크가 면제되는 것은 아니기 때문에 상호 보완의 관계를 잘 이해할 필요가 있다.

발목관절 역시 굴곡/신전 운동만 일어나야 하며 발의 회전 및 수평 이동 운동에서는 움직임이 나와서는 안 된다.

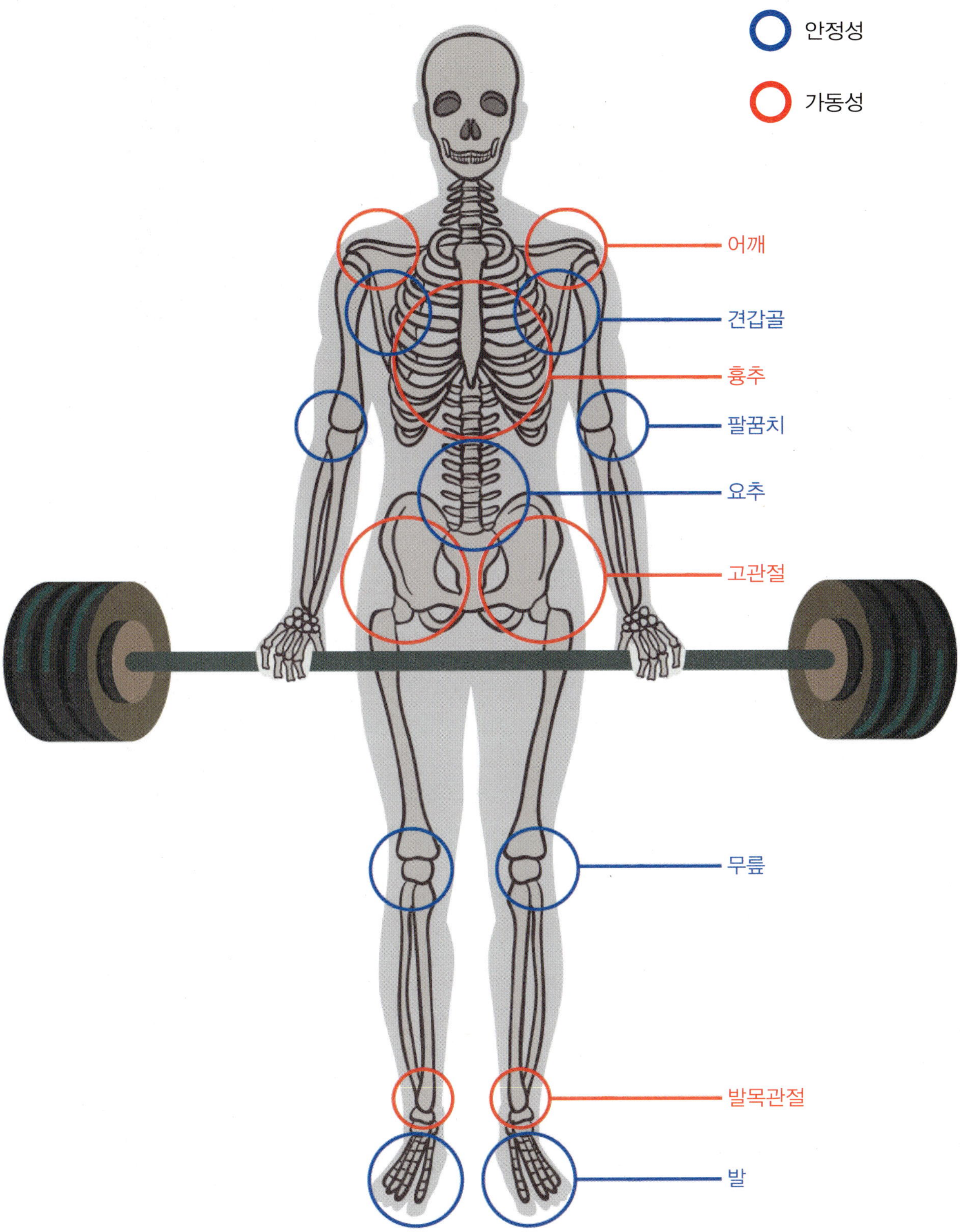

그림 1.4

각각의 **3대 운동** 동작(스쿼트, 데드리프트, 벤치 프레스)에서 요구되는 관절의 가동성과 안정성은 다르다. 대표적으로 스쿼트는 관절 가동범위가 넓게 요구되기 때문에 가장 많은 가동성이 있어야 하는 운동이다. 이러한 방식의 분석을 통해 해당 매뉴얼에 있는 모든 운동을 평가할 것이며 해당 평가를 통해 가능한 모든 동작과 기능에 맞는 빠른 평가 방법을 얻을 수 있다.

내가 제시하는 **분석 방법**은 해당 책 내에 있는 모든 동작을 평가할 때 사용된다.

이러한 관절 안정성 및 가동성의 연속체를 이해하기 위해서는 단순한 뼈의 생김새와 근육의 기점 시점의 암기로는 충분하지 않다. 먼저 가동성이 필요한 관절과 안정성이 필요한 관절의 특성을 파악해야만 하며 해당 관절들의 종류의 유형을 먼저 이해하는 것이 필요하다. 또한, 가동성의 특성을 띠는 관절들이 몇 개의 면에서 움직임이 일어나는지 해당 관절이 속해 있는 근막의 영역, 근육, 인대를 파악하는 것도 중요하다. 예를 들면 어깨관절과 고관절은 서로 같은 가동성을 담당하는 관절이지만 비교적 크기가 작은 근육으로 구성되어 있고 가동성이 더 확보되어 있는 어깨관절은 고관절보다 안정성 훈련도 소홀하게 하면 안 된다.

이렇듯 해당 관절의 가동성과 안정성의 특성은 파악하되 흑과 백으로 나누는 행위는 오히려 관절 안정성/가동성 연속체 이해에 혼란을 일으킬 수 있으니 주의하는 것이 좋다.

포함된다: 관절의 형식은 안정성 혹은 가동성의 특성을 보유하고 있다.

요구사항: 해당 스포츠 혹은 트레이닝에 적합한 안정성 혹은 가동성의 특성을 포함하고 있는가.

능력을 잃는 경우: 해당 관절을 장시간 사용하지 않거나 잘못 혹은 너무 많이 사용하는 경우 관절의 기능을 잃게 된다.

앞의 세 가지 전제를 갖추고 나서 우리는 모든 관절의 분절들을 분석할 것이다.

- 고관절의 가동성: 고관절을 구성하는 근육들은 일상에서 우리의 체중을 지지하고 앉은 자세를 유지해야 하기 때문에 비교적 다른 근육군들보다 단축되거나 약해지기 쉽다(예: 장요근 그룹). 기능적인 관점에서 보았을 때 고관절은 우리 몸에서 가장 강력한 근육들을 보유하고 있으며 이 근육들은 충분한 가동성이 받쳐 주었을 때 가장 효율적으로 근력을 발휘할 수 있다. 다만 고관절의 근육군들은 서두에서 언급한 대로 일상에서 쉽게 단축되고 약화될 수 있기 때문에 항상 좋은 가동범위를 유지할 수 있도록 노력해야 한다.

- 요추의 안정성: 요추는 주로 앉아서 근무하는 직장인과 같이 앉아 있는 시간이 길수록 안정성을 잃어간다. 요추는 스쿼트와 데드리프트 같은 하지를 주로 사용하는 운동들에서 안정적인 지지대를 제공하기 위해 안정성의 확립은 필수이다. 또한 요추 안정성의 확립은 요추 하부에 있는 다른 하지 관절들의 가동성 확보에도 필수이다.

- 흉추 가동성: 흉추는 늑골, 흉골, 횡격막을 포함한 구역을 의미한다. 흉추도 마찬가지로 현대인들의 좌식 생활 방식으로 인해 너무 곧은 등 혹은 굽은 등과 같이 가동성을 상실할 수 있기 때문에 유의해야 한다.

- 무릎의 안정성: 무릎관절은 회전과 외반 스트레스에서 안정성을 잃는다. 주로 좌우 비대칭 상황(한 다리 지지)에서 안정성을 잃는 상황이 생기기 때문에 안정성 확보에 유의하는 것이 좋다.

- **견갑골의 안정성:** 견갑골은 능형근, 전거근, 하부승모근과 같은 견갑골 근처의 근육들의 비활성화로 인해 안정성이 결여된다. 상체에서 일어나는 여러 운동들의 안정적인 고정점을 제공하기 위해서는 견갑골을 흉부 후면에 안정화시키는 것이 중요하다.
- **어깨관절의 가동성:** 어깨관절은 자유도가 높은 관절인 만큼 더욱 복잡하고 많은 근육들이 교차되는 관절이다. 이러한 어깨관절은 과사용되거나 운동 부족으로 인해 가동성을 잃는 경향이 있다.
- **팔꿈치의 안정성:** 팔꿈치는 무릎관절과 상당히 유사한 부분이 많다. 팔꿈치관절도 마찬가지로 팔꿈치에 과도하게 가해지는 수직 부하가 팔꿈치의 안정성 저하에 영향을 끼칠 수 있기 때문에 주의해야 한다.

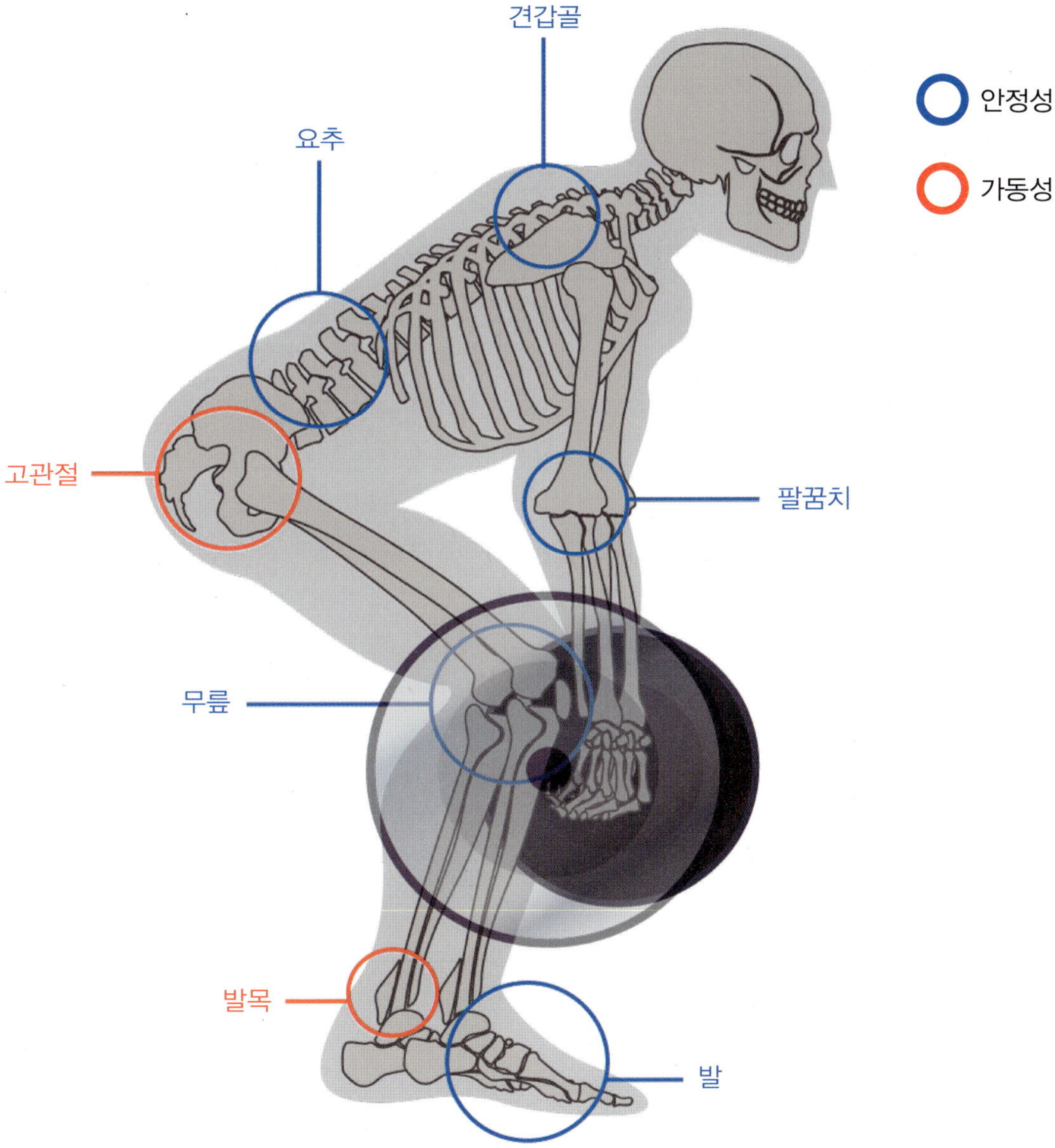

그림 1.5

- 발목의 가동성: 발목은 종아리 후면 근육의 단축으로 인해 배측 굴곡의 가동성이 저하된다. 스쿼트와 같은 일부 운동에서는 이러한 배측 굴곡의 상실이 무릎의 안정성 소실까지 영향을 끼치기 때문에 무릎관절의 부상을 야기할 수 있다. 마찬가지로 발목관절 의 가동성을 유지하기 위해 종아리 후면 근육의 과사용 혹은 운동 부족에 유의해야 한다.
- 발의 안정성: 발의 안정성 결여는 발목의 기동성에 영향을 미치며 이는 발이 수행하지 못하는 안정성의 기능을 발목이 보상 작용을 하면서 생기는 강직화 때문에 발목의 가동성을 상실시킬 수 있기 때문에 발의 안정성 유지를 위해 발의 안정성 훈련을 게을리 하면 안 된다.

> "만약 고관절을 움직일 수 없다면,
> 척추가 그 역할을 대신 하게 될 것이다."
> (마이클 보일, 2020).

가동성과 안정성의 우선순위는 이전부터 많은 논란을 불러일으킨 주제이다. 안정성과 가동성의 관계를 쉽게 설명하자면 회사 내에 직원 한 명이 일을 하지 않으면 옆에서 근무하는 직원 한 명이 2명분의 업무를 봐야 하기 때문에 평소보다 빠르게 피로를 느끼게 된다. 마찬가지로 관절 역시 가동성이 필요한 관절이 제대로 움직이지 못한다면 상위에 있는 안정성을 담당하는 관절의 안정성이 저하된다. 이렇듯 관절은 각각의 역할을 제대로 수행하지 못하면 상위 혹은 하위에 있는 관절들의 희생으로 보상을 하기 때문에 각각 관절의 특성을 잘 보존할 필요가 있다.

이러한 관절 간의 보상 작용을 세계적인 선수 트레이너인 '마이클 보일'은 본인의 저서인 『어드밴시스 인 펑셔널 트레이닝』에서 이렇게 표현하였다.

> "발목의 가동성을 잃으면
> 무릎에서 통증이 발생한다."
>
> "고관절의 가동성을 잃으면
> 허리 통증이 생긴다."
>
> "흉추의 가동성을 잃으면
> 목이나 어깨, 또는 허리에서 통증이 생긴다."

관절의 가동성과 안정성에 대한 평가는 대상자에 대한 첫 번째 '시각'적인 평가 도구로서 사용할 수 있다.

이러한 관절의 특성을 파악하고 평가하는 것이 완벽한 평가 항목으로 자리 잡기에는 어렵겠지만 대상자에게 빠르게 움직임에 대한 중요한 정보들을 전달하기에는 안성맞춤이다. 따라서 관절의 가동성과 안정성에 대한 평가에 대한 충분한 이해가 있어야 한다.

우리는 어떠한 사진을 보더라도 관절이 상호 간의 가동성과 안정성이 제대로 갖추어져 있는지 평가할 수 있어야 한다. '오버헤드 스쿼트' 동작에서 볼 수 있는 그림과 같이 각각 관절의 역할을 보아야만 한다. 다음의 사진을 통해 우리는 다음과 같은 것을 관찰할 수 있다.

- 발: 높은 중량을 견디기 위해 수준 높은 안정성이 필요하다.
- 발목: 무릎이 앞으로 나아갈 수 있도록 배측 굴곡을 만들어줄 수 있어야 한다. 만약 발목관절에서의 배측 굴곡 가동성 상실이 있다면 대부분의 하중은 무릎에 실릴 것이다.
- 무릎: 안쪽으로 외반 스트레스가 가해지면 손상이 생길 수 있음으로 안정성을 충분히 확보해야 한다.
- 고관절: 충분히 굴곡될 수 있는 상태를 유지해야 한다.

- **하중:** 요추의 추간판을 과도하게 압박하지 않도록 요부를 안정적으로 유지해야 한다.

오버헤드 스쿼트 동작 시 머리 위에 있는 중량이 앞으로 기울지 않기 위해 몸통은 수직을 유지해야 한다. 그렇기 때문에 흉추는 더욱 가동성이 좋아야 한다.

- **견갑대:** 안정성이 충분히 확보되어야 몸통이 중량을 강하게 지지할 수 있게 된다.
- **팔꿈치:** 안정적으로 세워져 있어야 한다.

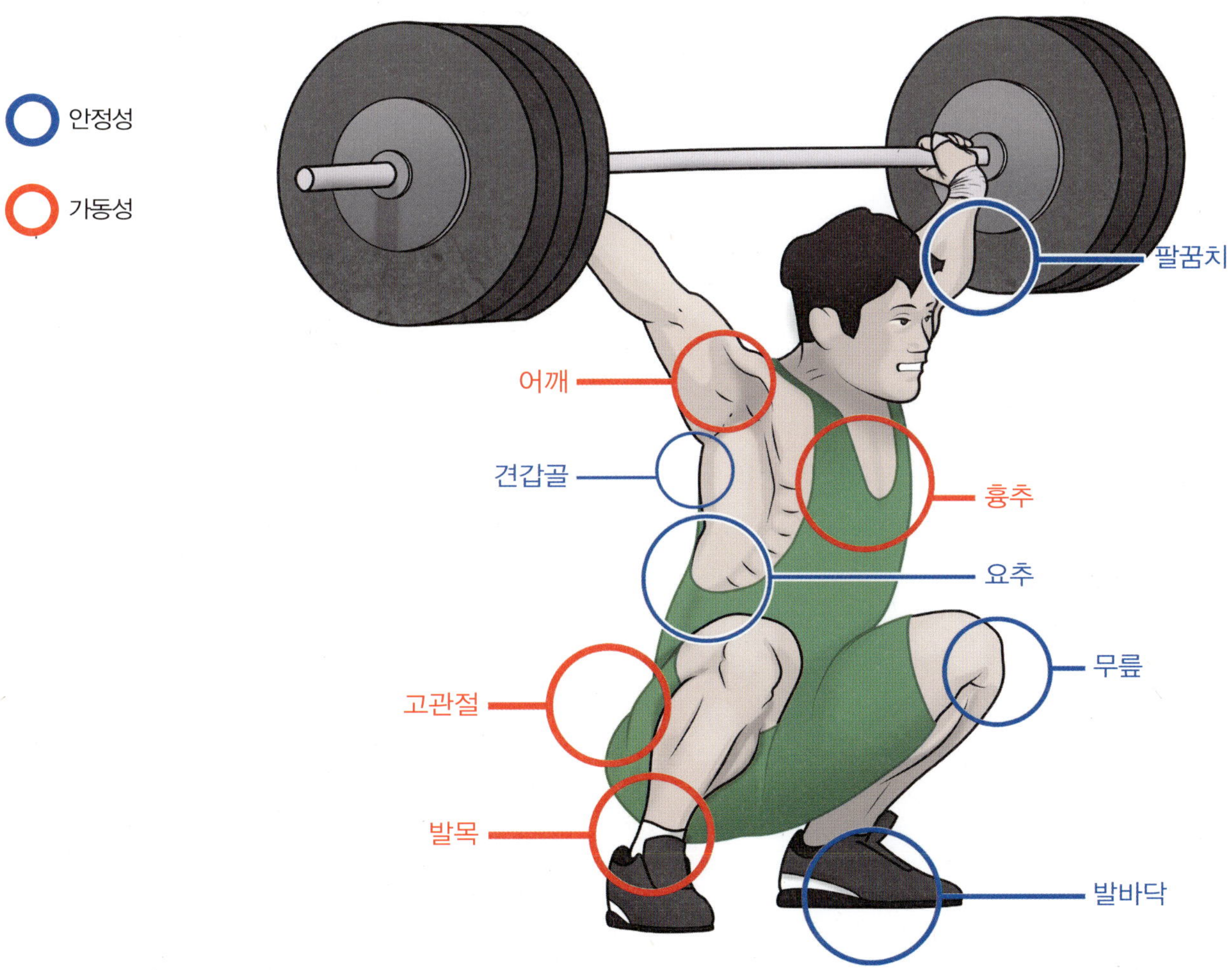

그림 1.6
오버헤드 스쿼트는 3대 운동에 포함되지 않는 동작이지만 관절 간의 가동성과 안정성을 설명하기에 아주 적합한 동작이다.

이동성과 안정성의 개념에 대해서 알아보았다. 본문에서는 이러한 안정성과 가동성의 개념을 각각의 세 가지 리프팅을 설명할 수 있도록 다음과 같이 기술해두었다.

- **데드리프트:** 발목과 고관절에서 가동성이 필요하며 무릎, 견갑골 및 요추 부위에서는 안정성을 요한다.
- **스쿼트:** 발목, 고관절, 어깨(스쿼트 형식에 따라 다름)에서 가동성이 필요하며 발, 무릎 및 요추 부위에서는 안정성을 요구한다.
- **벤치 프레스:** 어깨에서의 가동성을 요구하며 견갑골과 팔꿈치에서는 안정성을 요구한다.

이러한 안정성과 가동성의 개념은 완벽하지 않지만 기본적으로 안정성과 가동성의 특성을 가진 관절들의 고유한 기능이 잘 발휘되어야만 해당 관절들 간의 협응이 올바르게 일어날 수 있다.

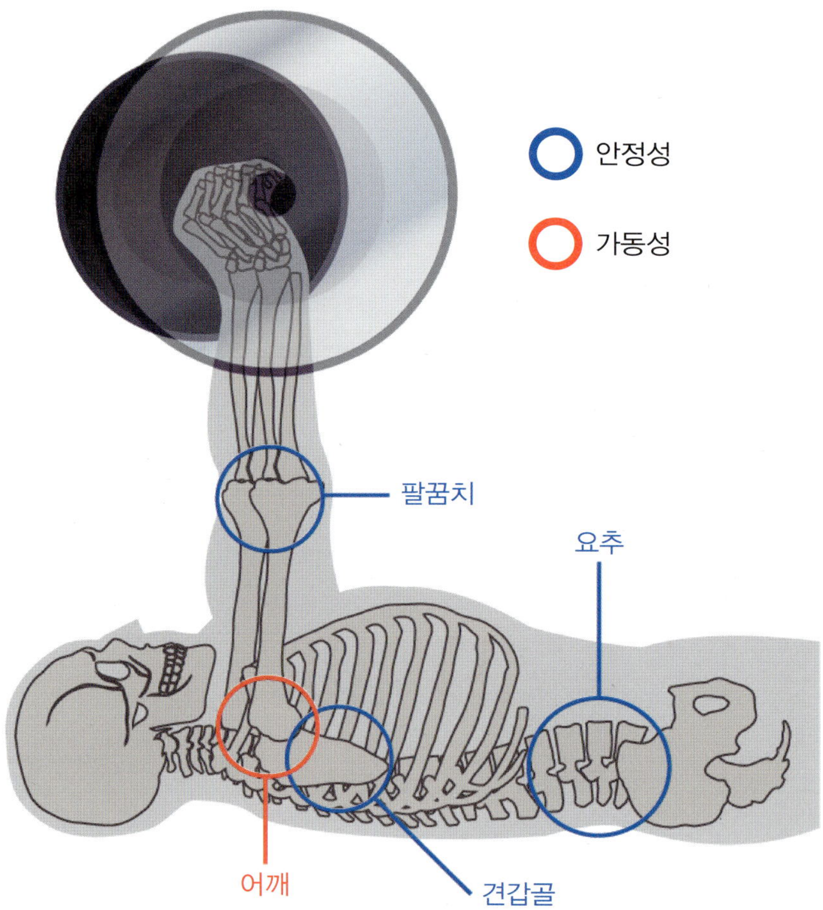

그림 1.7
벤치 프레스는 상체 수평 밀기 운동으로, 단축 단계에서는 중량이 흉부에서 멀어지고 이완 단계에서 가까워진다.

3대 운동을 위한 움직임의 면Plane

『힘 · 훈련 · 해부학』에서 인체는 3가지의 평면과 축을 중심으로 움직인다는 것을 알 수 있다. 이러한 사실은 근육과 관절의 움직임에 대한 이해를 더욱더 쉽게 할 수 있다.

움직임을 정의하는 3가지 면은 다음과 같다.

시상면에서의 **데드리프트**는 고관절에서의 굴곡과 신전, 무릎, 발목 및 어깨에서의 굴곡 신전이 일어난다.

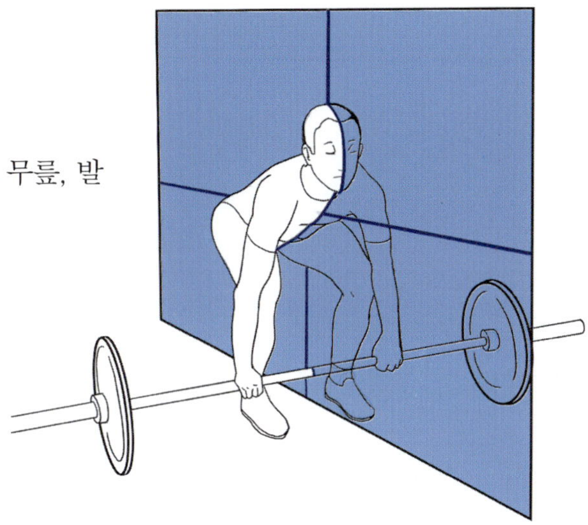

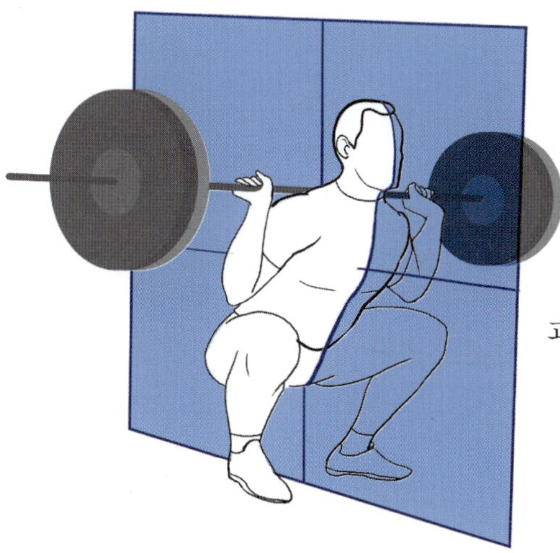

시상면에서의 **스쿼트**는 발목과 무릎, 그리고 고관절에서의 굴곡과 신장을 유발한다.

시상면에서의 **벤치 프레스**는 어깨와 팔꿈치에서 굴곡과 신장을 유발한다.

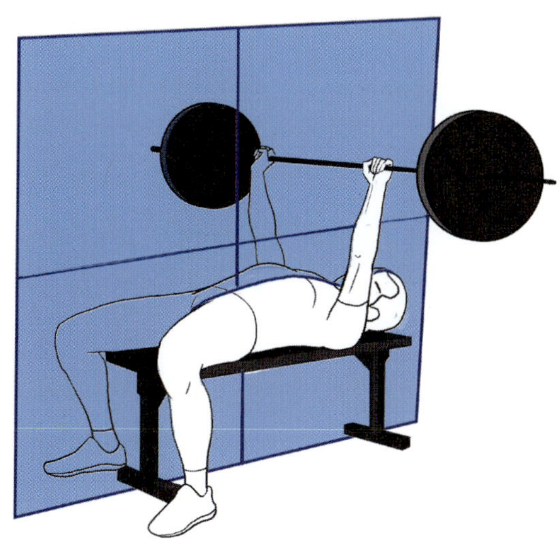

위에 언급한 3가지 운동은 시상면 위주로의 움직임이 나타난다. 하지만 더 정밀하게 분석한다면 다른 움직임 면도 관여한다는 것을 알 수 있다. 더 정밀한 분석은 다음 쪽에서 진행할 예정이다.

큰 움직임과 작은 움직임

우리는 3대 운동에 대한 운동 패턴을 대략적으로 분류하고 나서 더 세부적이고 심층적인 설명을 했던 것과 같이, 이제 운동의 평면과 축에 대한 더 완전한 설명으로 나아갈 것이다.

이러한 방법으로 설명하면 스쿼트에서의 주된 움직임은 시상면이지만 횡단면과 관상면에서도 작은 비율로 움직임이 나타나며, 플랫 벤치 프레스에서는 어깨가 내전할 때(팔을 가까이 모으는 동작) 주로 사용되는 평면 또한 존재한다.

예를 들어 스쿼트 동작 시에 사용되는 고관절의 3가지 면을 다음과 같이 살펴보자.

스쿼트 동작 시 굴곡, 신전과 같은 시상면 움직임이 일어나며 관상축을 통해 움직임이 교차하게 되면 스쿼트의 하강 움직임이 발생한다.

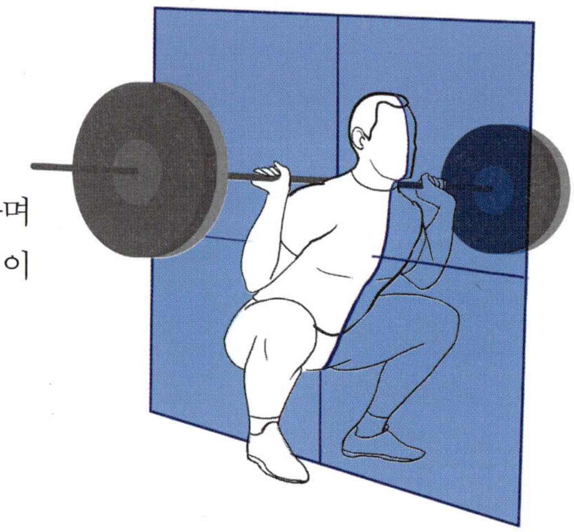

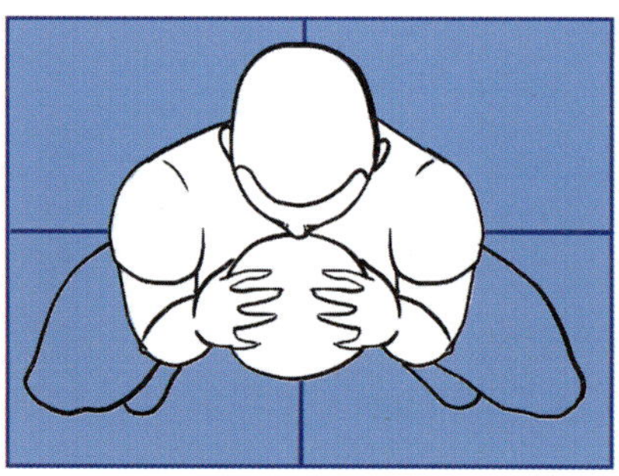

관상면에서도 시상축을 통해 고관절의 폄 움직임이 발생하고, 이러한 움직임이 무릎의 외반 스트레스를 막아주어 무릎의 손상을 막아준다.

횡단면에서도 수직축을 통해 발생하는 움직임은 고관절의 외전으로 대둔근을 활성화하여 안정성을 높이고 무릎의 외반 스트레스를 줄여주어 안정성을 높여준다.

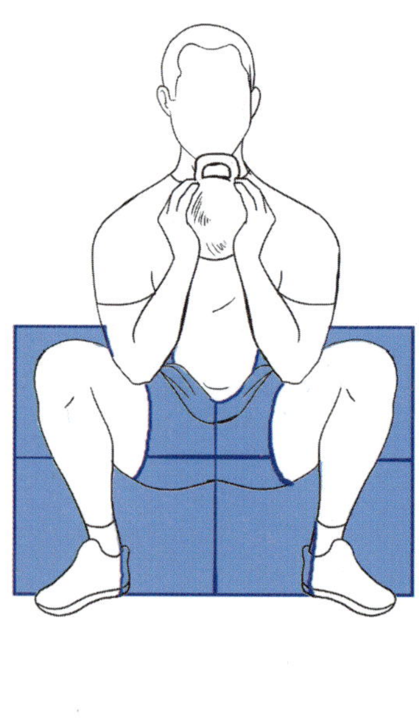

플랫 벤치 프레스의 움직임 면은 다음과 같다.

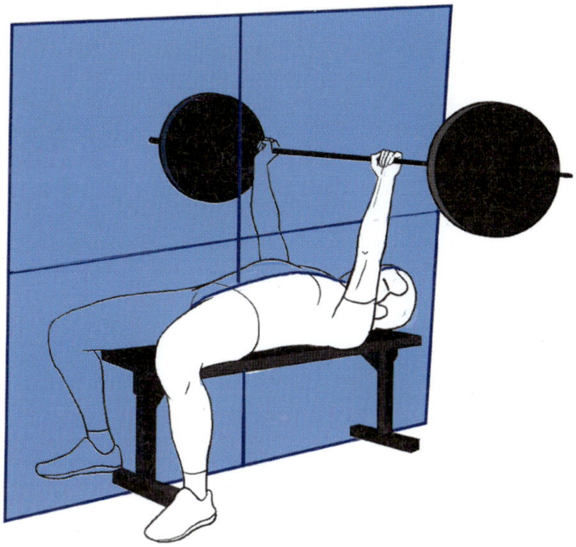

시상면에서는 앞에서 언급한 굴곡과 신전이 있다.

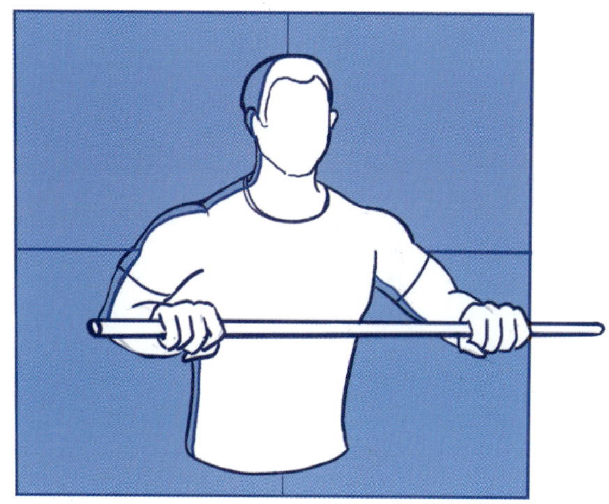

관상면에서는 시상축을 통해 회전하는 경우, 팔 부분이 중앙선에서 가까워지거나 멀어지는 어깨의 내전 및 외전이 발생한다.

이러한 평면에서의 움직임에 대한 이해는 해당 동작에 협력하는 근육군들에 대한 이해를 돕는다. 따라서 플랫 벤치 프레스의 움직임을 종합해보면 대흉근이 이 운동에서 아주 중요한 영향을 미치는 것으로 추론해볼 수 있다.

주의할 점은 **해부학적 기본 자세에서의** 평면 움직임과 동작에서 발생하는 평면 움직임을 혼동하지 않는 것이 중요하다.

따라서 인체는 해부학적 자세를 중심으로 고유한 평면을 가지고 있기 때문에 모든 인체의 움직임을 설명하기 위해서는 공간의 변화에 중점을 두는 것이 아닌 인체가 가지고 있는 고유의 면을 토대로 설명을 해야 한다.

이러한 사항을 토대로 플랫 벤치 프레스는 인체가 누워 있는 상태에서의 움직임이지만 바벨이 움직이는 궤적은 인체의 전방으로 나아가니 상하 움직임이 아니라 전 후방의 움직임으로 설명해야 한다.

중력중심선 이해하기

중량을 효율적으로 다루기 위해서는 해당 중량에 대한 힘점을 이해해야 하며 해당 중량을 최대한 수직선상에 위치할 수 있도록 움직이려고 노력해야 한다.

한 가지 예로 데드리프트의 경우 우리의 발 중심(주상골의 앞쪽) 위에서 시작해야 효율적으로 바벨을 수직선상에 놓을 수 있다. 따라서 발의 중심에서 바벨이 벗어나지 않도록 해야만 바벨이 수직선상(중력선)을 따라서 정렬을 유지한다.

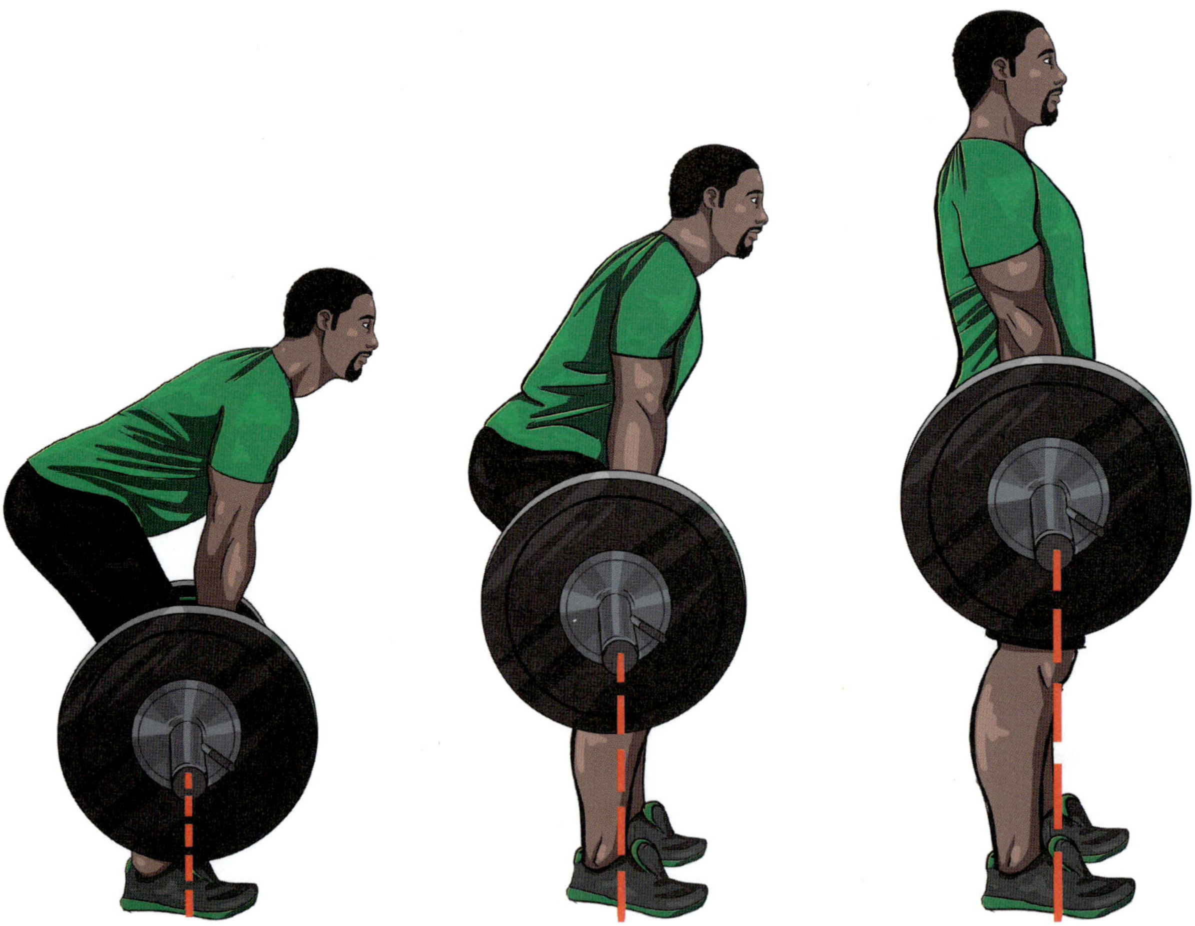

그림 1.8
데드리프트를 하는 동안에는 바벨이 수직선상을 유지할 수 있도록 신체가 차지하고 있는 공간을 비워주는 것이 좋다. 예를 들면 바벨이 무릎을 지나 올라갈 때 무릎을 신전시켜줌으로서 바벨이 위로 올라갈 수 있도록 공간을 비워주어야 한다.

스쿼트의 다양한 변형 운동법들은 바벨이 발 중심을 넘어가는 경우도 있다. 중량이 항상 우리의 힘점 위에 유지될 수 있도록 우리는 신체를 더욱더 다양하게 조절해야 한다. 그렇기 때문에 우리는 가능한 다양한 스쿼트에 대한 이해가 있어야 하며 어떻게 하면 중량이 계속해서 힘점 위에 올라가 있어야 할지 고민해야 한다.

이 페이지의 모든 예시에서 빨간 점선은 **항상** 발의 중앙에 떨어지는 중력중심선을 나타내며, 이는 균형 잡힌 자세를 유지하기 위해 필요하다.

하지만 예외도 있다. 위에서 언급한 변형 스쿼트 방법들 중에는 '저쳐 스쿼트' 혹은 '핵 스쿼트'와 같이 특정한 목표를 위해서 하는 스쿼트 방법들의 경우에는 해당 스쿼트의 하중이 힘점을 벗어날 수도 있기 때문에 특정한 근육의 발달을 위한 스쿼트 방법은 힘점에 올려놓아야 한다는 규칙을 예외로 둘 수 있다.

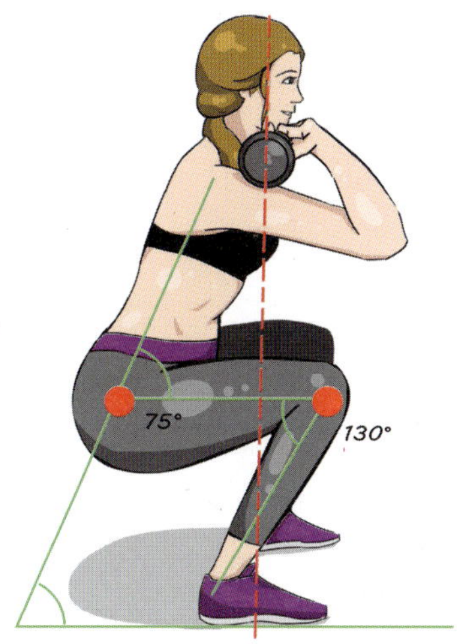

그림 1.9
프론트 스쿼트는 대부분의 중량이 신체의 전면부에 위치하기 때문에 상반신을 잘 세워놓은 상태로 내려가야 한다.

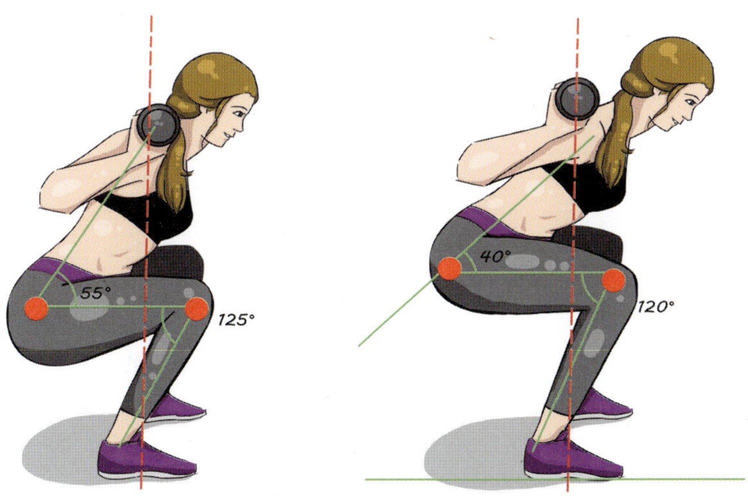

그림 1.10
백 스쿼트는 견봉에 올려져 있는 중량이 발의 중앙으로 떨어질 수 있도록 노력해야 한다.

플랫 벤치 프레스는 오히려 수직 저항을 유지하는 것이 불리할 수 있다. 왜냐하면 바벨을 수직 궤적으로 유지하다 보면 바벨의 균형을 잡기가 어려워지기 때문이다. 벤치 프레스의 바벨 궤적은 어깨와 멀어지지 않도록 유지하는 것이 중요한데 바벨을 수직으로 내려 가슴 위에 바벨을 얹게 된 상태에서 수직으로 바벨을 밀어내면 상승 궤적이 어깨를 벗어나게 된다.

따라서 상승 구간에서 약간의 변위를 주어 바벨을 쇄골 위쪽으로 밀어내는 포물선 궤적을 유지해야지만 안정적으로 어깨 위에 토크를 유지한 상태로 바벨을 얹어놓을 수 있다. 이러한 바벨의 움직임은 어깨의 모멘트 암을 감소시켜 보다 효율적으로 바벨을 움직일 수 있게 된다.

우리는 효율적인 바벨 리프팅을 위해 다음 장에 준비된 '토크torque'와 모멘트 암Moment arm의 개념에 대해 알아볼 필요가 있다.

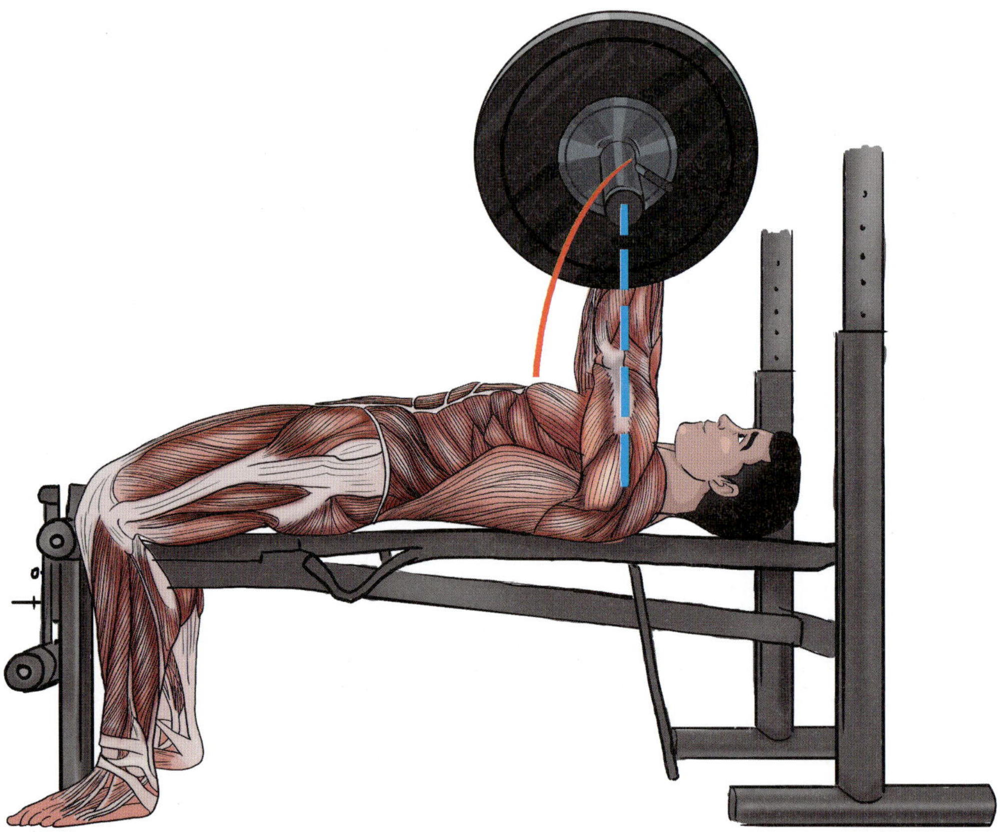

그림 1.11
플랫 벤치 프레스의 중량은 가슴에 닿았다가 떨어지는 순간에 어깨관절과 가장 멀어진다. 그렇기 때문에 바벨이 어깨 위로 다시 돌아가기 위해서는 약간의 수평 이동이 생기게 된다.

레버 암, 모멘트 및 토크

이번 장의 설명을 모두 이해하기 위해서는 레버 암과 모멘트 암 간의 차이를 이해하는 것이 중요하다. 이 두 가지 용어는 종종 서로 혼용해서 사용되기도 하지만 같은 의미는 아니기 때문에 다시 한 번 확인해야 할 필요가 있다.

- 레버 암: 지지점과 힘이 가해지는 지점 사이의 가장 짧은 선. 그림 1.12와 그림 1.13을 보면 지면의 바벨 지점에서 원판까지 파란색 선으로 표시되어 있으며, 두 그림 모두 길게 나타난다.
- 모멘트 암: 지지점에서 힘점까지 가해지는 선까지의 수평거리를 뜻하며 그림에서는 빨간색 선으로 표시되어 있다. 첫 번째 그림에서는 선이 짧게 나타나며 두 번째 그림에서는 선이 길게 나타난다.

대부분 교재에서 제공되는 예시에서는 이러한 두 팔의 관계를 90° 라는 각도로만 제시가 되어 많은 개념적 오류를 범한다. 따라서 반드시 레버 암과 모멘트 암의 개념은 분리가 되어야 하며 혼용되지 않아야 한다.

정리하자면 모멘트 암이 0에 가까워질수록 더 많은 균형이 유지되고 받침점에 가해지는 토크는 줄어든다. 한 가지 예시로 무게를 들어 올릴 때 무게를 옮기는 궤적이 수직에 가까울수록 '덜 무겁게' 느껴진다.

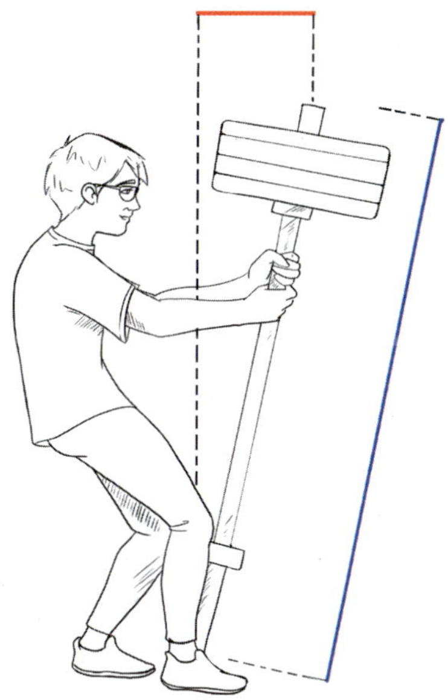

그림 1.12
파란색 선은 지지점에서 플레이트로 향하는 레버 암이다. 빨간색 선은 이 두 지점 간의 모멘트 암을 뜻한다 (마크 리피토, 『스타팅 스트렝스』).

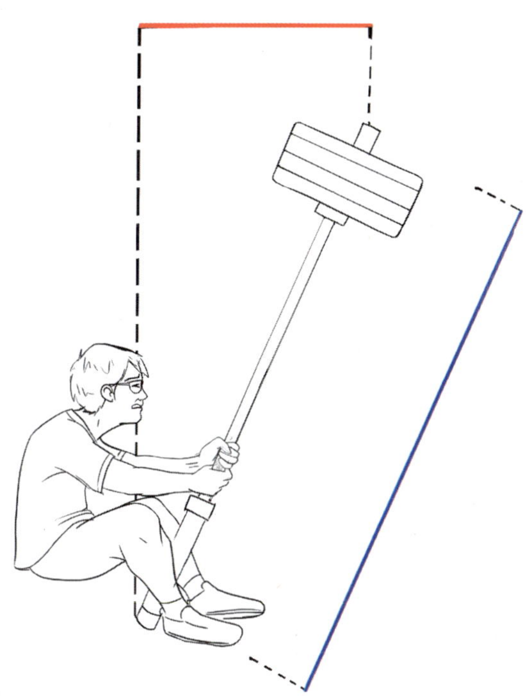

그림 1.13
레버 암은 동일하며, 변하는 것은 수평으로 지지점에서 플레이트가 멀어짐에 따라 증가하는 모멘트 암이다.

반대로 이러한 작용은 수평거리의 증가에 따라 모멘트 암이 반대로 길어지게 되고 결국 토크가 더 증가함에 따라 지지하기 더욱 더 어려워질 것이다.

더 큰 모멘트 암 = 더 큰 토크

그렇다면 과연 토크Torque란 무엇인가? 간단하게 설명해주겠다.

토크: 축에 의해 생성된 저항

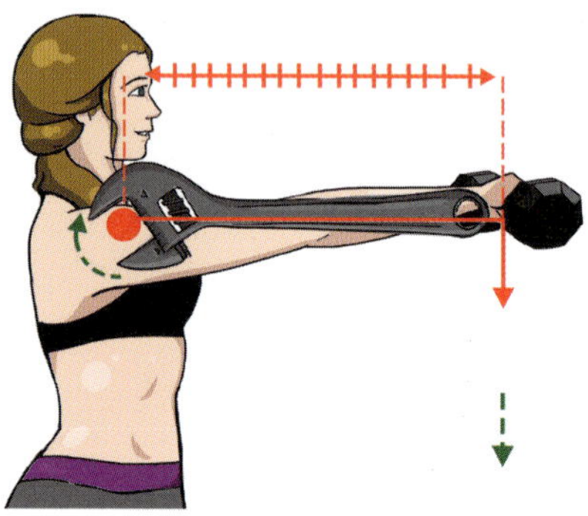

그림 1.14
지지점은 어깨이고 힘점은 덤벨이다. 빨간 화살표는 가해지는 힘의 방향을 나타낸다.

관절에 작용하는 힘(토크)의 크기를 구하려면 축을 통해 움직임을 일으키는 힘의 크기를 알아야 한다. 그러기 위해서는 힘과 관절 각도 등 여러 데이터가 필요한데 이를 간단하게 해결하기 위해서는 모멘트 암의 거리를 계산하여 해결할 수 있다.

모멘트 암과 토크에 대해 간단하기 이해하기 위해서는 여러분들이 그림 1.14와 같이 몸 앞에 무게를 들고 있다는 가정하에 다음의 설명을 보겠다.

- 지지점은 어깨관절이다.
- 힘의 방향은 아래쪽이다(빨간 화살표).
- 모멘트 암은 어깨에서 하중까지 빨간 수평선이다.

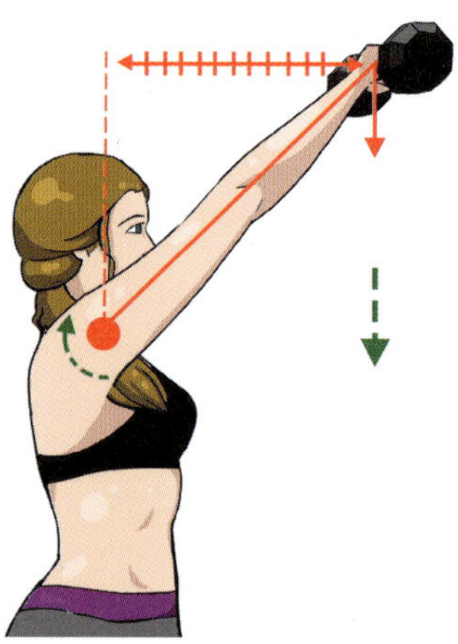

그림 1.15
빨간색으로 나타낸 것은 모멘트 암의 거리이며 이 선은 덤벨을 더 위로 들어 올려 어깨와 덤벨 간의 수평거리가 줄어들어 들어가는 힘을 더 줄여준다.

만약 그림 1.15에서처럼 지지점과 하중까지의 거리가 짧아지면 모멘트 암이 줄어들면서 작용하는 토크가 줄어들게 될 것이고 이러한 작용은 하중이 덜 느껴지는 결과로 이어질 것이다.

이러한 방법은 상당히 실용적인 분석이며 이러한 작용들을 이 책에서 3대 운동에 적용하여 분석하는 연습을 할 것이다.

그렇기 때문에 여러분들은 모멘트 암과 토크에 대한 이해가 충분히 있어야 하며 이러한 이해는 여러분들이 하중을 다룰 때 보다 효율적으로 무게를 들어 올릴 수 있는 기술을 개발할 수 있도록 도와줄 것이다.

모든 모멘트 암의 효율적인 수정이 운동 수행에 도움이 되는 것은 아니다. 그러므로 우리는 외적 힘과 내적 힘을 충분히 이해하여 모멘트 암을 결정할 필요가 있다.

외적 힘의 모멘트 암은 외부 힘(부하와 중력)이 가해지는 관절 간의 수평거리이다.

불행하게도 우주는 매우 불공평하기 때문에 일반적으로 외적 힘이 관절로 향하는 수평거리가 근육에서 관절로 향하는 거리를 초과한다.

따라서 대부분의 경우 근육은 내부에서 짧은 모멘트 암을 사용하여 저항에 대한 힘을 생성해야 하며, 외적 힘을 뚜렷한 모멘트 암으로 초과할 수 있어야 한다.

예를 들어, 데드리프트에서 중력중심선에 위치한 바벨과 고관절의 거리는 대둔근과 고관절 간의 거리보다 길다. 따라서 대둔근이 고관절을 신전시켜 바벨을 들어 올리기 위해서는 수축을 보다 강하게 할 필요가 있다. 쉽게 설명하자면 외적 힘은 그림 1.27의 시소 왼쪽에 타고 있는 사람, 내적 힘은 오른쪽에 있는 사람이 되겠으며 내적 힘으로 외적 힘을 들어 올려야 하기 때문에 근육의 수축이 더욱더 커져야 한다.

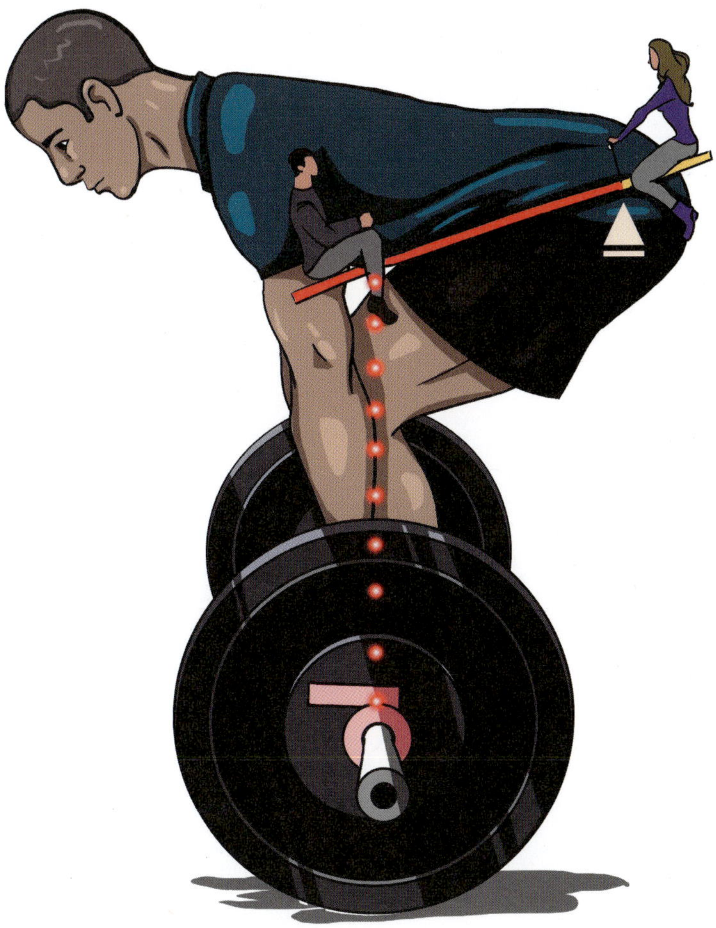

그림 1.16
그림 속 시소를 보면 오른쪽에 타고 있는 사람이 시소의 축(엉덩이)에 더 가깝기 때문에 왼쪽의 사람보다 힘을 받기가 더 어렵다.

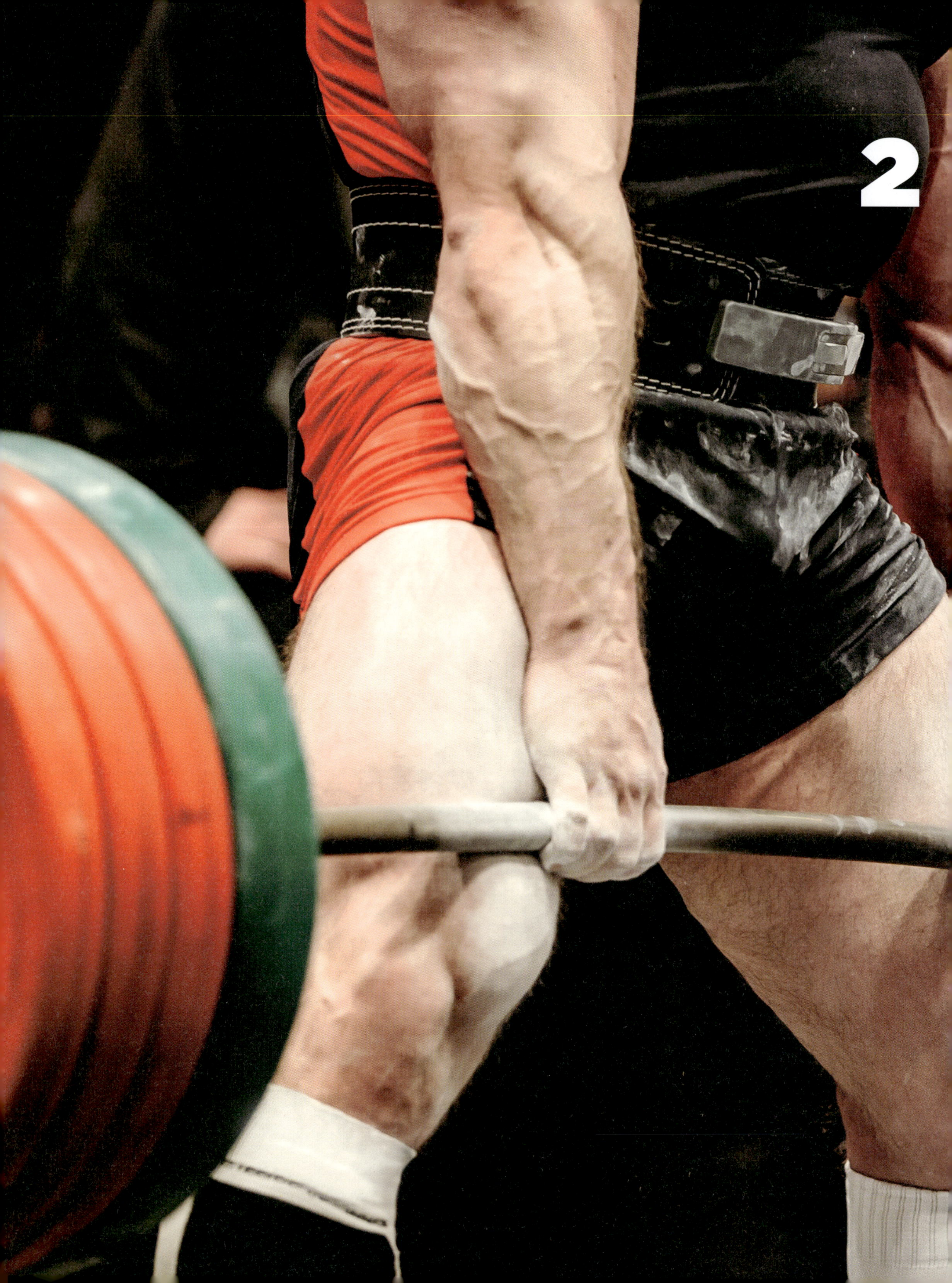

2

데드리프트

이 장에서는 데드리프트를 구성하는 여러 가지 요소들을 설명할 것이다. 동작의 실행 단계부터 운동의 구성과 주로 작용하는 근육까지 다룰 예정이며, 고관절에 대한 상세한 요약도 포함할 것인데 그 이유는 데드리프트는 고관절 움직임 패턴의 역할이 상당히 큰 동작이기 때문이다.

3대 운동 중 첫 번째 운동을 분석하기 전에 앞서 이전 장에 설명되었던 인체의 움직임 패턴, 가동성 및 안정성의 원칙에 대한 기본적인 이해가 선행되는 것은 필수이므로 이전 장들을 참고하길 바란다.

데드리프트는 고관절 우세 움직임 패턴 운동 중 절대 근력absolute strength을 발달시키는 데 사용할 수 있는 대표적인 운동 중 하나이다. 데드리프트를 통해 획득된 근력의 증가는 동일한 고관절 우세 움직임 패턴을 가지는 다양한 운동들로의 전이가 가능하다. 또한, 데드리프트는 엉덩이뿐만 아니라 무릎, 발목, 발, 코어, 그리고 견갑대도 함께 작용하는 운동이다.

추가적으로 이해해야 할 점은 데드리프트가 실제로는 슬관절과 고관절 움직임이 합쳐진 **하이브리드** 패턴이라는 것이다. 초기 단계에서는 슬관절 운동이 먼저 이루어지고, 그다음 고관절의 움직임이 이어지며, 마지막으로 두 관절이 중첩된 활동을 하게 된다.[2] 이로 인해 각 구간에서 정확한 단계와 적절한 비율로 수행해야 하는 높은 기술적 난이도를 가진 운동이 된다.

데드리프트의 수행 방식에는 목표나 리프터의 특정 상황에 따라 다양한 변형이 있다. 예를 들어 스모 데드리프트, 루마니안 데드리프트, 또는 헥사곤 바/트랩 바를 사용하는 변형 운동들이 있다.

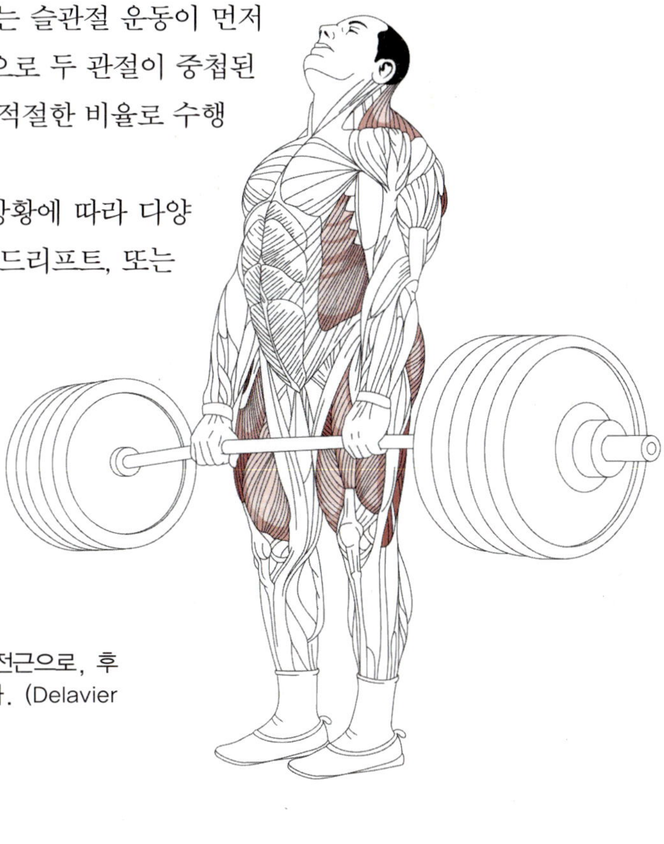

그림 2.1
데드리프트 수행에 주요하게 관여하는 근육들. 전면 그룹은 슬관절 신전근으로, 후면 그룹은 고관절 신전근으로 작용하며, 코어 그룹은 지지 역할을 한다. (Delavier 선생의 작품을 바탕으로 한 그림)

수행 방법

우선 데드리프트에 대한 기본적인 설명부터 시작해보자. 데드리프트를 구성하는 모든 부분을 이해하기 위해 이 동작을 4개의 단계들로 나눌 것이다. 데드리프트는 (스쿼트와 달리) 순차적이거나 세분화된 동작을 포함하고 있기 때문에,[2] 데드리프트의 단계별 특성을 이해하고 이후 다루게 될 이론을 통해 데드리프트를 더욱 자세히 이해하는 것은 동작에 대한 심층적인 의미를 파악할 수 있게 되며 동시에 다른 이들에게 설명할 수 있게 되는 데 큰 도움이 될 것이다.

1. 시작 단계

바벨을 바닥에 둔 상태에서 발을 바벨이 발 중앙에 오도록 위치시킨다.

견갑골이 바벨을 잡은 손 위에 위치하도록 상체를 숙이고, 팔은 바닥에 수직으로 늘어뜨린다.

무릎, 발목, 엉덩이는 위에서 언급한 정렬을 맞추기 위해 굽히고, 척추의 중립을 유지할 수 있도록 한다. 무릎을 먼저 펴면서 바벨을 들어 올리기 시작한다.

2. 무릎까지 들어 올리기

무릎을 계속해서 펴는 동안 상체 전체를 단단하게 유지하고, 허리의 자연스러운 만곡이 변하지 않도록 특히 신경 쓴다. 바벨이 무릎관절 높이에 도달하기 전에 골반이 미리 올라가지 않도록 주의해야 한다.

광배근을 활성화하여 바벨이 정강이에서 멀어지지 않도록 하고, 팔이 몸통에 가까워지면서 어깨가 점진적으로 신전될 수 있도록 한다.

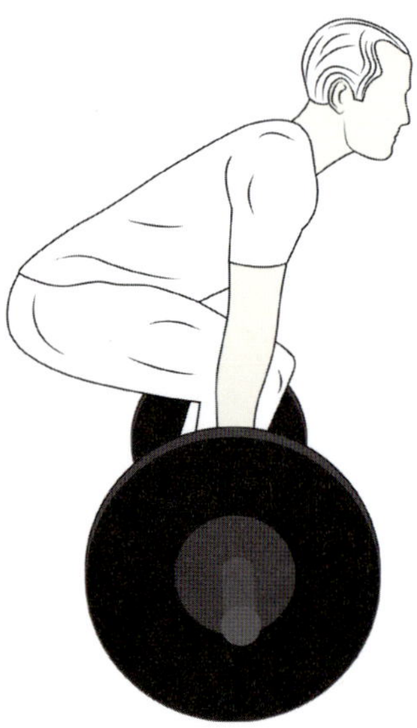

그림 2.2
시작 단계. 무릎과 엉덩이를 접은 후 바벨을 바닥으로부터 들어 올린다. 이때 무릎관절의 근육들을 주로 사용한다.

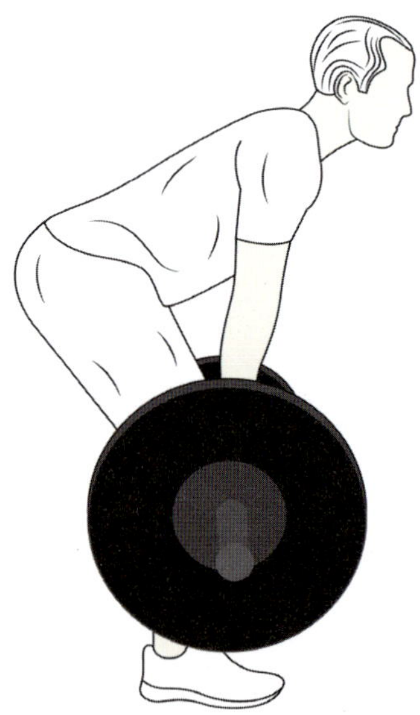

그림 2.3
두 번째 단계에서는 무릎까지 바벨을 들어 올리며, 이때 엉덩이가 위로 들리지 않도록 주의한다.

3. 허벅지를 지나는 단계

무릎 높이까지 바벨을 들어 올리는 동안, 무릎을 펴는 동작을 통해 바벨이 수직 궤적을 벗어나지 않도록 한다. 바벨의 이동 경로는 바닥에 수직인 선을 따라야 한다는 점을 기억하자. 따라서 가장 효율적으로 무게를 드는 방법은 바벨에 수직으로 작용하는 직선형 힘을 유지하는 것이다. 바벨이 무릎 높이에 도달하면 고관절을 사용해 엉덩이를 앞으로 밀어 넣는 동작을 시작하며, 척추는 중립 범위 내에서 유지되어야 한다. 특히 요추 부분에서 과도한 굴곡이나 신전이 발생하지 않도록 주의하고, 무릎이 회전해 안쪽이나 바깥쪽으로 치우치지 않도록 하며 구부러져 앞으로 이동하지 않도록 한다. 발은 단단히 지면을 딛고 안정적인 지지 상태를 유지해야 한다.

4. 통합 단계/락아웃

나머지 동작은 하체가 완전히 신전될 때까지 무릎, 엉덩이, 발목이 함께 협력하여 이루어진다. 이 구간에서는 관절들이 개별적으로 역할을 나누어 작용하기보다, 서로 협력하여 동작을 생성한다.

역할을 나누어 작용하기보다, 서로 협력하여 동작을 생성한다. 허리에서 무리한 신전이 일어나지 않도록 주의하는 것이 매우 중요하다.

최종 자세를 잡은 후에는 모든 동작을 반대 순서로 반복하여 바벨을 바닥에 내려놓는다.

위 설명들로 이해가 충분히 되지 않았다면, 몇 페이지 후에 데드리프트의 수행 메커니즘에 대해 더 자세한 분석이 나올 예정이니 이후 내용을 참고하라.

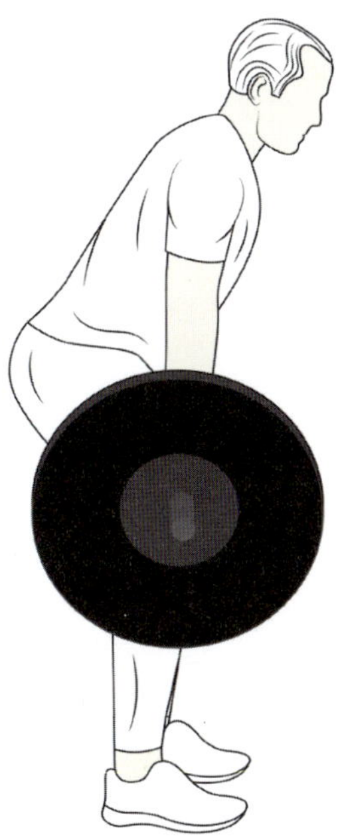

그림 2.4
세 번째 단계에서는, 바벨이 무릎 높이를 지나면 엉덩이가 바벨을 들어 올리는 주요 역할을 맡게 된다.

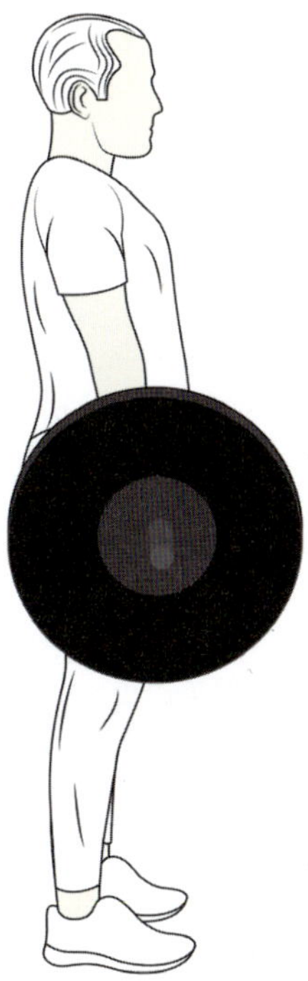

그림 2.5
무릎, 엉덩이, 발목을 모두 완전히 펴면서 리프팅을 마무리한다.

주요 해부학적 개요

데드리프트를 해부학적 관점으로 살펴보고 이해하기 위해 하체와 상체에 관여하는 주요 근육에 대해 이야기해보자.

먼저 동작의 각 단계에서 무릎을 펴는 데 주된 역할을 하는 것은 대퇴사두근(내측광근, 외측광근, 중간광근, 대퇴직근)이다.

또한, 엉덩이를 펴는 데는 대둔근이 주된 역할을 하며, 보조적으로는 나머지 둔근군(소둔근, 중둔근)의 뒤쪽 섬유가 참여한다.

햄스트링(반막근, 반건근, 대퇴이두근) 역시 엉덩이 신전에 기여하며, 초기 단계에서는 정강이를 안정시키는 역할을 한다. 이때 햄스트링은 주로 등척성 수축을 통해 골반이 너무 빨리 올라가지 않도록 도와준다.[12]

엉덩이 신전에 기여하는 또 하나의 근육으로 자주 잊히지만 중요한 역할을 하는 것이 바로 대내전근의 뒤쪽 부분인데, 이는 햄스트링과 비슷한 정도로 엉덩이 신전에 기여한다.

이제 이러한 근육들이 각각 어느 정도로 활성화되는지 살펴볼 필요가 있다. 예를 들어, 대퇴사두근 중 대퇴직근은 다른 세 근육보다 참여도가 낮은데, 이는 대퇴직근이 두 관절에 걸쳐 있어 무릎을 펴는 동시에 엉덩이를 굽히는 역할을 하기 때문이다.[14] 이로 인해 다른 대퇴사두근이 더 큰 역할을 맡게 된다.

몸의 나머지 근육군(코어 근육, 견갑대 및 상지 근육)은 이후에 설명할 것이다.

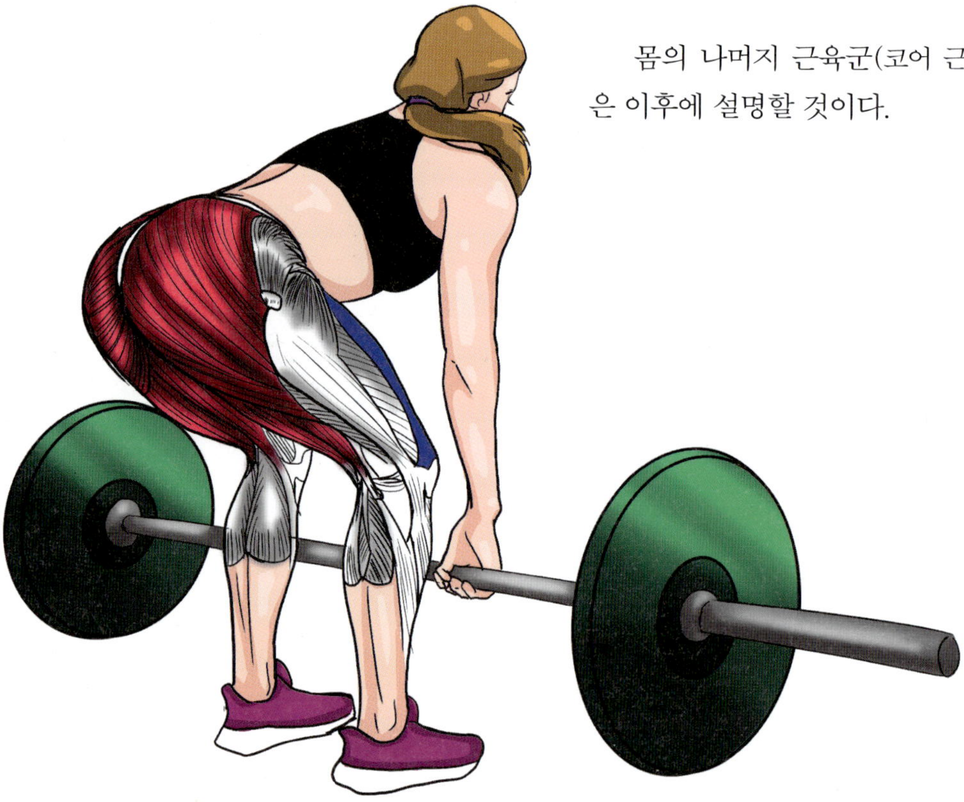

그림 2.6
빨간색으로 표시된 둔근과 햄스트링 그룹, 파란색으로 표시된 대퇴사두근 그룹.

한 눈으로 보는 데드리프트

움직임 패턴	• 하이브리드(고관절과 슬관절 움직임의 협력으로 생성) • 엉덩이와 무릎의 구간별 우세 역할 • 코어 패턴(주로 척추 굽힘 방지 역할) • 당기는 패턴(또는 당기는 힘에 대해 저항)
평면과 축	• 시상면 • 안–가쪽 축 • 굴곡과 신전 동작: 굴곡과 신전을 방지하고, 굴곡과 신전의 제어 역할 포함 • 주요 사용 관절: 무릎, 발목, 엉덩이, 어깨
가동성 및 안정성 관절	• 고관절: 가동성 • 허리: 안정성

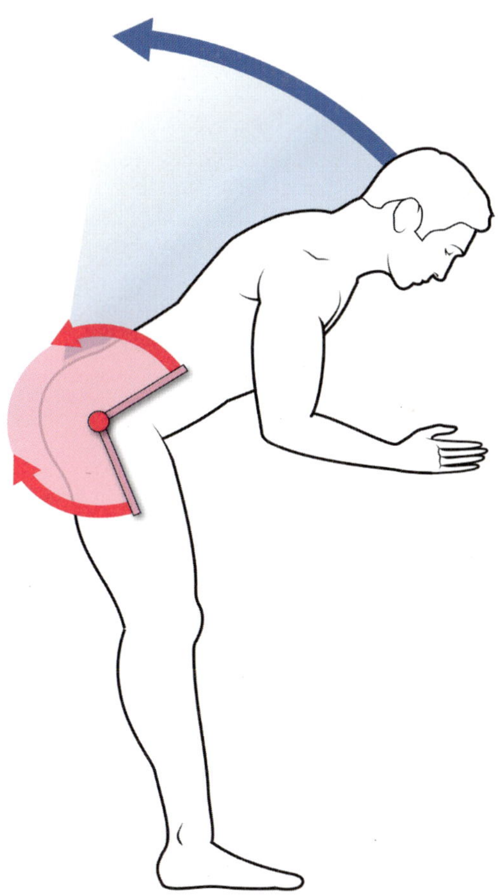

그림 2.7
고관절 우세 패턴.

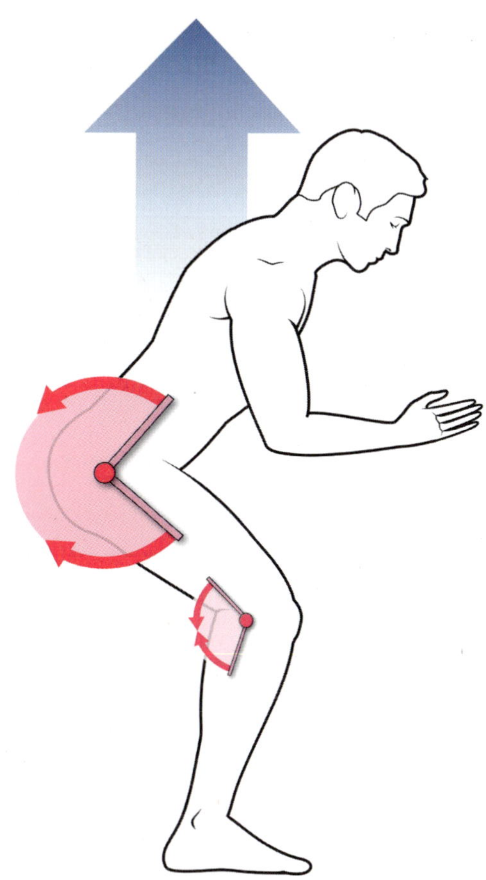

그림 2.8
고관절 & 슬관절 동시 사용 패턴.

데드리프트의 역사

'데드리프트'라는 명칭의 유래에 관해 다양한 이야기들이 있지만, 가장 그럴듯한 설명은 무게에 아무런 추진력이 없고 이를 들어 올리는 초기 동작이 관성을 깨뜨리는 데 어려움이 있다는 점에서 비롯된 것으로 보인다. 리프팅의 시작은 마치 잠든 반려동물을 들어 올리는 것처럼 전혀 도움을 받지 못한 상태에서 중량을 드는 어려움을 연상시킨다. 또한 데드리프트는 스쿼트와 달리 탄성 예비 부하 없이, 바로 근육의 '단축성 수축concentric contraction'으로 시작하기 때문에 더 큰 노력이 필요하다.

이 개념을 바탕으로 '데드리프트'라는 이름의 기원에 대한 수많은 일화가 전해져 내려오지만, 아마도 추진력 없이 시작되는 운동, 즉 탄성 예비 부하 없이 근육의 수축으로 시작되는 동작을 의미하는 것으로 볼 수 있다.

데드리프트의 기원은 1700년대로 거슬러 올라가며, 당시에는 하네스를 사용한 리프팅이 흔했다. 리프터는 높은 플랫폼 위에 서서 하네스에 매달린 무게를 들어 올리는 방식으로 운동을 했고, 1741년에는 토마스 토판Thomas Tophan이 이러한 방식으로 플랫폼 위에서 약 600kg을 들어 올린 기록이 남아 있다.

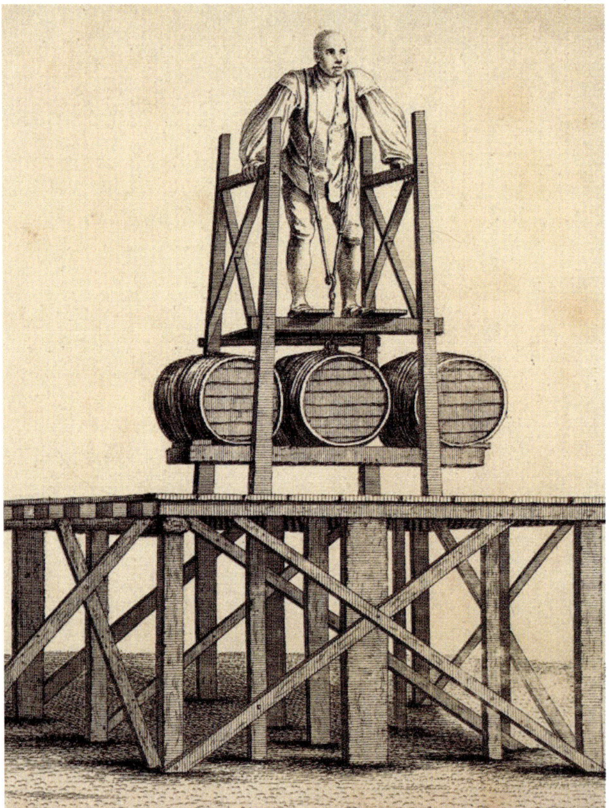

토마스 토판

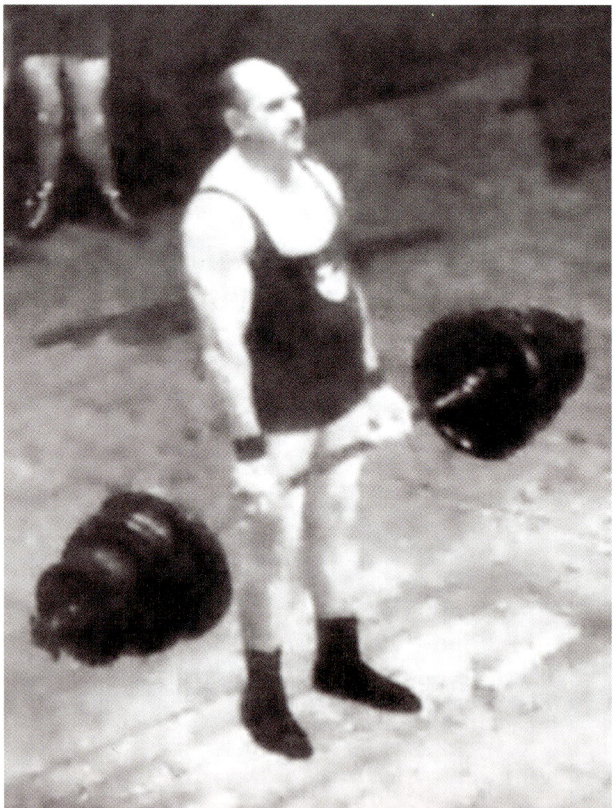

헤르만 괴르너

한편, 1860년경 미국에서 조지 바커 윈드십 박사는 데드리프트와 유사한 원리를 적용한 기계를 개발했는데, 무게를 양옆에 두고 들어 올릴 수 있는 방식이었다. 이 기계를 이용한 대회가 열렸다는 보고도 일부 남아 있다.[53]

현재와 유사한 기술로 바벨을 사용해 기록된 첫 사례는 1895년 줄리어스 코샤르드가 약 300kg을 들어 올린 것이다. 이 무렵 데드리프트는 이미 바벨을 이용한 여러 리프팅 방식과 함께 자리 잡아, 결국 올림픽 리프팅 종목으로 자리 잡게 되었다.

비록 최초는 아니지만 1910년대부터 1930년대에 걸쳐 헤르만 괴르너가 이 운동을 널리 알렸다. 괴르너는 '데드리프트의 아버지'로 불리며, 당시 기준으로는 엄청난 360kg을 들어 올리며 이 운동을 대표하는 인물로 자리매김했다. 그는 얼터네이트 그립, 한 손, 각 손가락으로 들어 올리는 핑거 그립을 사용하는 등 다양한 방식의 데드리프트 기록을 보유하고 있다.[46]

1930년대부터 데드리프트는 대부분의 근력 훈련 프로그램에서 사용하는 운동으로 자리 잡아, 당시의 책이나 잡지에서 흔히 볼 수 있게 되었다.[47]

현대 데드리프트 역사에는 중요한 업적들이 있다. 1991년 에드 코언이 408kg을 들어 올려 '역대 최고의 데드리프트'로 불리는 기록을 세웠고, 앤디 볼튼은 최초로 1000파운드(455kg)를 넘어선 인물로 주목받았다.

최근에는 에디 홀이 최초로 500kg의 벽을 넘었는데, 그는 이 역사적인 리프팅에 대해 "들다가 죽을 뻔했다"고 말하기도 했다.[3]

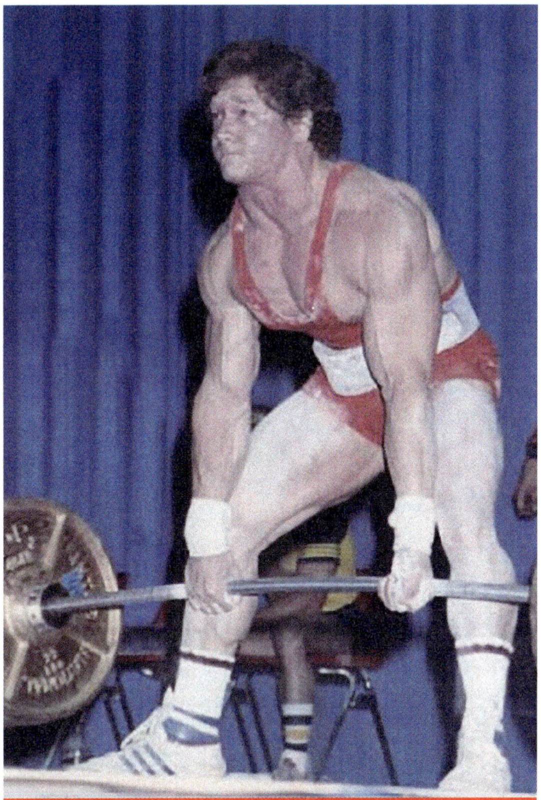

에드 코언

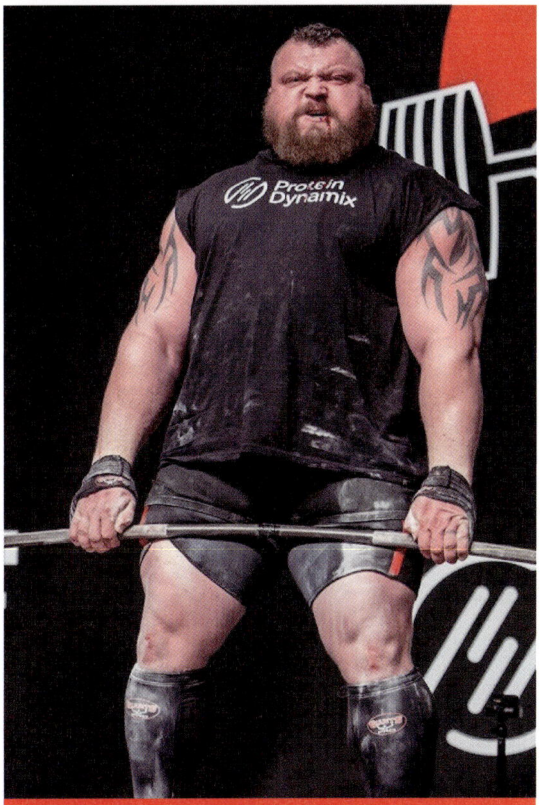

에디 홀

데드리프트 수행 단계

4가지 단계로 나누어 보는 데드리프트

첫 번째와 두 번째 단계에서는 대퇴사두근이 슬관절 신전을 조절하는 반면, 햄스트링이 정강이뼈와 골반을 연결해 골반이 너무 빨리 올라가지 않도록 방지하고, 대퇴사두근이 정강이뼈를 앞으로 밀어내는 힘을 보완해준다. 쉽게 말해, 이 단계에서 햄스트링은 무릎에서 마치 강력한 전방 십자인대처럼 작용하여 정강이뼈가 앞으로 움직이지 않도록 막아주는 역할을 한다.

또한, 햄스트링은 경골과 골반을 강한 닻줄로 연결해 후면사슬의 각도를 닻처럼 단단하게 고정하고, 대퇴사두근과 고관절 신전근으로 하여금 바벨을 무릎 위로 들어 올릴 수 있게 만드는 원동력을 제공한다.

동작이 락아웃 포지션에 가까워질수록, 햄스트링은 신장성 수축으로 작용하나 시작 단계에서는 주로 등척성 수축을 통해 가동성보다는 안정성을 담당한다. 시작 단계에서 햄스트링이 제 역할을 하지 못하면 엉덩이는 위로 상승하게 되고 어깨는 앞으로 이동해 데드리프트를 실패하게 될 확률이 높아지게 된다. 위와 같은 시작 단계에서의 오류는 햄스트링의 근력이 충분치 못해서 발생하는 것보다는 후면사슬의 운동조절능력의 부족, 근육 동원과 활성화의 순서가 적절하지 못한 데에서 비롯되는 경우가 더 흔하다.

무릎 신전으로 바벨이 무릎을 지나기 시작하면, 대둔근과 햄스트링의 수축을 통해 고관절 신전이 본격적으로 시작된다.

이때 엉덩이를 신전하는 마지막 단계인 락아웃을 위해 둔근과 햄스트링이 고관절의 신전을 만듦과 동시에, 대퇴사두근도 계속해 무릎을 신전시킨다. 고관절, 슬관절, 그리고 발목관절의 신전으로 통합적인 삼중 신전Triple Extension이 만들어지며 데드리프트의 상승 단계가 마무리된다.

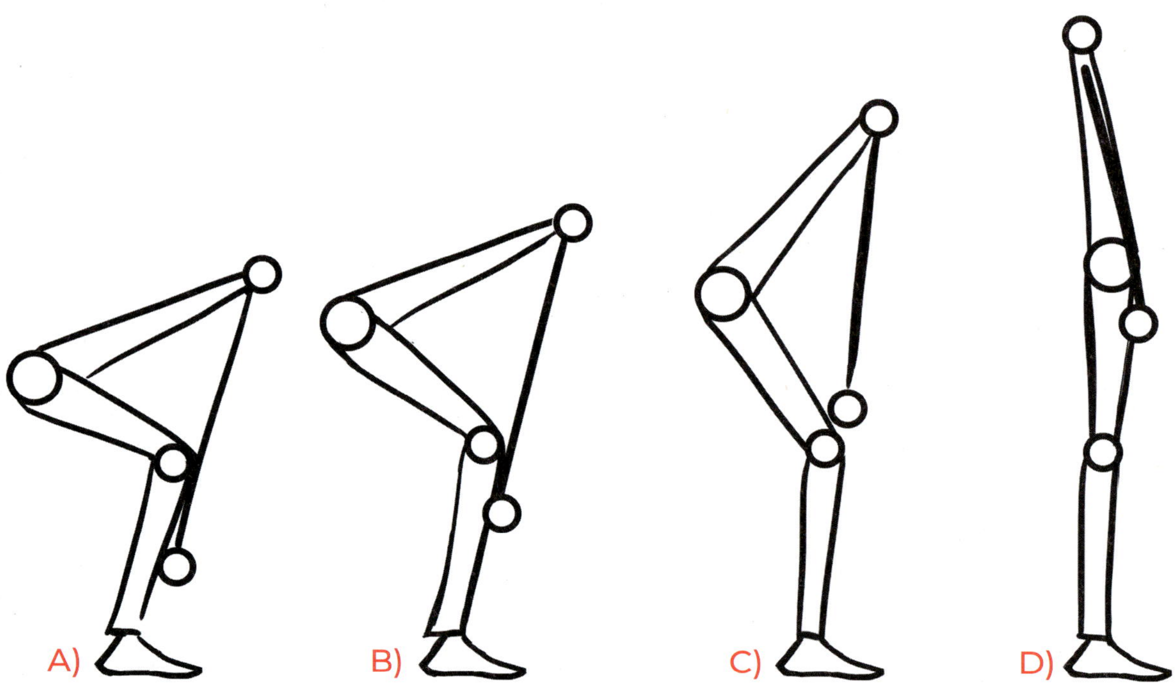

그림 2.9
A: 시작 단계. B: 두 번째 단계. C: 세 번째 단계. D: 마무리.

동작 전 구간에 걸쳐, 척추에 부착된 근육들은 등척성 수축을 유지하여 척추의 불필요한 움직임을 방지하며 몸통 근육들은 '동시 수축'을 통해 몸의 안정성을 증가시키며 내부 압력의 상승을 도모한다.

요컨대, 몸 전체의 협응으로 순차적인 근육 조절을 통해 바가 최적의 궤적을 따라 상승하도록 하는 것이다. 따라서 데드리프트의 기술 요소는 바벨을 균형 지점에 정렬하여 수직으로 올릴 수 있게 만드는 능력으로 정의할 수 있다.[5]

손과 발의 간격 조절

손과 발의 간격을 어떻게 두느냐에 따라 상체와 하체에 어떤 변화가 생기는지 이해하면, 이 운동의 다양한 변형 동작을 스스로 파악할 수 있다.

- 상지: 오픈 그립(양 손을 넓게 벌리는 파지법)을 사용해 그립을 넓게 잡아 손 간격을 벌리면, 바벨이 이동해야 할 거리가 더 길어진다. 손을 더 넓게 잡는 것은 팔이 더 짧아진 것처럼 작용해, 바벨이 목표 지점까지 가기 위해 더 멀리 이동해야 한다.
- 하지: 발을 넓게 벌려 서면 바벨과 엉덩이 사이의 거리가 짧아진다. 이 경우 바벨의 이동거리는 줄어든다. 발을 넓게 벌리는 것은 다리가 짧아진 것처럼 작용해 바벨이 락아웃 지점까지 이동해야 하는 거리가 더 짧아진다.

요컨대 상지와 하지에서는 정확히 반대 현상이 발생하게 되는 것이다.

- 더 넓게 벌리기 = 상지에서는 바벨의 이동 거리가 길어지고, 하체에서는 짧아진다.
- 더 좁게 모으기 = 상지에서는 바벨의 이동 거리가 짧아지고, 하체에서는 길어진다.

파워리프팅 데드리프트와 일반 데드리프트의 차이?

많은 사람들이 자주 하는 질문 중 하나는 '일반적인' 데드리프트와 파워리프팅 버전의 차이점이다. 먼저, '일반적conventional'이라는 단어는 혼동을 줄 수 있다. 일반적으로 이 용어는 발을 좁게 모으고 손 간격을 넓게 잡는 일반적인 데드리프트를, 발을 넓게 벌리고 손 간격을 좁게 잡는 '스모' 데드리프트와 구분하기 위해 사용된다.

이 책에서 살펴보겠지만, 다른 **3대 운동**(스쿼트와 벤치 프레스)과 달리 데드리프트의 수행 방식은 엘리트 선수든, 훈련 초보자든, 또는 건강을 유지하며 힘을 기르려는 노인이든 동일하다.

그렇다고 해서 더 많은 무게를 들어 올리기 위한 몇 가지 '트릭'과 같은 팁들이 없는 것은 아니다. 예를 들어, 벨트와 같은 장비를 사용하면 근육 활동에 변화를 만들어 수행능력의 증가를 꾀할 수 있으며, 척추의 곡선을 일부 과장하여 바벨과 몸통 사이의 모멘트 암을 줄이는 기술로 무게를 더 쉽게 들어 올릴 수 있는 방법 등도 있다.

고관절의 구조와 근육들

고관절은 대퇴골과 골반(혹은 장골)으로 구성된 관절을 의미한다. 이 관절은 윤활성(혹은 활막성) 관절이며, 구형 관절로 3개의 평면에서 다양한 움직임이 가능하도록 설계된 이상적인 구조를 가지고 있다.

시상면, 관상면, 수평면을 포함한 3면의 모든 움직임이 가능하면서도 대퇴골두가 골반 관골구 깊숙이 들어가기에 안정성 또한 확보한 관절이다. 가동성과 안정성은 서로 반대되는 개념이 아니며, 고관절의 예처럼 동시에 확보될 수 있다는 사실이란 것을 이해해야 한다.

고관절에는 대퇴골두의 중심을 통과하는 세 개의 축이 있으며 축을 기준으로 회전을 일으켜 힘을 생성하여 회전을 일으키고 이로부터 모든 면에서의 움직임을 가능하게 만든다.

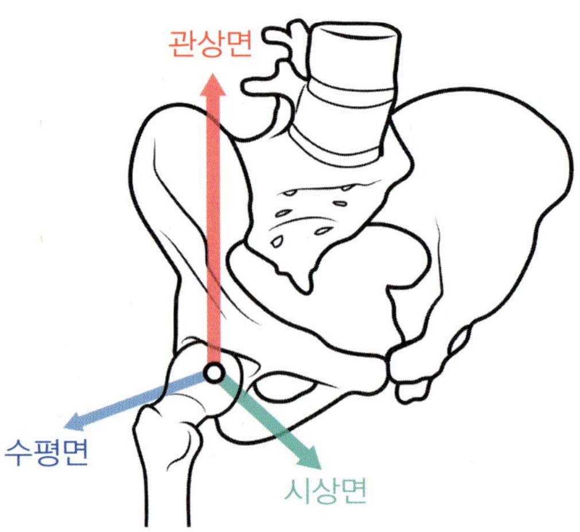

- 파란색 선으로 그려진 **안-가쪽 축**에서는 고관절의 굴곡-신전이 만들어진다.
- 관상면과 수직을 형성하는 초록색 선의 **전-후축**에서는 외전과 내전이 발생한다.
- 수평면을 가로지르는 빨간색 선의 **수직축**에서는 외회전과 내회전이 발생한다.

관절의 돌림축은 관절운동이 일어나는 중쇠점 pivot point을 의미하며 돌림축은 항상 운동면에 대해 수직으로 놓인다. 인체를 단면으로 나누고 면들을 가로지르는 축을 그려본다면 인체는 물론이고 관절의 움직임을 이해하는 데 있어 큰 도움이 된다.

첫 번째 『힘 · 훈련 · 해부학』에서 우리는 근육 동작을 쉽게 이해할 수 있는 방법을 공부했다. 그것은 바로 관절을 단면으로 '슬라이스'하여 또는 잘라내 단면을 나누어보는 것이며, 고관절을 자른 절단면은 우리가 고관절에서의 움직임을 이해하는 데 도움을 줄 것이다. 커다란 칼날이 관절을 앞뒤로 나누듯 안-가쪽 축으로 고관절을 '슬라이스'하면, 안-가쪽 축의 전면에 있는 근육들은 고관절 굴곡을 만들며, 후면에 있는 근육들은 고관절 신전을 생성하는 것이 이해가 쉽게 될 것이다.

고관절 굴곡근

- 요근
- 장골근
- 봉공근
- 대퇴근막장근(TFL)
- 대퇴직근
- 치골근
- 장내전근
- 단대전근
- 중둔근과 소둔근 (대부분의 전방 섬유)

앞서 설명한 논리에 따라, 이 평면의 뒤쪽에 위치한 모든 근육은 주로 펴는 역할을 한다. 여기에는 엉덩이를 주로 담당하는 대둔근 같은 근육들이 있고, 엉덩이뿐만 아니라 무릎에도 영향을 미치는 햄스트링 같은 근육들도 포함된다.

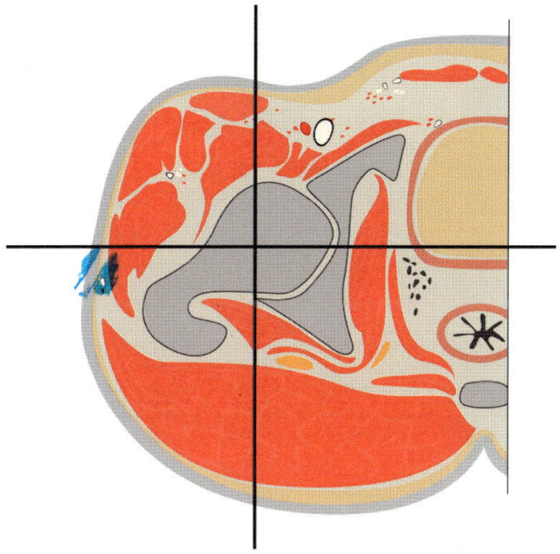

그림 2.10
위에서 본 왼쪽 고관절의 절단면.

고관절 신전근

- 대둔근
- 중둔근(후방 섬유)
- 소둔근(후방 섬유)
- 반막양근
- 반건양근
- 대퇴이두근(장두)
- 대내전근

그림 2.10의 단면을 기준으로 보면, 전-후축의 바깥쪽에 있는 모든 근육은 엉덩이를 바깥으로 벌리는 역할을 하고, 축의 안쪽에 위치한 근육들은 엉덩이를 안으로 모으는 역할을 한다. 여기서는 항상 해부학적 자세를 기준으로 설명하고 있다.

고관절 외전근

- 소둔근
- 중둔근
- 대둔근 상부섬유
- 이상근
- 대퇴근막장근
- 대둔근 상부섬유
- 이상근
- 대퇴근막장근

고관절 내전근

- 대내전근
- 장내전근
- 단내전근
- 치골근
- 박근
- 반막양근
- 반건양근
- 대둔근
- 대퇴방형근
- 내폐쇄근
- 외폐쇄근

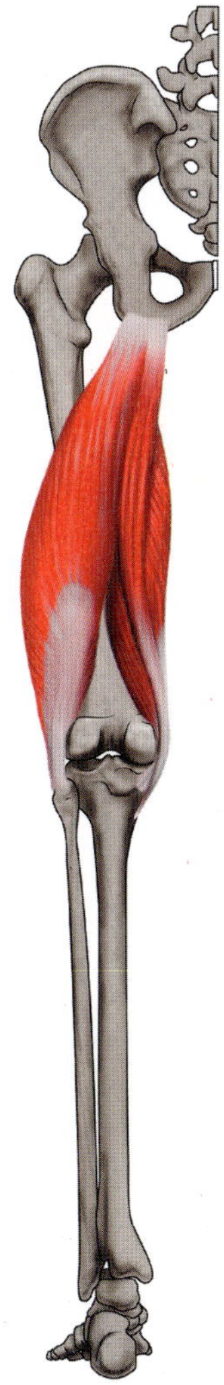

그림 2.11
햄스트링.

내측으로부터 시작해 외측에 부착되거나 혹은 그 반대, 전면으로부터 시작해 후면에 부착되거나 혹은 그 반대인 모든 근육들은 수직축에서의 움직임으로 고관절을 내/외회전할 수 있는 기능을 가진다.

고관절 외회전근

- 대퇴방형근
- 치골근
- 대둔근
- 중둔근 후방섬유
- 소둔근 후방섬유
- 이상근
- 내폐쇄근
- 외폐쇄근

고관절 내회전근

- 중둔근
- 소둔근
- 대퇴근막장근

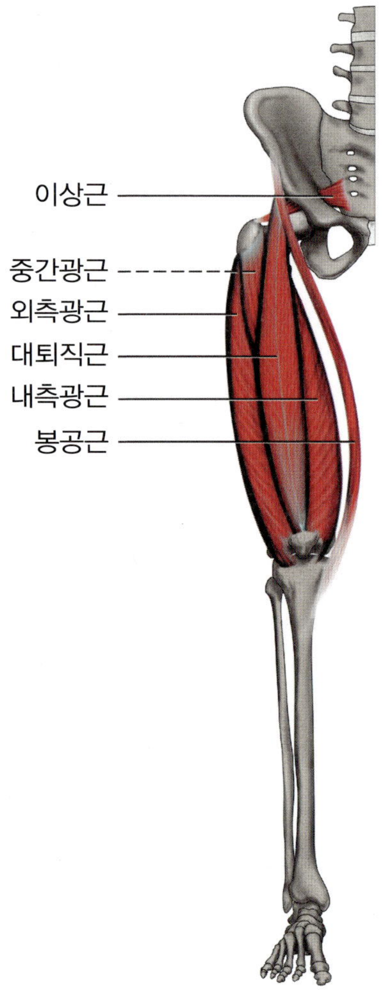

그림 2.12
대퇴사두근.

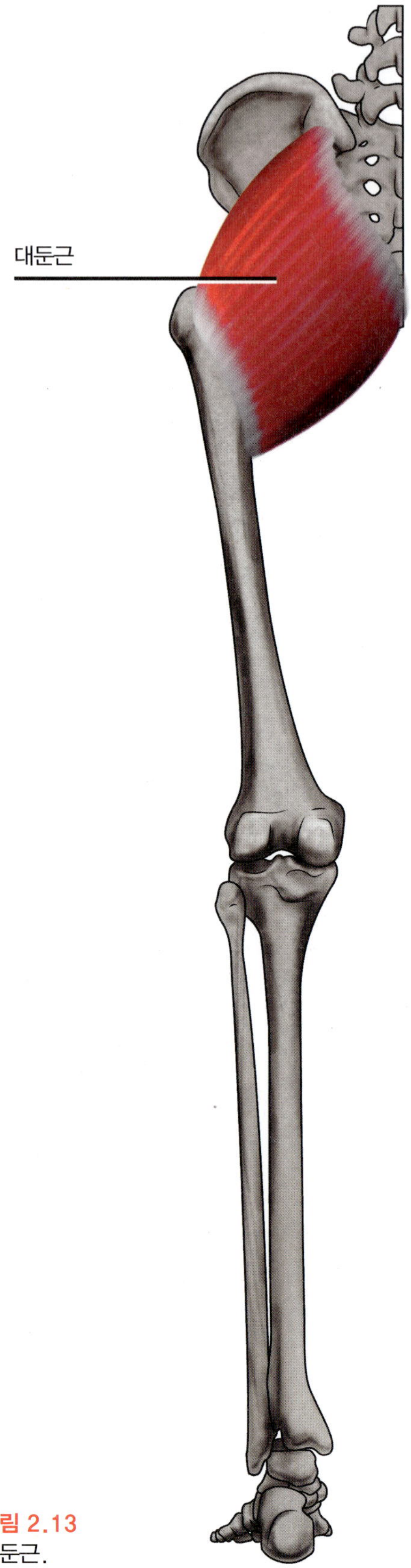

그림 2.13
대둔근.

대내전근, '잊혀진 숨은 공신'

해부학적 자세에서 대내전근의 후방 섬유는 신전을 일으킬 때 가장 큰 모멘트 암을 가지고 있으며, 반건양근이 그 뒤를 잇는다.[7] 그래서 대둔근과 함께 이 관절과 전체 신전근 그룹의 주요 신전근 중 하나로 작용한다.

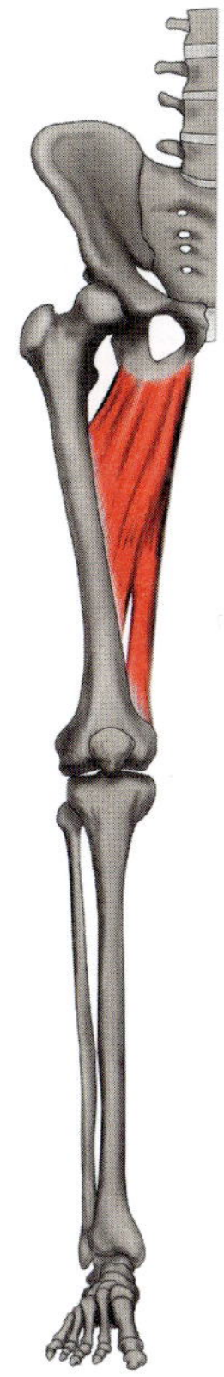

그림 2.14
대내전근.

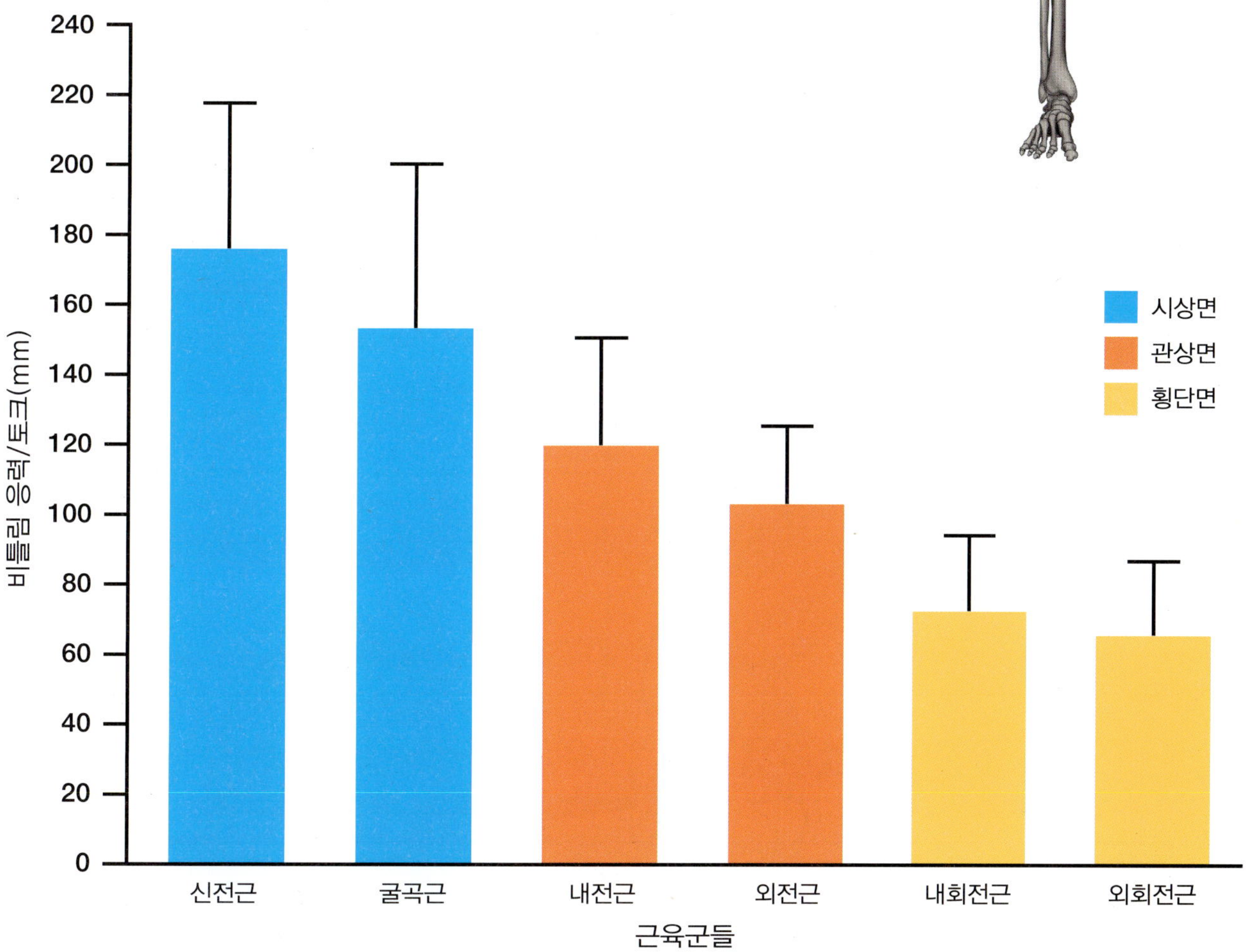

그림 2.15
고관절에 부착되는 근육들이 생성하는 토크의 값. 신전근과 굴곡근이 회전근에 비해 더 큰 토크를 생성할수 있는 것을 확인할 수 있다. 『고관절 운동학: 근육 작용에 대한 초점』(Neumann, 2010)에서 발췌.

근육 수축의 유형

- **단축성 근육 수축:** 근육의 양쪽 부착점이 서로 가까워지며 길이가 짧아지면서 힘을 생성한다. 중력에 대항하여 바벨을 들어 올리는 힘이다.
- **신장성 근육 수축:** 근육의 양쪽 부착점이 서로 멀어지며 길이가 길어지면서 힘을 생성한다. '네거티브'라고도 불리며, 중력과 같은 방향으로 작용하는 힘이며 바벨이 중력 방향으로 천천히 내려갈 때 발생하는 힘이다.
- **데드리프트:** 바닥에 있는 바벨을 들어 올리는 단축성 수축으로 시작하여 다시 바닥에 내려놓을 때 신장성 수축으로 마무리된다. 데드리프트는 근육의 길이가 길어졌다가 짧아질 때 생성되는 탄성 예비 부하가 없는 운동이다.

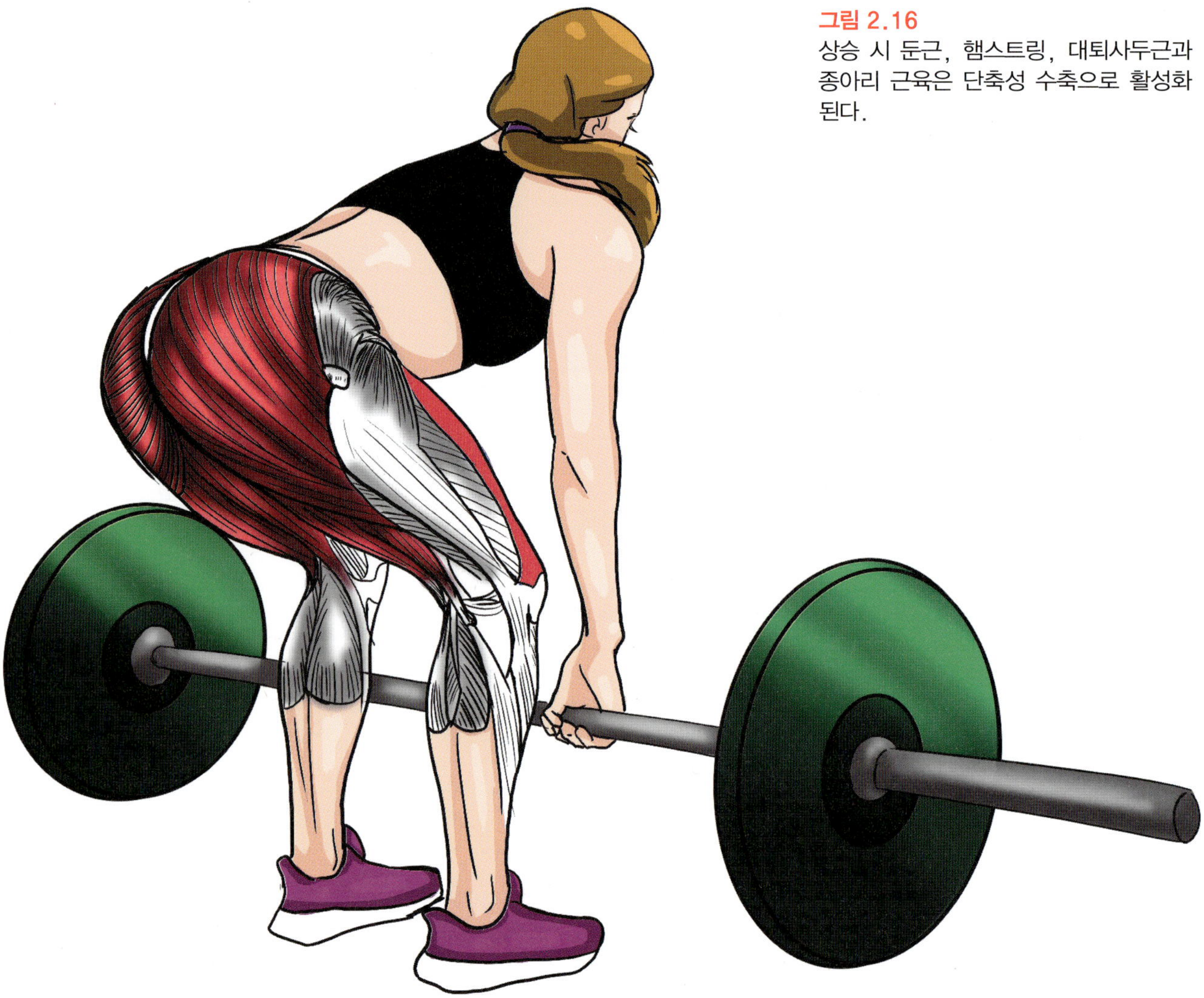

그림 2.16
상승 시 둔근, 햄스트링, 대퇴사두근과 종아리 근육은 단축성 수축으로 활성화된다.

고관절 근육들의 근수축 유형

- **상승:** 고관절 신전, 대둔근/대퇴이두근/대내전근의 단축성 수축
- **하강:** 고관절 굴곡, 대둔근/대퇴이두근/대내전근의 신장성 수축

무릎관절의 근수축 유형

- **상승:** 슬관절 신전, 대퇴사두근의 단축성 수축
- **하강:** 슬관절 굴곡, 무릎 굴곡을 위한 브레이크 역할을 하는 대퇴사두근의 신장성 수축

발목관절의 근수축 유형

- **상승:** 발목 신전, 저측 굴곡근(가자미근/비복근)의 단축성 수축
- **하강:** 발목 굴곡, 저측 굴곡근(가자미근/비복근)의 신장성 수축

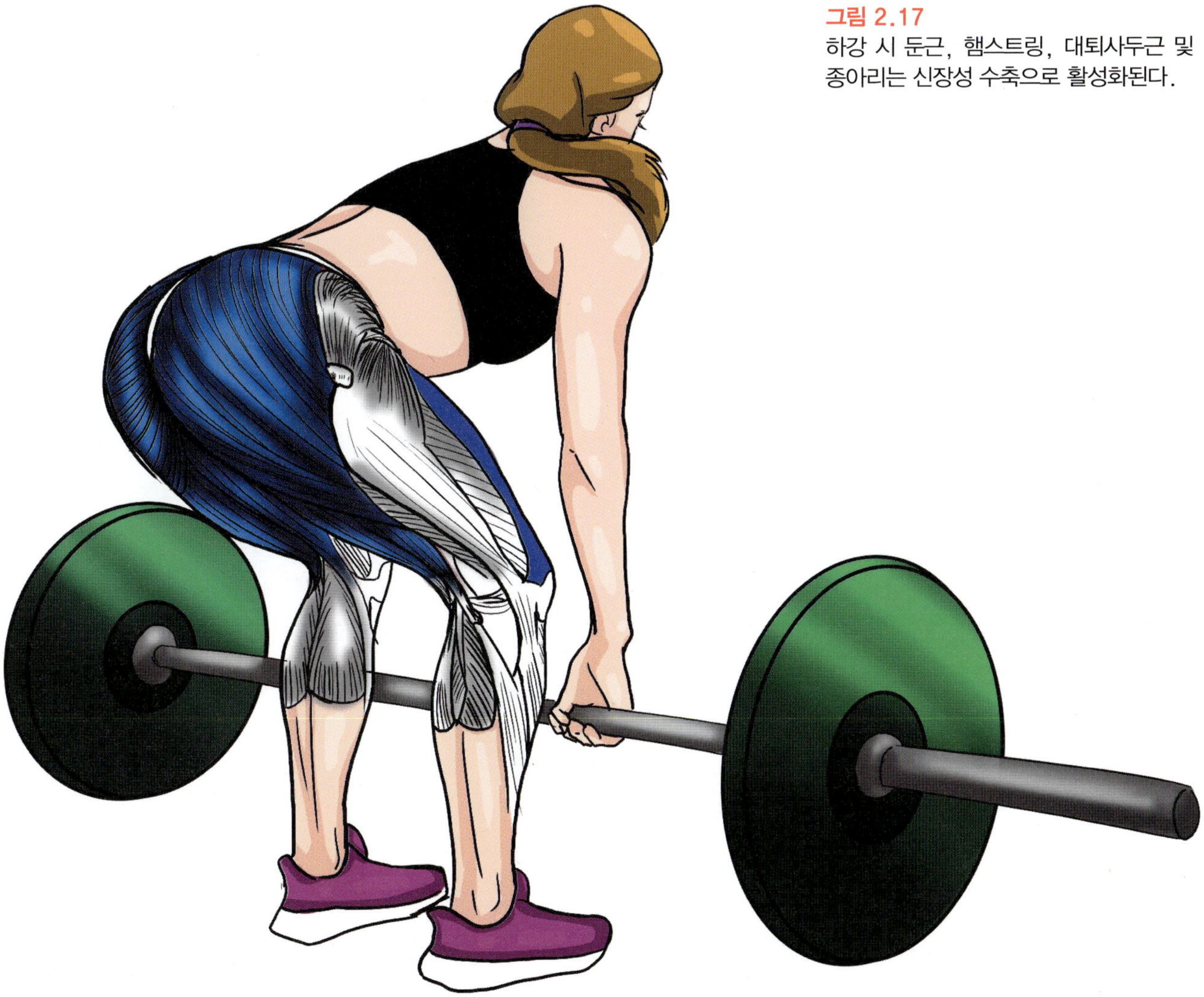

그림 2.17
하강 시 둔근, 햄스트링, 대퇴사두근 및 종아리는 신장성 수축으로 활성화된다.

몸통의 근육들

요추를 지지하고 체간이 구부러지는 것을 방지하는 몸통의 주요 근육들은 척추 신전근들이다. 이 근육군은 강력한 등척성 수축을 통해 외부 하중이 척추를 구부리려는 힘에 맞서 버티는 역할을 한다. 다른 몸통 근육들도 함께 '동시 수축'하며 복강내압을 높여 몸통의 안정화를 도모한다.

승모근은 등척성 수축으로 견갑대, 머리, 몸통의 강력한 안정자 역할을 한다.

과하지 않게 살짝 머리를 뒤로 젖혀 경추의 신전을 만드는 것은 승모근과 척추기립근의 활성도를 높인다고 한다.[8-52] 그러나 다수의 현장 전문가들은 경험적인 지식에 근거해 목을 움직이는 것은 오히려 후면 근육들의 안정화 역할에 부정적인 영향을 끼친다는 입장도 대거 존재해, 이 부분에 대해서는 아직 합의된 의견이 없다.

광배근은 어깨 굴곡을 방지하고 어깨 신전을 유도해 데드리프트 중 바벨이 몸에서 멀어지지 않게 만들어주는 역할을 해서 보다 안정적으로 바벨을 들 수 있게 한다. 또한, 인체 후면에 있는 근육들의 활성도를 높여 척추를 안정화시키고, 골반과의 연결고리를 강화한다.

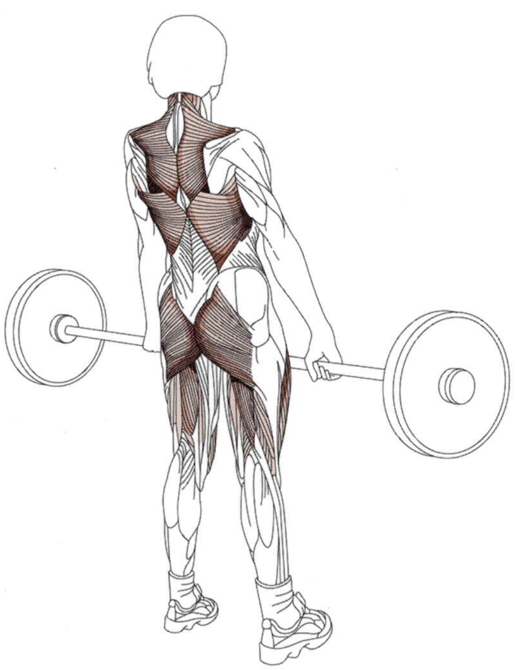

그림 2.18
후방 사슬 근육들.

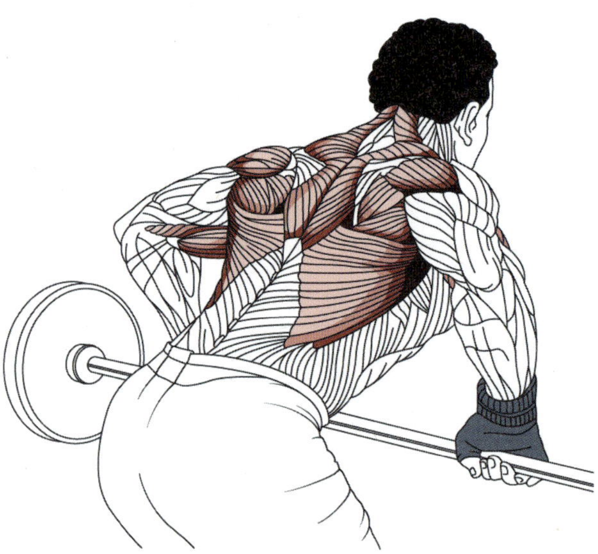

그림 2.19
로우 동작 시 사용되는 후면 근육들.

흉요근막은 등허리에서 뻗어나와 몸통 후면의 다양한 구조물들을 감싸고 있는 흰색의 섬유 조직이다. 이는 등허리로부터 나와 요추와 흉추의 극상돌기, 상후장골극에 부착되며 복횡근, 내/외복사근, 광배근을 연결한다.

흉요근막은 요추 후면부의 척추 근육을 덮고 있으며 극돌기, 횡돌기 및 요방형근에 부착된 세 가지 층으로 나뉜다. 흉요근막은 복횡근과 장요근을 포함하여 척추의 여러 근육들을 묶음처럼 감싸고 있다. 흉요근막과 흉요근막이 연결하는 모든 구조물들의 연결성을 고려해 이를 각자 따로따로가 아닌 하나로 구분한다면, 아마도 흉요근막이야말로 전체 신전 근육들 중 가장 긴 모멘트 암을 가지는 것으로 볼 수 있다. 그래서 일부 전문가들은 이 근막이 신전 작용을 하는 조직으로 기능한다는 주장을 펼치는 반면, 다른 연구에서는 흉요근막은 후면의 근육을 묶어 안정성을 담당하는 띠/벨트와 같은 기능에 더욱 특화되어 있다고 이야기한다 (McGil, 2012).

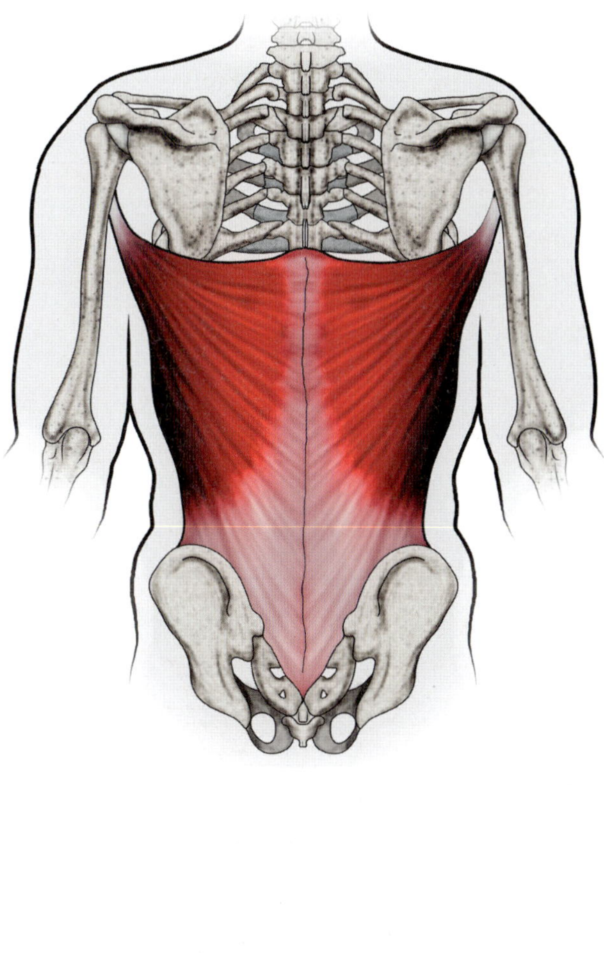

정리하자면, 흉요근막은 팔에 부착되는 광배근, 장늑근, 복횡근, 요방형근을 따라 몸통 뒤쪽을 연결해 상지의 근력을 몸통 후면의 힘과 통합하는 역할을 한다. 동시에 광배근과 몸통 벽 전면의 연결 또한 형성하고 광배근이 긴장함으로써 근막에 더 큰 강성을 부여하고, 이를 통해 몸통의 안정성을 높여 불안정성과 조직 손상을 방지할 수 있게 한다.

따라서 흉요근막은 코어를 논할 때 빠질 수 없는 중요한 연결고리이며. 둔근과도 연관이 있는데, 흉요근막은 둔근의 매개로 사용되어 하지의 근력이 몸통 후면으로 원활하게 전달되게 만들어 준다.

또한, 근막은 능동적으로 탄성을 사용해 순간적으로 강력한 힘을 낼 수 있으며, 강성이 있어 수동적인 장력을 활용해 무거운 저항에 대항하는 데 유리하다. 데드리프트를 예로 들자면, 신장성 수축 시 몸통의 굴곡을 저항해 척추 굽힘에서 하중을 버티는 수동적 조직으로서의 도움을 주며 근막이 탄성 에너지를 축적하고 단축성 수축 시 에너지를 방출해 상승을 도와 척추의 손상을 최소로 낮추는 역할을 한다.

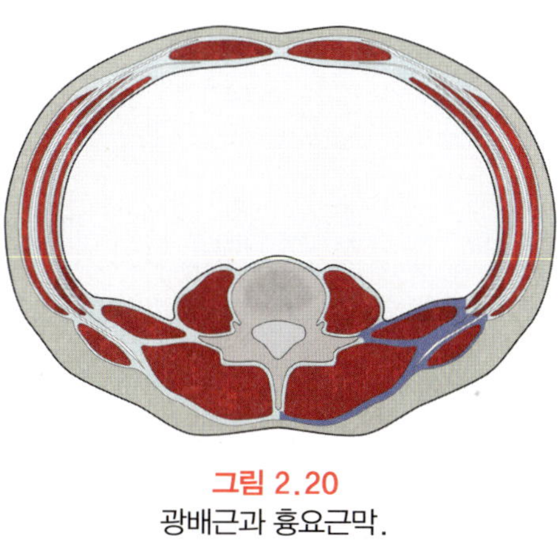

그림 2.20
광배근과 흉요근막.

지렛대

역사적으로 다양한 운동 방식에 따라 지레 원리를 분석하는 것은 많은 논쟁을 불러일으켰고, 데드리프트도 예외는 아니었다. 그림 2.21에서 보듯이, 엉덩이 관절을 주축으로 하면 데드리프트는 1종 지레로 볼 수 있다. 여기서 주의할 점은, 만약 엉덩이가 아니라 등뼈 중 하나를 축으로 삼았다면 다른 결과가 나올 수 있다는 점이다. 그림 2.21을 참고해 데드리프트의 지렛대에 대해 역학적 분석을 해보도록 하겠다.

고관절을 기준으로 지렛대의 역학적 분석을 한다면, 저항/R(바벨)과 힘/P(고관절 신전근) 사이에 축/A(고관절)이 위치하므로 이는 1종 지레로 분류할 수 있다. 그러나 이는 언제까지나 힘점인 고관절 신전근들이 축인 고관절 뒤에 있을 때 참이며, 만일 고관절 굴곡이나 등 구부러짐이 **크게 상승**하게 된다면 둔근과 햄스트링의 부착점이 골반보다 앞에 위치하게 되므로 1종 지레가 아닌 3종 지레로 변하게 된다. 하지만 이러한 예는 아주 극단적이며 현실에서 일어나기란 거의 불가능에 가까우므로 제외하고 1종 지레에 초점을 맞추어 좀 더 깊은 분석을 이어가보도록 하겠다.

1종 지레는 힘팔과 작용점 사이에 받침점이 있어 균형 지레라고도 불린다. 시소로 예를 들어 보겠다. 힘과 저항의 강도가 같다면 움직이지 않는 시소처럼 평형을 유지할 수 있기 때문이다.

이 유형의 지레가 가지는 역학적 이점은 바로 힘점이나 저항의 받침점 사이의 거리, 즉 힘 팔이나 저항 팔의 길이가 증가하면 힘이나 저항은 배로 상승하며 힘/저항 팔의 회전력인 토크가 증가하게 되는 것이다. 다시 말하자면, 이 지레의 장점은 모멘트 암(즉, 수평 거리)이 길어질수록 더 적은 힘으로도 축에 더 큰 토크를 만들어낼 수 있다는 점이다. 문제는 이를 데드리프트에 적용해본다면 바벨이 받침축인 고관절로부터 멀어지면 멀어질수록 외부 하중은 증가하게 된다는 것이다.

그림 2.21을 보면 바벨과 고관절 사이의 거리가 둔근과 고관절 사이의 거리보다 멀다. 이때, 바벨의 모멘트 암이 고관절 신전근의 모멘트 암보다 길어, 고관절 신전근은 보다 많은 힘을 내야만 바벨을 들어 올릴 수 있다. 이게 왜 문제냐면, 바벨이 엉덩이 관절에서 더 긴 '지렛대' 역할을 하게 되어 둔근이 가진 짧은 지렛대로 맞서야 하기 때문이다. 결국, 긴 쪽에 놓인 하중을 움직이려면 짧은 쪽에 위치한 우리의 근육 힘만으로 거리 때문에 배가 된 하중의 힘을 이겨내야 한다는 것이다.

스패너와 볼트의 예시로 간단하게 설명할 수 있는데, 스패너의 손잡이 길이가 길수록 볼트를 돌리기 위해 필요한 힘은 줄어든다. 반대로 스패너의 손잡이 길이가 짧다면 내야 하는 힘은 늘어

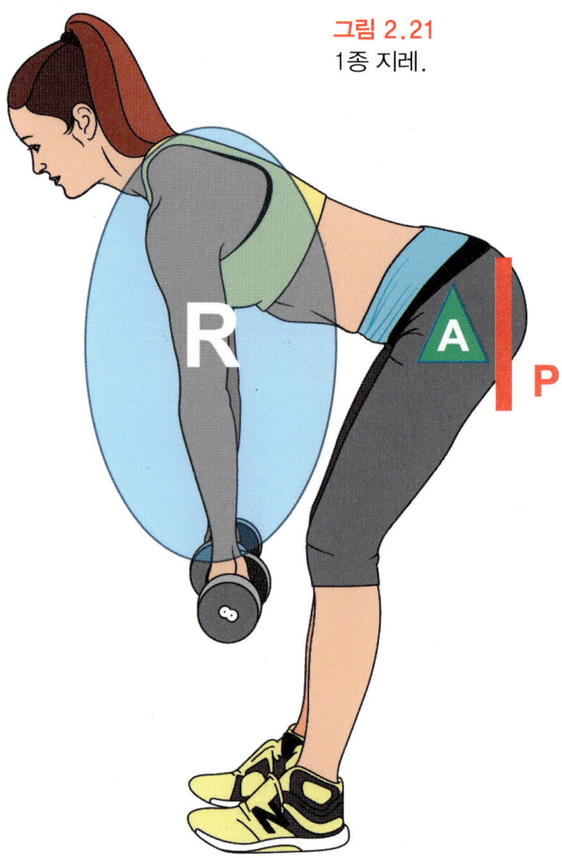

그림 2.21
1종 지레.

난다. 따라서 바벨이 몸에서 멀어지면 멀어질수록 하중은 우리가 원하는 방향의 정반대로 고관절을 회전시키는 힘이 강해지며 고관절 신전근은 불리한 입장에 놓이게 된다. 그리하여 바벨의 저항 팔보다 짧은 고관절 신전근들의 힘팔에 의존해 역학적으로 불리한 싸움을 이겨내야만 바벨을 성공적으로 들어 올릴 수 있게 된다. 이때, 가능한 만큼 바벨을 몸 가까이 붙여서 저항의 모멘트 암을 줄여야만 최대한의 효율로 데드리프트를 성공시킬 수 있다. 이제 지지점(엉덩이)과 저항력(바벨) 사이의 수평 거리가 바로 모멘트 암이라는 게 분명해졌다. 이 거리가 조금이라도 멀어지면 지렛대 효과가 커져 바벨의 저항이 우리에게 불리하게 더 크게 작용한다는 것을, 아마 직관적으로 이미 느꼈을 것이다. 그래서 데드리프트에서 중요한 목표 중 하나는 바벨과 지지점 간의 모멘트 암을 **최대한 줄이는 것**이다.

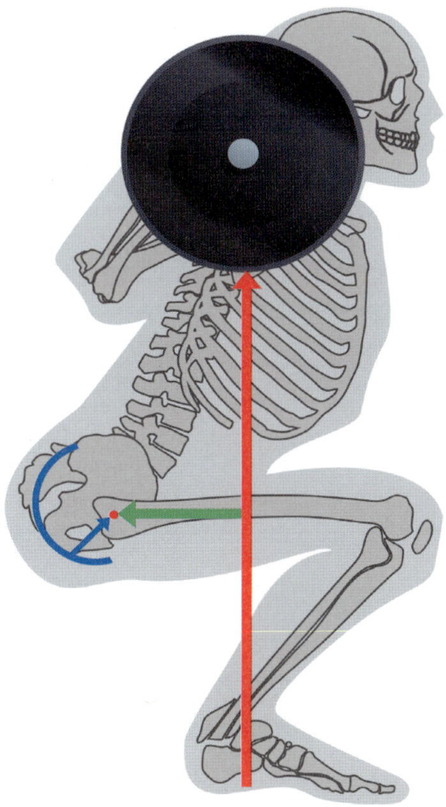

그림 2.22
스쿼트에서도 바벨과 고관절의 거리의 모멘트 암(녹색)이 고관절과 고관절 신전근의 거리의 모멘트 암(파란색)보다 크다.

대부분의 교과서에서는 지렛대를 '이상적인' 90° 위치에서만 분석하는 경우가 많아, 모멘트 암과 지렛대 팔을 혼동하게 만든다. 이 때문에 두 개념을 동일하게 생각하는 경우도 많다. 하지만 이런 제한된 시각으로는 좀 더 복잡한 운동 분석을 할 수 없으므로, 더 전문적인 자료를 참고하는 것이 좋다.

지렛대 팔은 지지점에서 힘이 작용하는 지점까지 직선으로 잇는 가장 짧은 거리다. 이 거리는 반드시 어떤 특정 구조를 따라갈 필요가 없으며, 단단한 막대기일 필요도 없다. 반면, **모멘트 암**은 지지점에서 힘이 작용하는 곳까지의 수평 거리다. 90°에서는 지렛대 팔과 모멘트 암이 동일해져서 이 두 용어를 혼동하여 사용하는 경우가 많다.

보상 작용으로 등을 구부림

등이 구부러지는 것은 바벨의 하중보다 척추의 안정성이 낮아 구조적인 변형이 일어나는 보상 작용으로 볼 수도 있지만, 척추와 바벨의 모멘트 암을 줄이기 위해 의도적으로 척추를 구부리는 기술로 사용할 수도 있다. 이는 라운드 백 데드리프트라고 하며, 숙련자들이 종종 사용하는 기술로써 의도적으로 바벨과 척추 사이의 거리를 줄여 모멘트 암을 적게 만들고, 척추의 구조적 변형을 대가로 인체에 작용하는 힘을 줄일 수 있는 좋은 예시로 들 수 있다.

명심해야 할 것은, 등 구부림이 의도가 분명하고 의식적으로 사용하는 기술인지 혹은 무게에 의해 나타나는 보상 작용인지를 분명하게 구분할 수 있어야 한다는 것이다.

지렛대의 원리를 운동에 적용해보면

하체가 지면에 대해 수직에 가까울수록 바벨과 척추 사이의 거리는 줄어들어 모멘트 암의 감소로 인해 척추에 가해지는 토크의 값은 줄어들게 된다. 반대로, 척추 굴곡 토크는 바벨과 척추의 거리가 증가할수록 커지게 된다. 바벨의 저항은 3가지 굴곡 토크를 만들어 데드리프트를 어렵게 만든다.

- 척추의 굴곡
- 고관절의 굴곡
- 무릎 굴곡

고관절로부터 바벨이 멀어질수록, 저항은 커지기에 바벨을 바닥에서 들어 올릴 때 신전근의 높은 활성도가 요구되지만, 엉덩이가 펴지고 바벨이 락아웃에 가까워질수록 감소하게 된다. 그래서 리프팅이 마무리 단계에 가까워질수록 들어 올리기가 더 쉬워진다.

그림 2.23을 보면 우리가 데드리프트를 할 때 직관적으로 느낄 수 있었던 부분이 이해가 가능하다. 그림 A에서는 바벨이 발의 중간 위에 놓여 있고, 바벨과 엉덩이 사이의 수평 거리가 꽤 크지만, 무게만 적당하다면 큰 문제없이 들어 올릴 수 있다. 반면 그림 B에서는 바벨을 발끝 쪽으로 약간 멀리 두었을 때, 바벨과 엉덩이 사이의 수평 거리가 더 길어지면서 무게가 배로 늘어나고, 리프팅이 훨씬 어려워진다.

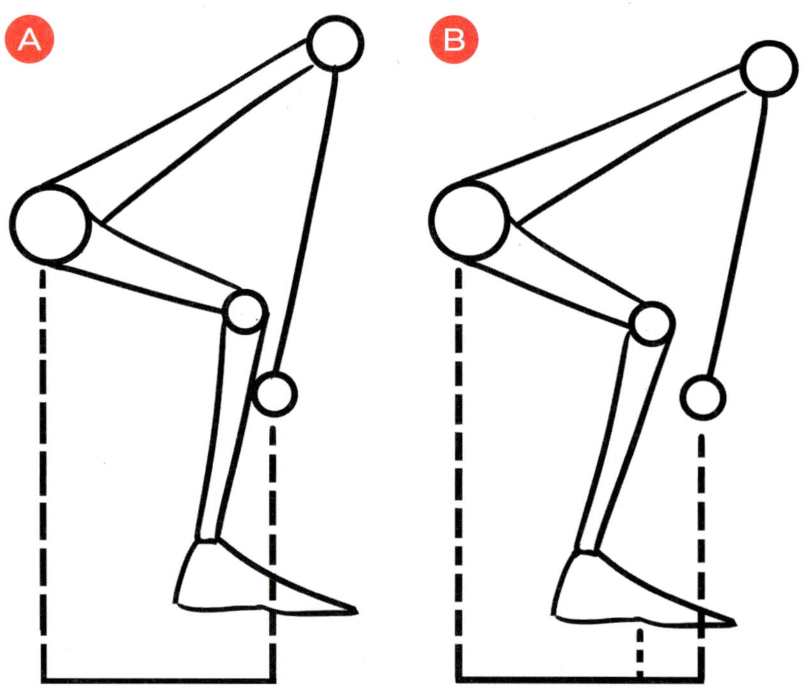

그림 2.23
A는 바벨과 엉덩이 사이의 수평 거리(모멘트 암)가 짧고, B는 바벨이 몸으로부터 멀어 바벨과 엉덩이 사이의 거리도 멀어져 모멘트 암이 길다.

근육의 활성도

다른 운동과 비교하여 데드리프트에서의 근육 그룹의 활성도와 관절 움직임의 차이를 알아보겠다.

- 바벨 데드리프트에서의 대퇴이두근의 활성도는 헥사고널/트랩 바 데드리프트나 힙 쓰러스트보다 높았다. 데드리프트의 종류 중에서도 루마니안 데드리프트에서 대퇴이두근의 가장 높은 활성도가 보고되었다.[11]
- 대퇴이두근은 상승 단계에서 20~40° 사이의 무릎 굴곡 각도에서 활동이 최고조에 달한 후 하강 단계에서 감소한다. 즉, 바벨을 내릴 때(신장성 수축)보다 지면에서 들어 올릴 때(단축성 수축) 더 많이 활성화된다.
- 한 다리 데드리프트의 경우, 무릎의 각도에 따라 햄스트링 근육의 활동이 증가한다. 무릎이 신전될수록, 햄스트링은 길이가 늘어나며 장력이 증가해 신장성 수축으로 더욱 참여하게 되며, 이때 둔근 또한 큰 활성도를 보인다.
- 데드리프트를 할 때 대둔근의 활성도가 높은 것은 사실이나, 스모 데드리프트나 컨벤셔널 데드리프트 두 가지 스타일의 데드리프트보다 힙 쓰러스트의 대둔근 활성도가 높다고 보고되었다.[10]
- 반면에 컨벤셔널 데드리프트는 스모 데드리프트와 비교해 척추 기립근의 활성도가 약 2배 정도 높은 것으로 나타났다. 따라서 스모 데드리프트는 컨벤셔널 데드리프트에 비해 척추에 부담이 덜한 운동이라고 볼 수 있다.
- 비복근은 다리를 벌린 자세보다 다리가 서로 가깝게 모인 자세에서 많게는 21%나 더 높은 활성도를 나타낸다. 따라서 비복근은 스모 데드리프트보다는 컨벤셔널 데드리프트에서 그 역할이 더욱 두드러진다.
- 컨벤셔널 데드리프트의 상승 단계에서는 종아리 내측의 활성도가 유의미하게 크며 이는 발목의 배측 굴곡으로 인한 것으로 보인다.[9]
- 스모 데드리프트의 특징인 고관절의 외회전과 무릎 굽힘은 내전근의 길이와 장력을 늘리게 된다. 결과로, 발을 어깨너비의 40% 이상으로 넓게 벌리거나, 엉덩이 너비의 2배 이상 벌렸을 때 내전근과 대둔근의 활성도가 높았다.[25]

내부 압력과 호흡

외부의 힘(바벨의 무게와 바벨과 척추 사이의 거리를 곱한 값)에 대항해 몸통의 구조 정렬을 유지하지 위한 전략으로 우리는 몸통의 근육뿐만 아니라 몸통 내에서 생성되는 내부 압력 또한 사용해야만 한다.

몸통의 근육들, 즉 코어는 외부 코어와 내부 코어로 나눌 수 있다. 이는 해부학적 분류가 아닌 기능적 분류이므로 고전적인 해부학 용어에 익숙하다면 다소 생소할 수 있는 개념이지만 코어에 대한 보다 깊은 이해를 위해 사용하였다.

- '외부' 코어: 몸통의 가장 표층에 있는 근육들인 복직근, 외복사근, 내복사근과 후방 근육들인 장골근, 장요근, 요방형근, 광배근으로 구성된다.
- '내부' 코어: 횡경막, 골반기저근, 성문, 목 근육 등 흉강 및 복강 내압을 생성하고 인체 깊숙이 있는 근육들로 구성된다.
- '연결하는' 코어: 둔근과 요근과 같이 코어 근육들을 다른 신체 부위와 연결하는 매개체의 역할을 하는 구조물들을 의미한다.
- 인공 코어: 리프팅 벨트, 꽉 끼는 옷들과 같이 몸통의 단단함을 유지하기 위한 목적으로 착용하는 모든 장비들을 의미한다.

다시 한 번 강조하지만, 코어 근육을 이와 같이 분류한 것은 단순히 이해를 돕기 위한 것이며, 다른 전문가들과 견해가 다를 수 있으니 참고용으로만 생각했으면 좋겠다.

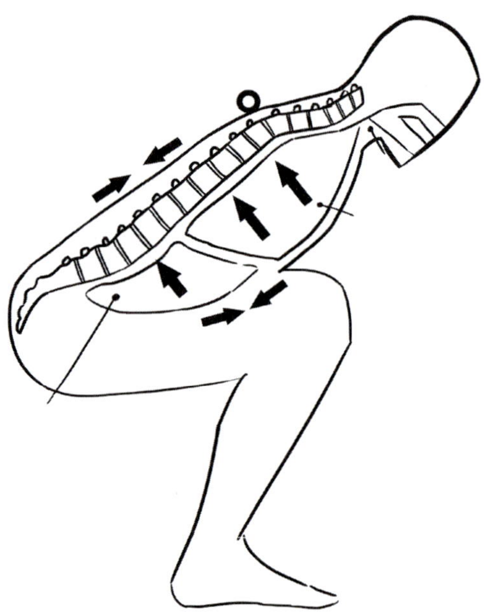

그림 2.24
몸통의 벽들을 '폐쇄'해 내부 압력을 증가시키는 과정이다.

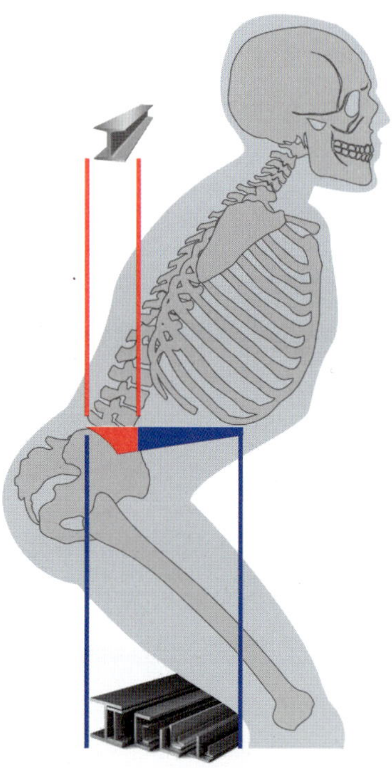

그림 2.25
빨간색은 내부 압력을 사용하지 않았을 때의 적은 안정성을 단일 철근으로 표현하였고, 파란색은 증가된 안정성을 다수의 철근으로 표현하였다.

코어를 구성하는 요소들을 분류했으니 이제 내부 압력을 보다 명확하게 설명하겠다. 우리는 내부 압력이 높을수록 몸통이 더욱 안정화된다고 정의한다.

내부 압력이 증가하면 몸통이 단단해질 뿐만 아니라 척추의 구부러짐이 줄어 바벨과 척추 사이의 거리 즉 모멘트 암은 길어지지 않으며 기차의 칸과 칸을 연결하듯 몸통 전체를 힘의 누수가 없이 하나로 통합한다. 따라서 하지에서 생성된 힘을 에너지 손실 없이 몸통을 통해 상지로 전달할 수 있다.

그렇다면 이러한 압력은 무엇이며, 어떻게 만들어질까? 몸통에서 우리는 복강과 흉강이라는 두 개의 큰 구멍을 찾아볼 수 있는데 복강 내에는 내장들이 위치하며 흉강 내에는 폐와 심장이 들어 있으며 둘은 횡격막으로 분리되어 있다.

우리가 발살바 메뉴버라고 부르는 숨을 크게 들이마시고 참는 호흡법을 사용하게 되면 앞뒤, 양옆, 위쪽(횡격막이 내려오면서)과 아래쪽(골반 바닥 활성화)으로 형성된 몸통 사면이 수축하여 공기를 가두고 풍선처럼 몸 안의 공기 즉, 압력이 세어 나가지 않게 압축하는 것이다. 이로써 몸통 내부의 압력은 증가하고 이로 인해 몸통의 강성은 증가하게 되는 것이다.

발살바 메뉴버는 내부 압력을 증가시키는데, 이를 '수압-공기압'이라 부른다.

- **공기압:** 흉강에 있는 공기가 압박되면서 발생하는 공기압
- **수압:** 복강에 있는 액체가 압박되면서 발생하는 압박력

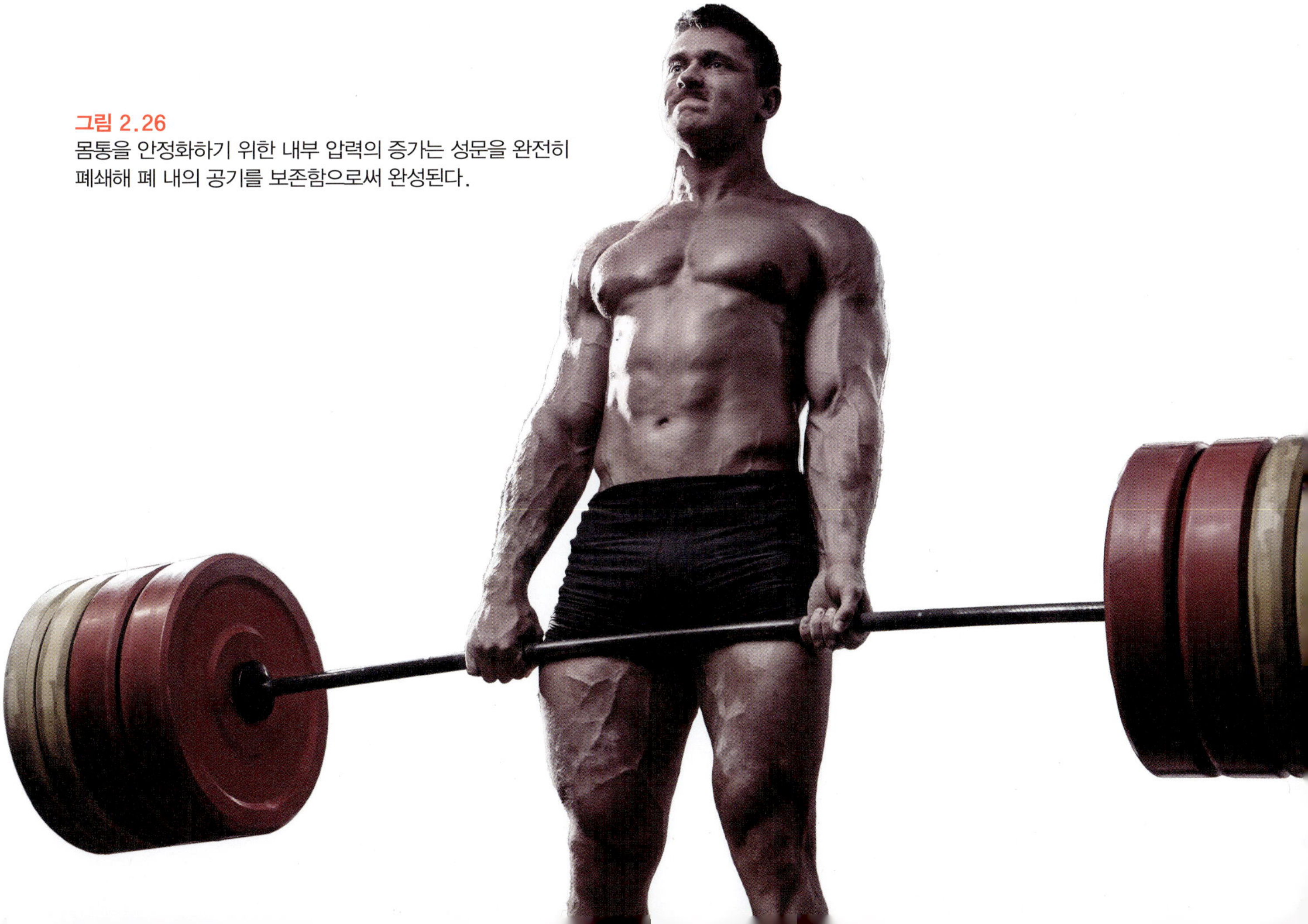

그림 2.26
몸통을 안정화하기 위한 내부 압력의 증가는 성문을 완전히 폐쇄해 폐 내의 공기를 보존함으로써 완성된다.

이와 같은 장점들이 있음에도 불구하고 내부 압력을 강하게 유지하기 위한 호흡법을 피해야만 하는 경우 또한 존재한다. 강한 내부 압력은 심장으로의 정맥 환류를 저해하게 되어 심혈관계의 기저 질환이 있다면 피해야만 한다.

그러나 이러한 압력이 훈련 경험이 없거나 병리적 상태를 가진 사람에게 미칠 수 있는 부정적인 영향 또한 고려해야 한다.

발살바 메뉴버의 장점들

- 추간판 압박 감소: 하중을 척추에서 몸통 전체로 분산시킨다.
- 원통형 지지대 생성: 내부 압력과 코어의 활성화로 인해 몸통이 구부러지거나 구조의 변형이 적은 단단한 원통처럼 만들어준다.
- 척추에 가해지는 힘 완충: 부하를 몸 전체로 분산시켜 척추의 손상률을 낮춘다.
- 더 많은 무게를 들어 올리기 용이: 강한 척추의 안정화와 상지와 하지의 단단한 연결고리를 형성해 원활한 힘의 전달을 만들어 근력의 출력을 높인다.
- 복강과 흉강의 압력 증가: 몸통을 강한 기둥과 같이 만들어 낚싯대처럼 휘지 않게 만들어준다.

발살바 메뉴버의 단점들

- 뇌혈관 고혈압: 머리, 즉 뇌로 연결되는 혈관의 압력 증가.
- 정맥 회귀 감소: 압력이 증가하고 강한 압력을 유지하면 정맥이 압박되고 정맥 순환이 감소되어 심장으로의 혈액 복귀가 줄어든다.
- 골반기저 부위의 압력 증가: 골반기저 부위 조직은 복강 내압을 생성하는 4가지 몸통 벽 중 하나로, 복강의 강한 압력에 대항해 장기들이 아래로 쏟아지지 않게 하는 핵심적인 역할을 한다.

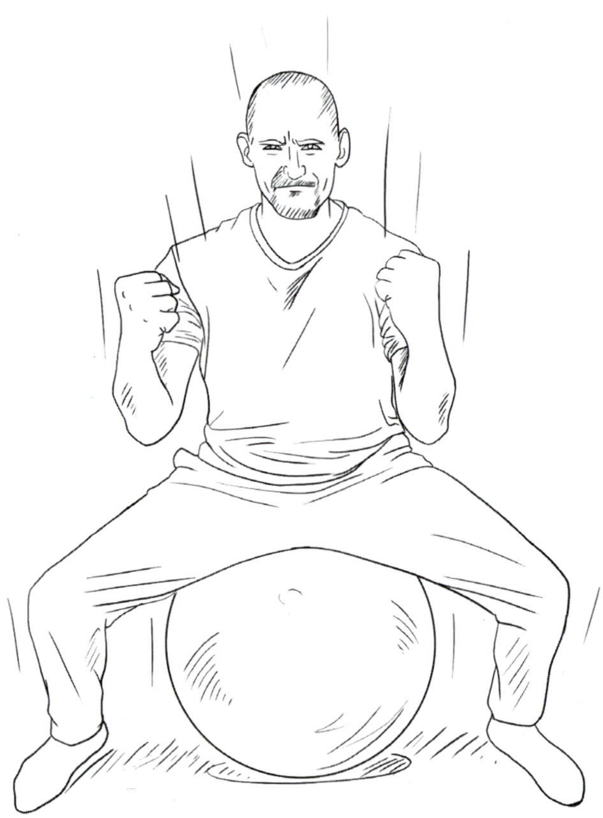

골반 기저 부위가 견디지 못하는 강한 압력은 골반기저벽에 스트레스를 가해 탈장과 같은 손상을 유발할 수 있다.

그림 2.27
내부 압력이 증가하면 공기로 가득 채워진 공과 같이 안정성이 형성된다. 안정성이 확보되면 강한 지지력을 만들어낼 수 있다는 것을 뜻한다.

물론, 이 모든 시나리오는 물체의 무게, 하중을 견디는 총 시간, 대상자의 현재 몸 상태에 따라서 달라질 수 있다. 그럼에도 불구하고, 분명한 사실은 고혈압, 동맥류(동맥벽이 비정상적으로 넓어지거나 부풀어 올라 파열로 진행될 수 있는 질환)의 요인 또는 병력이 있거나 내부 압력으로 인해 발병될 수 있는 건강 문제가 있을 경우 극도의 주의를 기울여야 하며, 이러한 동작을 수행하지 않거나 전문가의 감독하에서만 수행해야 한다는 것이다.

진화론적인 관점에서 볼 때, 인체는 숨을 참는 호흡법을 적극 사용해 무거운 무게를 들어 올리도록 설계되었으며 이러한 방식에 어느 정도 적응해 온 듯하다. 사실 이 메커니즘을 사용하지 않고, 고중량을 들어 올리려고 한다면 신체 구조에 무리가 가해져 척추 부상이 발생할 가능성이 높아진다. 실제로, 지난 약 2세기 동안 체육관에서 발생한 뇌졸중의 빈도보다 척추 부상의 수가 상대적으로 높은 것으로 보아, 적어도 체육활동을 하는 데 있어 무리가 없는 사람이라면 운동을 할 때 발살바 호흡법에 대한 정확한 이해는 상당히 중요하다고 볼 수 있겠다.[14]

'저항 운동, 발살바 호흡법 및 뇌혈관 경벽압 Resistance Exercise, the Valsalva Maneuver, and Cerebrovascular Transmural Pressure'[13]이란 연구에서는 내부 압력을 증가시키는 호흡법이 두개골 내부 혈관 손상의 주원인이 아닌 이유에 대하여 설명한다. 이 연구는 맥길, 리피토, 호식의 책과 같이 저명한 리프팅 관련 서적에서 코어근육과 호흡에 관련해 설명할 때 다루고 있는 내용이기도 한다.

이를 최대한 쉽게 설명하자면, 뇌동맥 혈관의 압력이 증가하면 뇌척수액(LCR)이 들어 있는 주변 공간의 압력 또한 증가한다. 따라서 발살바 호흡법을 사용해 몸통의 압력이 높아지면 동맥의 압력도 높아지지만, 척추의 척수를 둘러싸고 있는 뇌척수액의 압력도 함께 높아진다. 뇌척수액은 중추 신경계를 통해 연결되어 뇌의 벽까지 도달해 두개골 안의 경막하 공간부터 뇌실계까지 압력을 전달함으로써 머리에 전달된 동맥의 압력과 뇌내압의 차이를 극복해 압력차를 제거하고 압력으로 인한 손상을 상쇄할 수 있다. 쉬운 비유로, 호스나 파이프를 뚫고 나오려는 강한 내부의 압력을 주변 압력(뇌척수액)의 강한 외부 압력으로 인해 압력차가 생기지 않아 압력은 상쇄되는 것으로 이해할 수 있다.

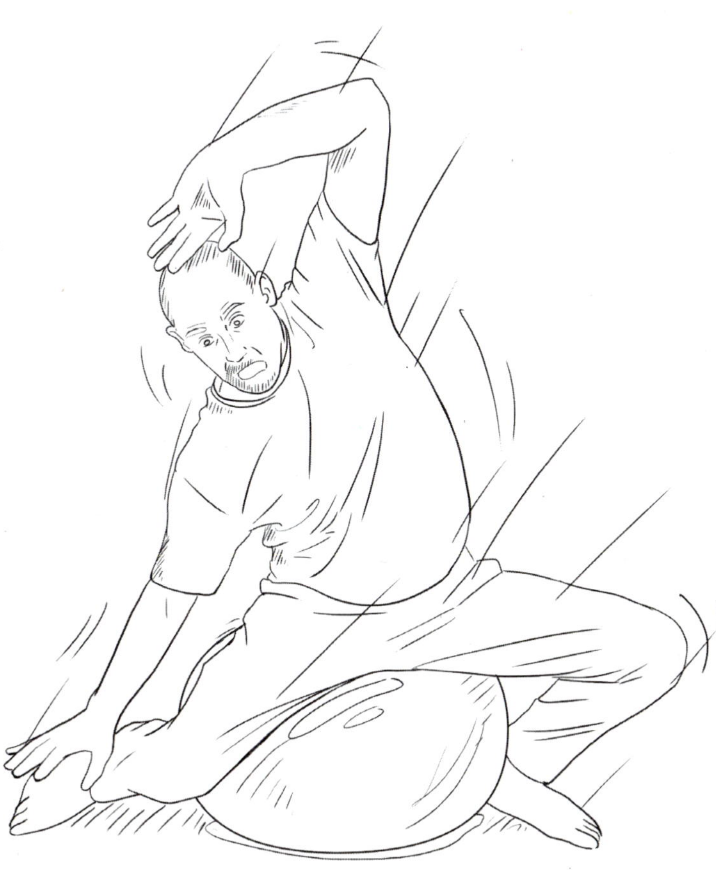

그림 2.28
공의 내부 압력이 감소하면 안정성이 감소한다. 공은 인체 내부의 압력을 나타낸다.

따라서 증가된 혈압은 뇌척수액의 압력으로 **완화**된다. 흥미롭게도, 해당 연구에서 발살바 호흡법을 사용해 근력 운동을 수행한 대상자들의 동맥벽 압력이 발살바 호흡법을 사용하지 않고 운동을 한 대조군들의 동맥벽 압력보다 낮았다는 결과도 있다.[13]

이 메커니즘의 원리는 고도에서 강한 중력 가속도인 G-포스를 받는 조종사들이 혈류를 유지하고 뇌에 충분한 혈액을 공급해 기절하지 않도록 하는 데 사용된다.

어떻게 호흡해야 할까?

운동할 때마다 자주 나오는 질문이 바로 "어떻게 호흡해야 하나요?"이다. **하나의 호흡법**이 모든 운동에 통용되지는 않으며, 설령 각 운동마다 사용하는 호흡법이 달라야 한다고 하면 그 방법을 숙달하는 과정과 시간은 꽤나 지루하고 비실용적일 것이다.

이러한 불상사를 막기 위해, 운동 시 호흡법은 다루는 중량에 따라 결정되는 것으로 생각하면 된다. 당연하게도 종이 한 장을 땅에서 들어 올리는 것과 500kg을 들어 올릴 때의 운동 강도는 하늘과 땅 차이일 것이다. 그러므로 가벼운 중량을 다룰 때보다 무거운 중량을 다룰 때 코어 근육의 활성화에 대한 의존도는 높아지기 마련이며 호흡법 또한 운동 중량에 따라 달라질 것이다.

복압을 일정하게 유지할 수 있다면 호흡법은 크게 중요하지 않겠지만, 운동 강도가 최대치에 가까워질수록 복압뿐만 아니라 흉압까지도 사용해 인체 내부 압력을 최대한으로 올리는 호흡법을 사용해야 할 것이다.

대부분의 운동에서 사용할 수 있는 호흡 전략을 요약하자면 편심 단계(신장성 수축)에서 호흡을 참고 동심 단계(단축성 수축)가 끝날 때 호흡을 뱉는 것이다.

이때, 반복 횟수가 주요한 변수로 작용한다. 한 번만 할 때는 한 호흡에 세트를 마무리할 수 있어 호흡이 큰 문제가 되지 않겠지만 5회를 넘어가면서 내부 압력을 유지하면서 체내 산소를 효율적으로 공급하기 어려워지므로 2~3회 반복할 때마다 잠깐 멈추거나 반복 속도를 낮춰 체내 압력을 잃지 않은 상태를 유지하면서 호흡을 채우는 것이 도움이 될 수 있다.

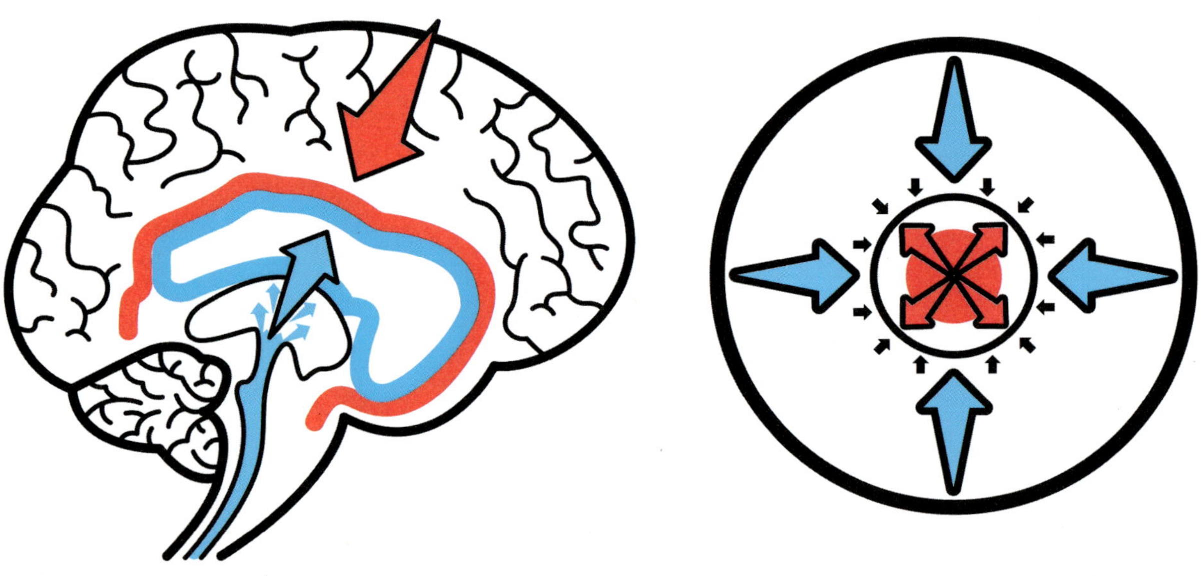

그림 2.29
빨간색은 동맥 순환과 압력이며, 하늘색은 뇌척수액이 동맥의 압력을 상쇄하는 과정.

자세와 기능

각 운동마다 '올바른' 수행 방법이 제시되지만, 몸의 위치와 각도에 따라서 약간씩 다를 수 있고, 또 그래야만 한다는 점을 이해해야만 한다. 이러한 개별성은 대상자의 신체 형태에 따라 크게 좌우되는데, 따라서 우리는 체형과 비율이 운동의 수행되는 방식을 정의한다고 말할 수 있다. 예를 들어, 몸통과 팔 다리의 길이에 따라 특정 운동에 대한 자세나 도구의 조정이 필요할 수 있다. 그리하여 동일한 운동이더라도 사람마다 수행 방법이 달라질 수 있는 것이다.

인체의 구조는 스쿼트나 데드리프트의 준비 자세와 수행 방법에 깊은 영향을 끼친다. 그림에서 빨간색으로 그려진 사람은 상체가 짧으며 이 사람은 균형을 잃지 않고 깊게 앉기 위해서는 상체 각을 더욱 기울여야만 한다. 이는 좋거나 나쁜 것이 아니라, 특정 상황에서 유리하거나 불리할 수 있는 특징일 뿐이다. 상체가 앞으로 기울수록 광배근을 사용하기 불리해지지만, 엉덩이 근육과 후면사슬의 근육들을 보다 많이 활용할 수 있다.

녹색으로 그려진 사람은 짧은 하지와 긴 몸통을 가지고 있어 균형 잡힌 포지션을 잡기 위해 상체의 각을 많이 기울일 필요가 없다. 이 자세에서 광배근의 견인력은 상승해 힘을 내기 유리해지지만, 엉덩이 근육을 사용하기 불리해지며 후방사슬의 출력을 최대치로 끌어올리기 어렵다.

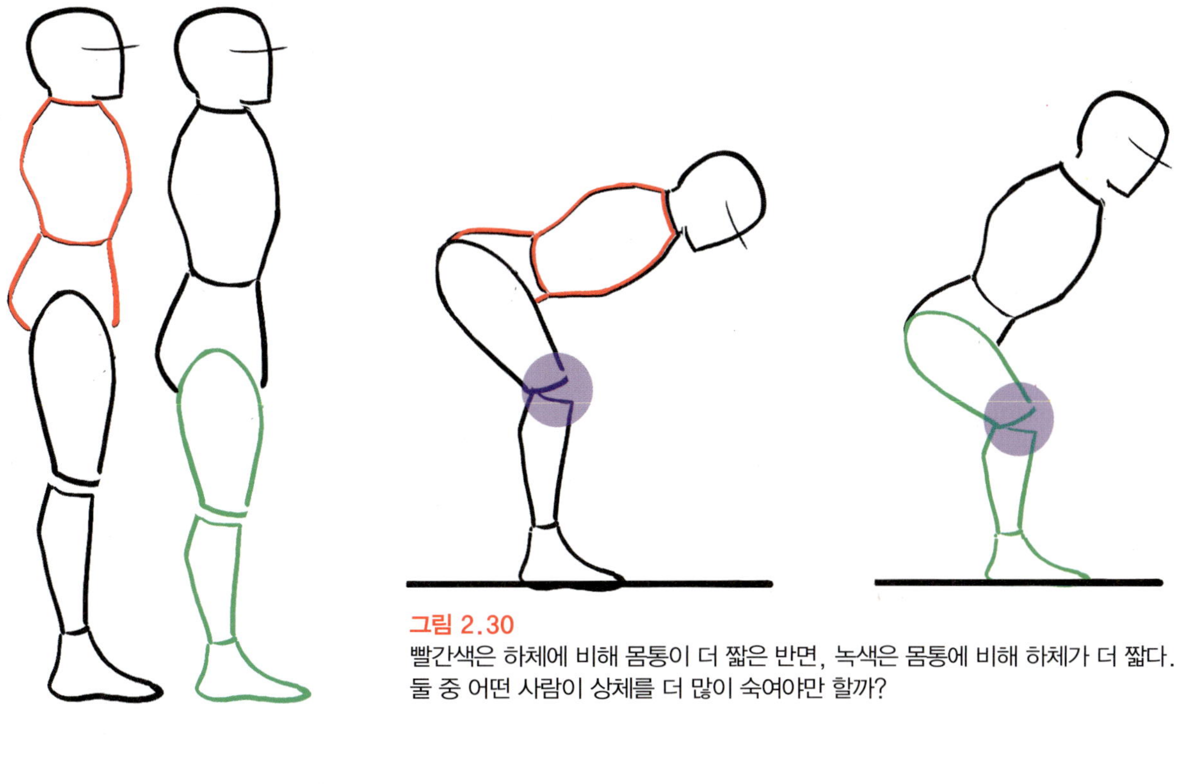

그림 2.30
빨간색은 하체에 비해 몸통이 더 짧은 반면, 녹색은 몸통에 비해 하체가 더 짧다. 둘 중 어떤 사람이 상체를 더 많이 숙여야만 할까?

훈련자의 보폭과 발끝 각도는 대퇴골의 골간과 대퇴 경부의 각도인 전경과 후경, 대퇴골몸통과 대퇴골두와 경부의 상대적인 비틀림인 전념, 후념에 의해 영향을 받게 된다. 예를 들면, 스모 데드리프트가 편한 사람이 있고, 그렇지 못한 사람이 있는데 이를 단순히 기술에 대한 숙련도의 부족으로 치부할 것이 아니라 구조적인 요소를 이해한다면 보다 넓은 시각으로 트레이닝을 바라볼 수 있을 것이다. 또한, 모든 변형 동작이 누구에게나 적합한 것은 아니라는 점 또한 분명히 알아야만 한다.

어깨의 경우, 광배근과 상완골의 각도를 90°를 기준으로 설정하면 엉덩이 높이를 최적으로 만들 수 있다. **90°보다 작거나 큰 각도**는 관절의 회전 토크에 기여하지 않는 압축 또는 장력으로 낭비되기 때문이다. 다시 말해, 90°가 형성될 때 광배근의 견인력이 최고가 되므로 90°가 될 수 있도록 셋업 시 각별히 더 신경을 써야만 한다.

최적의 견인력을 위한 각도는 90°

무게를 들기 전 준비 시 가장 적합한 자세는 몸의 모양뿐만 아니라 엉덩이와 어깨가 위치하는 각도에 따라 달라진다. 상대적으로 고관절이 굽힘되어 있는 자세에서는 고관절에 대해 광배근의 각도가 90° 이하로 낮아지는 효과를 만들며 이로 인해 당기는 '견인력'을 감소시킨다. 그 이유는 견인력이 최고로 높은 90°에서 벗어나게 되어서 그렇다. 다시 말해, 무릎각의 감소는 고관절 굴곡의 증가함을 의미하며, 어깨가 최적의 위치에 놓이지 못함을 시사한다.

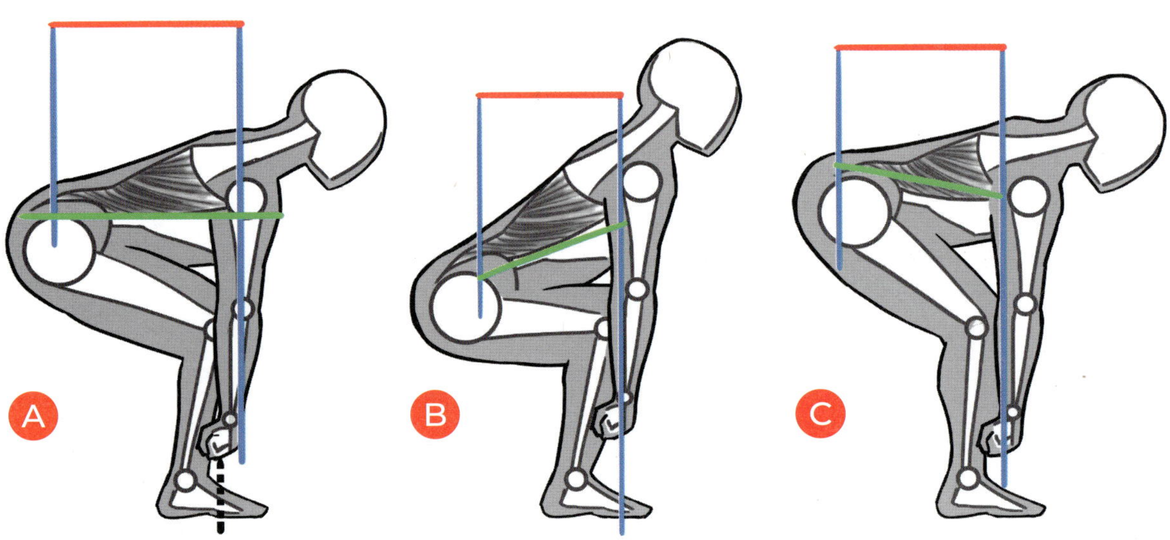

그림 2.31
A와 같이 고관절 굴곡이 큰 자세에서는 엉덩이 쪽 모멘트 암이 길지만, 광배근과 상완골 사이의 각도가 70~90° 정도로 형성된다(초록색과 파란색 선이 교차하는 지점). B에서는 고관절 굴곡이 적고 무릎 굽힘을 더한 상태로, 고관절과 바벨 사이의 모멘트 암은 작지만(빨간색 선), 광배근과 상완골에서는 약 50°에서 60°의 각도로 줄어든다. C에서는 무릎 굴곡이 적고 고관절 굴곡이 큰 자세로, 바벨과 고관절의 모멘트 암이 A보다는 짧고, B보다는 길어 중간 정도 길이를 갖게 되지만 광배근과 상완골은 약 105°를 생성하게 된다. A에 가까운 데드리프트 준비 자세가 최적의 효율을 낼 수 있을 것이다. (그림은 마크 리피토의 저서에서 발췌)

발의 위치

발의 위치가 운동 수행 능력에 어떤 영향을 미칠 수 있는지에 대해 이야기할 때는, 사실 고관절의 위치를 말하는 것이며 고관절의 위치가 발을 통해 시각적으로 표현되는 것으로 이해해야 한다.

- 발을 더 '넓게 벌리거나', '바깥쪽으로 여는 것'은 해부학적으로 보았을 때, 고관절의 외전이다.
- 발을 더 '가깝게 모으는 것'은 고관절의 상대적인 내전으로 인한 결과이다.
- 발끝/발가락을 '바깥으로 돌리는 것'은 고관절의 외회전이다.
- 발끝/발가락을 '안으로 돌리는 것'은 고관절의 내회전으로 볼 수 있다.

따라서 발끝이 안쪽을 향하고 있다면 고관절의 내회전, 바깥쪽을 향하고 있다면 고관절 외회전으로 볼 수 있다. 반대로, 고관절이 내회전되어 있다면 발끝은 안쪽, 고관절이 외회전되었다면 발끝은 바깥쪽을 향하고 있을 것이다.

이와 같이, 말은 다르지만 같은 뜻을 가지고 있으므로 원리를 이해한다면 헷갈리지 않고 이해할 수 있으며 용어들을 더욱 자유롭게 사용할 수 있다.

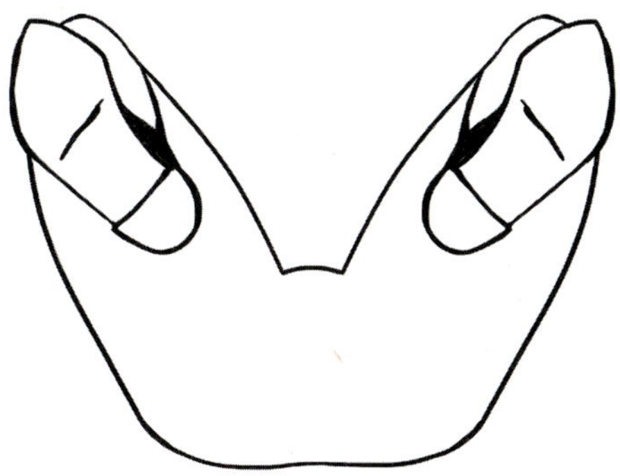

그림 2.32
골반 너비의 보폭에서 발을 골반 너비로 벌리고 바깥쪽으로 열기(고관절의 외전과 외회전).

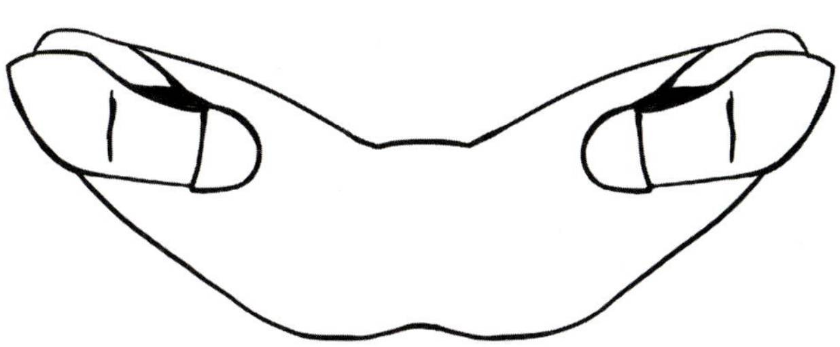

그림 2.33
보폭이 넓고 '열린' 자세(눈에 띄게 큰 외전, 외회전 각도).

그렇다면 올바른 발의 위치는 과연 어디일까?

사실, 모든 사람의 체형이 다르기 때문에 이 질문에 대한 답을 하나만으로 제한할 수는 없으므로 정확하게 답하기는 어렵다. 그러나 대부분의 사람들이 0°에서 30° 사이가 최적의 범위라는 데는 의견이 일치한다. 그러므로 이 구간 내에서 시행착오를 겪어보는 것 또한 좋은 방법이다. 결국 올바른 자세란 그 사람에게 가장 편안하면서도 다른 보상작용이 나타나지 않고 통증이나 불편감을 유발하지 않으며 운동의 기본 자세와 형태에서 크게 벗어나지 않는 자세다.

앞서 설명했던 것처럼, 발을 더 멀리 벌린 자세는 지면에서 락아웃 포지션까지의 수직거리를 단축시킨다. 따라서 다른 신체 부위에 비해 상대적으로 대퇴골이 긴 리프터에게 넓은 보폭을 선택하는 것은 적합한 선택이 될 수 있다.

그림 2.34에서는 발을 더 넓게 벌릴 때 바벨이 이동하는 궤적(발의 중앙)과 척추 사이의 모멘트 암(MA)이 줄어드는 것을 볼 수 있다. 반대로, 발을 좁게 모을 때는 바벨과 척추의 모멘트 암이 상대적으로 늘어나는 것을 확인할 수 있다.

또한, 고관절의 위치는 근육의 활성도에도 영향을 미친다. 굴곡과 외전이 증가할수록 내전근의 활성도는 올라간다. 본래 해부학적 자세에서 내전근의 역할은 고관절을 굴곡시키지만, 고관절이 굴곡된 자세에서의 내전근은 기능을 바꾸어 강력한 고관절 신전근으로 작용하기 때문이다.

발 간격을 결정할 때는 무엇이 '옳고 그르냐'가 아니라, 우리 몸과 목표에 가장 적합한 간격을 찾는 것이 중요하다. 이는 결국, 다음과 같은 의견이 갈리는 중요한 질문으로 이어진다.

> "그렇다면 나에게는 컨벤셔널과 스모 데드리프트 중 어떤 것이 더 적합한가?"

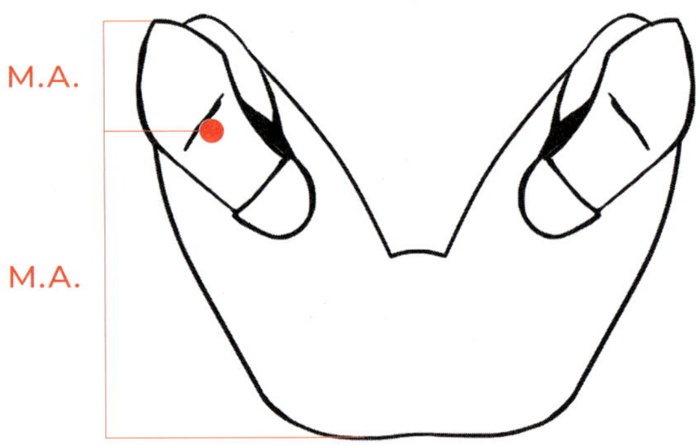

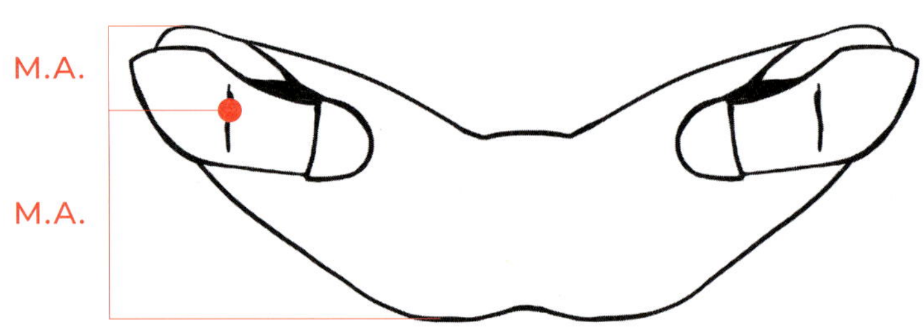

그림 2.34
(위) 보폭이 좁은 자세는 발 중간에서 척추까지의 더 큰 모멘트 암(MA)을 만드는 반면, (아래) 보폭이 넓은 자세는 척추와 하중 사이의 거리를 단축시켜 모멘트 암이 상대적으로 짧다.

컨벤셔널 vs 스모 데드리프트

스모나 컨벤셔널 스타일 중 우열을 가리는 소모적인 논쟁에 빠지지 않기 위해 두 스타일의 차이점과 유사점에 대한 간단한 분석을 해볼 필요가 있다.

눈에 띄는 주요 차이로는 스모 데드리프트는 보폭을 넓게 세팅해 팔을 허벅지 '안쪽'에 위치하며, 엉덩이는 외전 및 외회전(발은 넓게, 발끝은 바깥을 향함)되고 상체는 바닥에 대해 더욱 수직을 유지할 수 있다.

스모 데드리프트 수행 단계

1. 발을 벌리고 고관절을 '열어'(외전+외회전) 발 중앙 그리고 정강이뼈 가까이 놓인 바벨을 잡는다.
2. 무릎, 엉덩이, 발목의 삼중 신전을 활용하여 바벨을 락아웃 포지션까지 들어 올린다. 이때, 척추의 만곡은 최대한 변하지 않도록 유지한다.
3. 그립은 오버그립(전완 회내, 손바닥이 뒤를 향함) 혹은 얼터네이트 그립(한쪽 전완은 회내, 반대쪽은 회외. 서로 맞물리는 그립) 중 하나를 선택하여 사용한다.

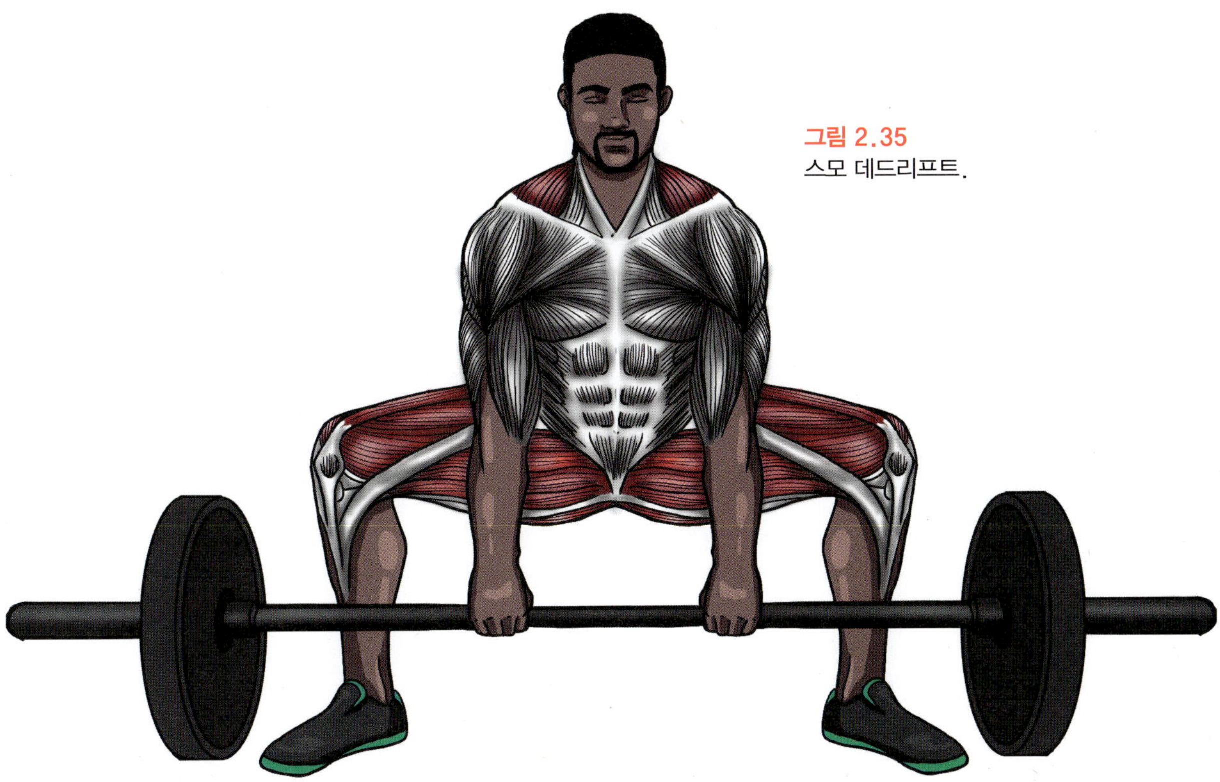

그림 2.35
스모 데드리프트.

사용되는 근육들

- 대퇴사두근
- 둔근과 햄스트링.
- 대내전근
- 장내전근, 단내전근, 박근
- 전경골근

움직임의 면

- 시상면: 고관절과 무릎의 굴곡과 신전
- 관상면: 고관절의 외전과 내전

차이점

내측 햄스트링(반막양근 및 반건양근), 외측 햄스트링(대퇴 이두근)과 대둔근의 고관절 신전 시 두 가지 데드리프트 스타일에 따른 근육 활성도의 유의미한 차이는 없었다.[12]

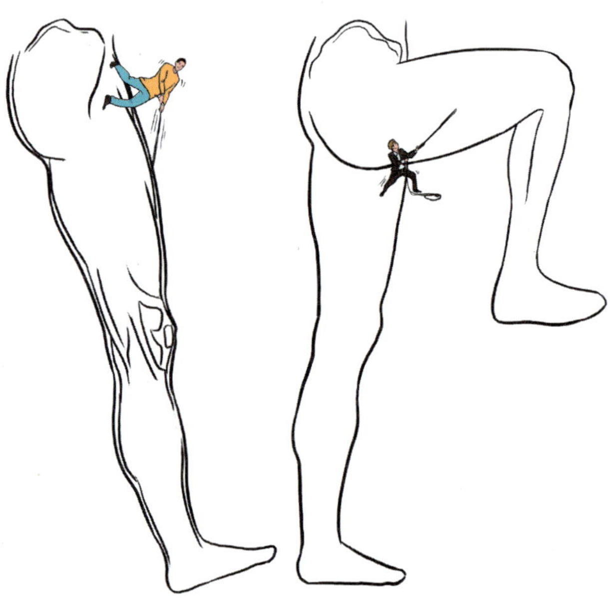

그림 2.36
해부학적 자세(왼)에서는 내전근이 허벅지 위, 앞에 위치해 고관절 굴곡을 하지만 고관절이 굴곡되면 허벅지 아래와 뒤로 위치가 변경되어 고관절 신전을 만든다.

질량 중심(바벨)이 관절의 축보다 뒤쪽에 위치하기 때문에 더 큰 신전 모멘트 암이 필요하며, 이는 대퇴사두근이 컨벤셔널보다 스모 데드리프트에서 더욱 활성도가 높을 수 있음을 의미한다. 따라서 외측광근과 내측광근을 보다 효과적으로 운동할 수 있는 스타일은 스모 데드리프트이다.[12]

근전도(EMG) 연구에 따르면 컨벤셔널 데드리프트는 저측 굴곡근들(가자미근과 비복근)의 활성도가 더 큰 반면 스모 데드리프트는 배측 굴곡근(전경골근)의 활성도가 높았다. 따라서 컨벤셔널 데드리프트에서의 발목 움직임은 저측 굴곡 의존도가 높으며, 반대로 스모 데드리프트에서는 배측 굴곡 의존도가 높다고 볼 수 있다. 이는 몸이 더 뒤쪽에 위치하면서 발목을 펴려는 움직임을 유도하기 때문일 수 있다.[12]

스모 데드리프트가 가진 이점 중 하나는 수행 시 몸통을 더 곧게 세우고 이를 통해 요추 말단에 가해지는 토크를 줄일 수 있다는 점이다. 이는 해당 부위에 질환이 있는 리프터들에게 적합할 수 있다.[11]

발을 넓게 벌리는 자세는 앞서 언급했던 것처럼 바벨이 락아웃 포지션까지 도달하는 거리를 단축한다. 이때 다리가 마치 짧아지는 듯한 효과를 낼 수 있게 되며 다른 신체 부위에 비해 대퇴골이 상대적으로 긴 체형을 가진 리프터들에게 이점으로 작용할 수 있다.

왜냐하면, 대퇴골이 길다는 것은 바벨과 관절의 거리가 멀다는 것을 뜻하는데, 이때 발을 넓게 벌려서 바벨을 몸에 가까이 붙이는 전략을 사용하면 시상면에서의 수평 움직임을 줄이고 수직 움직임으로 전환시키기에 유리하기 때문이다.

고관절의 외회전 및 외전은 고관절 회전근들의 활성도를 높이고, 내전근 그룹을 신장시킨다. 그림 2.35의 자세처럼 몸을 낮추고(고관절 굴곡), 다리를 넓게 벌릴 때 내전근의 기능은 고관절 신전으로 변환되어 바벨을 들어 올리기 용이하게 작용한다.

일부 연구에 따르면, 상체가 긴 리프터들에게는 스모 데드리프트가 역학적으로 유리한 반면, 상체가 짧은 리프터들에게는 컨벤셔널 데드리프트가 적합하다고 한다.[7]

스모 데드리프트와 관련해 많은 견해들이 있지만(근육 발달 운동으로써의 적합성, 컨벤셔널과 비교해 상대적으로 중량을 들기 용이해 속임수/치팅이라는 오명 등) 그들 중 가장 흥미로운 것은 바로 근육의 동작 반전 작용일 것이다.

동작 반전 작용이란?

동작 반전 작용은 어깨관절과 고관절에서 가장 흔하게 나타나는 현상으로써 관절의 위치가 변경되면 근육의 기능도 따라서 변환되는 것을 의미한다. 예를 들어 근육의 기능은 해부학적 자세에서 관절 전면에 위치했을 때와 해부학적 자세가 아닌 다른 자세에서 관절 후면으로 상대적인 위치가 변화했을 때 그 기능이 달라질 수 있다. 일반적으로 우리는 해부학적 자세에서 근육의 기능을 배우지만, 만약 다른 자세에서의 움직임을 평가한다면 어떻게 될까? 그러므로 모든 근육을 해부학적 자세를 기준으로만 기능의 정의를 하는 것은 제한점이 명확할 수밖에 없다.

예를 들어 중둔근은 주로 고관절의 외전을 담당하는 외전근이지만 고관절 굴곡이 증가할 때, 고관절 내회전을 만드는 근육으로 변모하게 된다. 다시 말해, 관절 위치의 변화는 근육이 해부학적 위치에서 가졌던 위치에 대해 상대적인 변위를 생성하기 때문에 근육의 기능에 영향을 미칠 수 있다.

앞에서 주로 다루었던 스모 데드리프트의 경우, 발을 넓게 벌리고 깊게 앉을수록 내전근의 동원이 더욱 커지는 것으로 알려져 있다. 많은 사람들이 스모 데드리프트에서 내전근이 더 많이 사용되는 것은 알지만 왜 더 높은 내전근 사용률이 발생하는지에 대한 이유는 알지 못한다. 또한, 내전근 사용률이 증가해 더 무거운 무게를 들 수 있게 만들어주는지에 대한 명쾌한 설명을 내놓지 못한다. 내전근이 스모 데드리프트에 도움을 주는 기전은 다음과 같다. 내전근은 허벅지 앞쪽 관절면에 위치하여 고관절 굴곡에 기여하나 고관절을 굴곡한 스모 데드리프트와 같은 포지션에서는 내전근은 더 이상 허벅지 앞이 아닌 허벅지 뒤쪽으로 상대적인 위치가 변경된다.

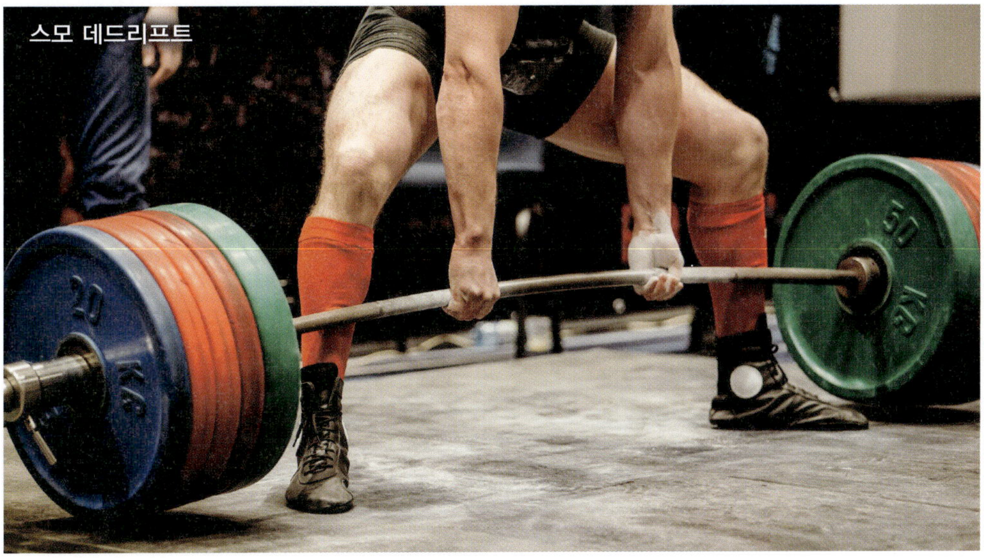

스모 데드리프트

그림 2.36과 같이 해부학적 자세에서는 내전근의 기시부가 위, 정지부가 아래에 있지만 스모 데드리프트처럼 고관절을 굴곡할 때는 내전근의 기시부가 아래, 정지부가 위로 이동하게 된다. 이때, 내전근이 수축하면 대퇴골이 아래로 이동하게 되며, 이는 고관절 신전과 동일한 움직임으로 해석할 수 있다.

내전근들이 특정 고관절 굴곡 포지션에서 고관절 신전근으로 변환되는 보다 자세한 각도는 다음과 같다.

- 장내전근 70°
- 단내전근 50°
- 박근 40°

내전근은 데드리프트 시작 단계에서는 등척성 수축으로, 상승 시에는 단축성 수축, 하강 시에는 신장성 수축으로 세 가지 근육 수축의 유형을 모두 경험하게 된다.

스티킹 포인트(마찰 지점)

스티킹 포인트 또는 마찰 지점이란 바벨이 위로 올라가다 멈추거나 속도가 줄어드는 순간을 말한다.[2] 이 지점에서 운동이 흔들리거나 자세가 무너질 가능성이 커진다.[45] 스티킹 포인트가 나타나는 높이는 개인의 운동 방식, 훈련 수준이나 신체 구조에 따라 다를 수 있다.

스티킹 포인트를 극복하지 못한다는 것은 바벨의 질량과 중력을 이겨낼 수 있는 힘을 인체에서 생성하지 못하였다는 뜻이며 결과적으로 운동 동작을 온전히 마무리 짓지 못하게 된다.

모든 경우에 적용되는 것은 아니지만, 많은 현장 전문가들의 경험, 지식과 연구자들의 실험을 통해 **3대 운동**들의 스티킹 포인트가 가장 흔하게 일어나는 지점들이 알려져 있으며 먼저, 데드리프트의 경우 슬개골 아래쪽 위치에서 허벅지의 각도가 지면에 대해 약 60° 정도인 위치에서 스티킹 포인트를 대부분 마주하게 된다고 한다.[45]

흥미롭게도, 스쿼트의 스티킹 포인트에서의 허벅지 각도는 데드리프트에서보다 약 30° 정도 더 높다고 한다.

척추의 '중립'에 대하여

척추는 직선 모양이 아닌 충격 흡수 역할을 할 수 있게 3개의 곡선을 가진 모형으로 설계된 구조물이다. 일상생활에서는 자유롭게 움직임을 허용해야 하나 데드리프트를 할 때만큼은 척추 곡선의 불필요한 움직임을 허용하지 않고 '중립'을 유지하는 것이 좋다. 그러나 실제로 척추의 '중립'은 특정 각도로 표현되는 '자세'로 정의하는 것보다도 범위의 개념을 가진 '영역'으로 표현하는 것이 더 정확하다. 척추가 '중립' 범위에서 벗어날수록 부상의 위험은 높아지지만, 그렇다고 '중립'이란 척추의 움직임을 완전히 통제해 미세한 움직임까지 막아야 한다는 것을 의미하지는 않으며 이를 방지하는 것 또한 불가능에 가깝다.[4]

척추의 중립을 지키는 것도 중요하지만, 척추의 부상률은 척추에 가해지는 힘이나 속도, 강도에 더 큰 영향을 받는다. 따라서 동작 중 요골반 부위의 말림(벗 윙크)은 반드시 위험한 것은 아니나 이로 인해 요골반 부위에 빠르고 강한 하중이 가해지고 총 부하량이 누적된다면 부상의 위험이 증가할 것으로 보는 것이 현명한다.

척추의 굴곡은 자연스러운 기전이며 척추는 이를 견딜 수 있게 설계된 구조물이므로 맹목적으로 척추의 굽힘을 두려워만 할 필요는 없으나 척추의 굴곡에 높은 속도, 힘, 총 부하량이 더해진다면 원치 않는 부상을 야기할 수 있으므로 각별한 주의가 필요할 것이다.

몸통 움직임이 추간판에 미치는 영향을 이해하고 잠재적인 부상의 기전을 이해하려면 먼저 척추의 구조에 대해 알아야만 한다. 추간판은 척추체 사이에 있는 구조물로서 하중을 지탱하고 압력을 분산하는 역할을 하며 척추체 사이의 결합 수단으로 작용한다. 추간판은 다음과 같은 구조물들로 구성되어 있다.

- 수핵/속질핵: 추간판이 받는 압력을 수평 방향으로 분산시키는 역할을 한다. 그리고 수핵이 받는 압박을 섬유륜으로 흘려보내지게 되는데, 수핵의 중심부는 친수성(물 분자와 쉽게 결합)인 성분을 가지고 있으며 강한 탄성을 지녀 추간판 고유의 완충 작용을 가능케 한다. 수핵은 마치 콘크리트 기둥 내부의 강철 케이블처럼 척추의 부하 수용력을 증가시켜 부하 분산을 용이하게 한다.
- 섬유륜: 섬유륜은 수핵 주위를 다방면에서 겹겹이 둘러싸고 있는 물질이다. 표층섬유는 수직 방향으로 정렬되어 있으며 깊은 층 섬유는 수평 방향 정렬을 띠는 성질을 지닌다. 수핵 주위를 겹겹으로 둘러싸서 모든 방향에서의 부하를 상쇄하기 용이한 구조를 가지고 있다. 몸통을 구부리고 펼 때 추간판과 척추가 어떻

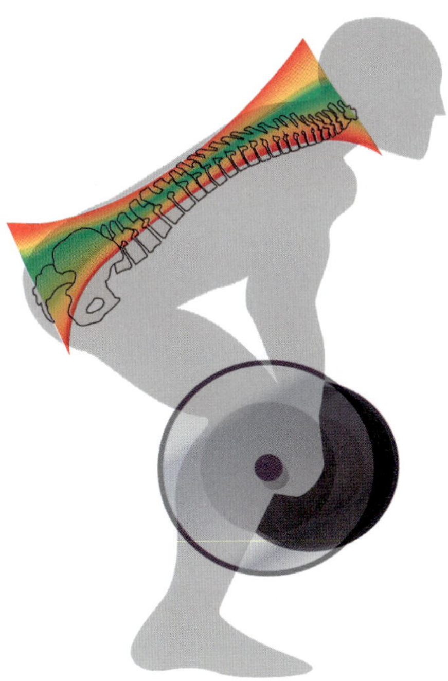

그림 2.37
녹색은 척추가 고정된 완전 중립 위치, 노란색은 척추 움직임이 허용되는 범위, 빨간색은 높은 부하에서는 척추 손상 위험이 큰 범위. (『Squat University』 참고)

게 움직이는지 살펴보자.

몸통 굴곡 시 몸은 전방으로 이동하게 되며 인접한 척추의 극돌기들과 아래관절돌기들은 서로 멀어진다. 결과로, 수핵은 후방으로 이동하게 되며 추간판 전방이 압축되고 이로 인해 추간판이 '팽창'되어 후방으로 장력이 증가해 압력으로 인한 추간판 내 액체 이동으로 인해 후방 두께가 증가한다. 압박이 강하다면 추간판이 후방으로 탈출하기도 한다.

신전 시에는 반대로 극돌기들과 아래관절돌기들이 서로 가까워지게 되며 수핵은 전방으로 이동한다. 추간판의 후방이 압박되어 전방으로 팽창되며 추간판 전방 탈출력이 증가한다.

척추 간 압박을 생성하는 것은 척추의 움직임과 하중이나, 움직임을 만들고 하중을 버티는 것은 근육이므로 결과적으로는 근육의 수축에 의해 척추 간 압박을 잘 조절할 수 있다는 사실 또한 이해할 필요가 있다.

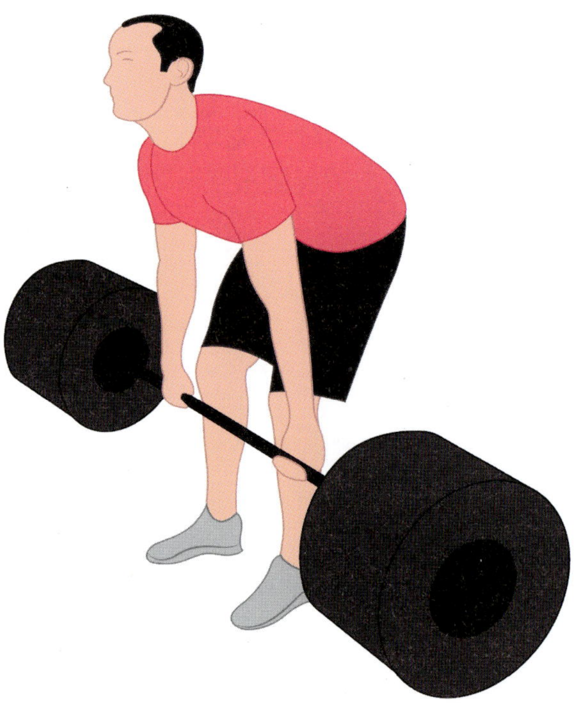

그림 2.38
척추 굴곡을 동반한 데드리프트(권장하지 않음).

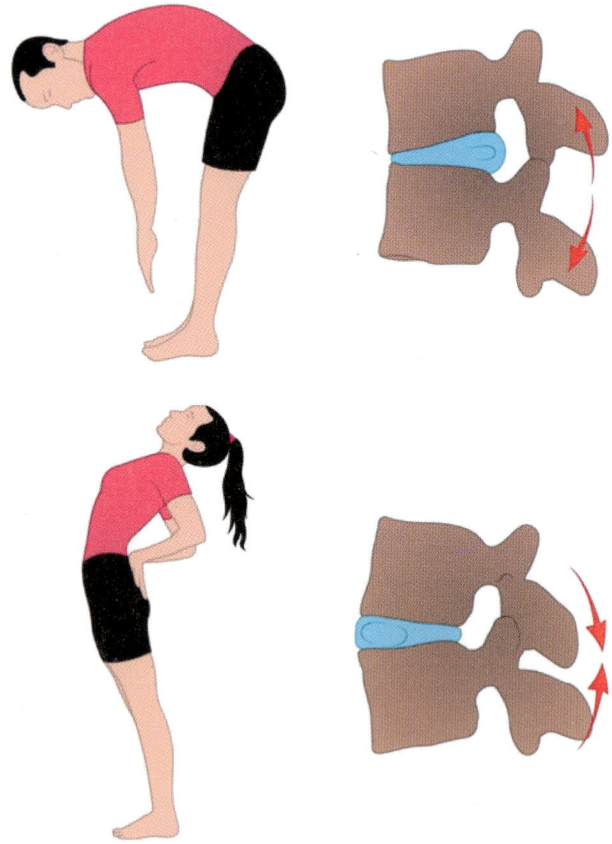

그림 2.39
척추의 굴곡과 신전 시 추간판에서 일어나는 움직임.

단계별 운동 및 변형 운동들

나의 저서 중 하나인 『운동 난이도 증진을 위한 단계적 접근법과 응용 동작』에서는 운동 동작들을 보다 쉽게, 또는 어렵게 난이도를 잘 조절해 단계별로 지도할 수 있게 하는 가이드라인을 제시한다. 읽어보지 않았더라도, 이 책의 각 장 마지막 쪽에 관련 내용을 첨부했으니 참고하면 도움이 되리라 생각된다.

이제부터 데드리프트를 가장 쉬운 난이도부터 어려운 난이도까지 지도하는 방법을 설명하겠다. 다만, 모든 사람이 제일 쉬운 단계부터 시작할 필요는 없다는 사실을 기억하고 운동 수행 능력에 따라서 알맞게 사용하는 것을 추천한다.

좋은 데드리프트를 하기 위한 가장 기본적인 운동으로는 **스틱을 사용한 데드리프트**(그림 2.40)로 고관절의 조절 능력을 인지시킨 후 **수트케이스 데드리프트**(그림 2.41)를 통해 측면의 안정성을 만들어준다. 이후, 무릎의 움직임을 최소화하고 고관절의 움직임에 초점을 맞추는 **박스 데드리프트**(그림 2.42)를 수행해준다. 마지막으로, 바벨보다 인체 중심에 가까운 케틀벨을 사용해 바닥에서 부터 락아웃 포지션까지 들어 올리는 **케틀벨 데드리프트**(그림 2.43)를 수행한 후 바벨 데드리프트로 넘어가도록 한다.

보조 운동 및 상급 단계 운동으로 사용해볼 수 있는 운동으로는 한 다리에 체중의 대부분을 실어 동작을 수행하는 **스태거드 스탠스 데드리프트**(그림 2.44)나 한 다리를 공중에 띄우고 수행하는 **싱글레그 데드리프트**(그림 2.45) 등이 있다.

약점 보강 및 강점 강화를 위한 변형 운동으로는 무릎과 고관절의 비율이 1:1에 가깝게 동원되는 **헥사고널/트랩 바 데드리프트**(그림 2.46), 고관절 신전근의 신장성 수축을 극대화하는 **루마니안 데드리프트**(그림 2.48), 강한 호흡 조절 능력과 하체 근육들이 더욱 신장된 위치에서 시작해 높은 수준의 가동성을 필요로 하는 **디피짓 데드리프트**(그림 2.47) 등이 있다.

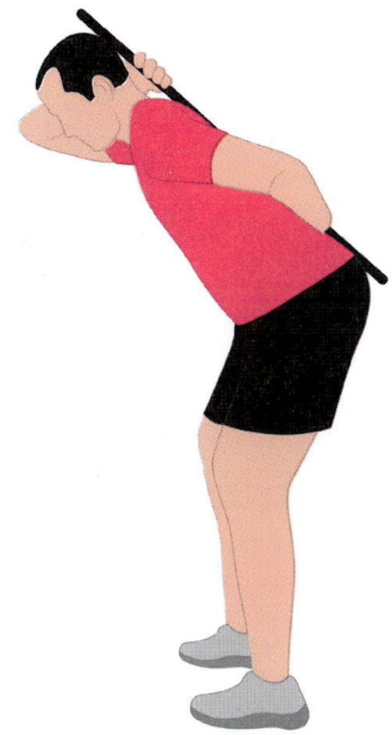

그림 2.40
스틱 데드리프트: 엉덩이를 뒤로 뺄 때(고관절 굴곡 시) 척추의 정렬과 안정성이 유지되는지를 판단하는 데 도움이 되는 기본 검사 및 연습 방법이다.

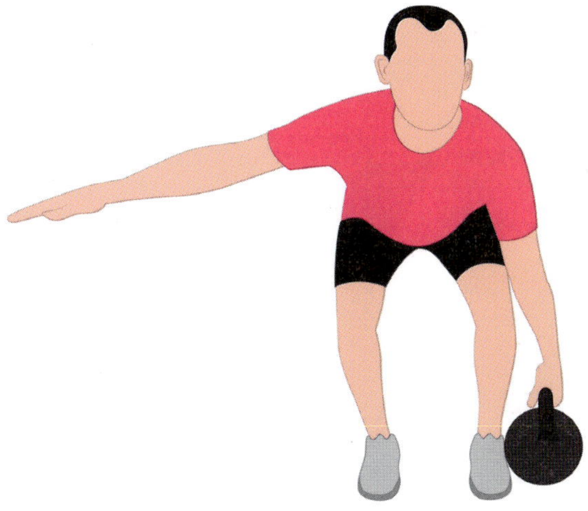

그림 2.41
수트케이스 데드리프트: 체간의 긴장을 조절해 척추를 안정화시키는 측면 안정성을 만드는 능력을 길러준다.

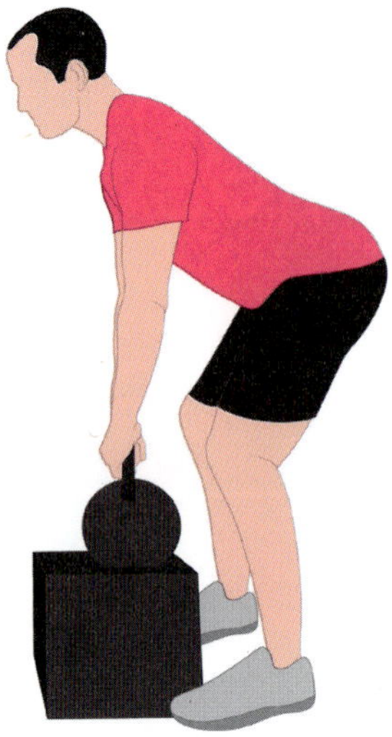

그림 2.42
박스 데드리프트: 무릎 움직임이 제한되어 고관절 움직임에 초점이 맞추어진 데드리프트이다.

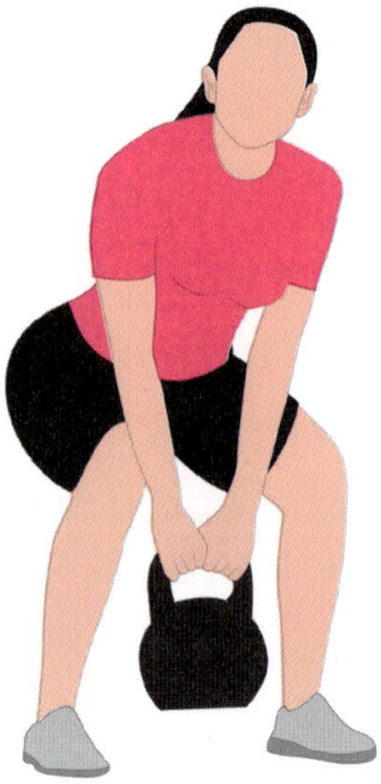

그림 2.43
케틀벨 데드리프트: 무게가 발 중앙에 가까워 척추에 가해지는 부담이 적은 데드리프트이다.

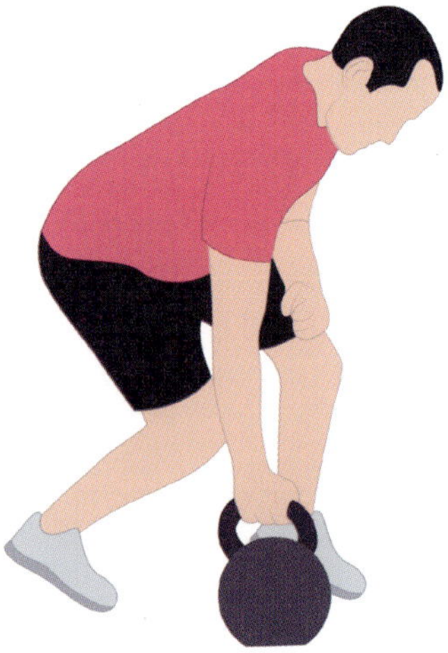

그림 2.44
스태거드 스탠스 데드리프트: 앞에 위치한 다리에 체중의 대부분을 실어 비대칭을 검사하고, 교정하는 데 도움이 되는 편측 운동이다.

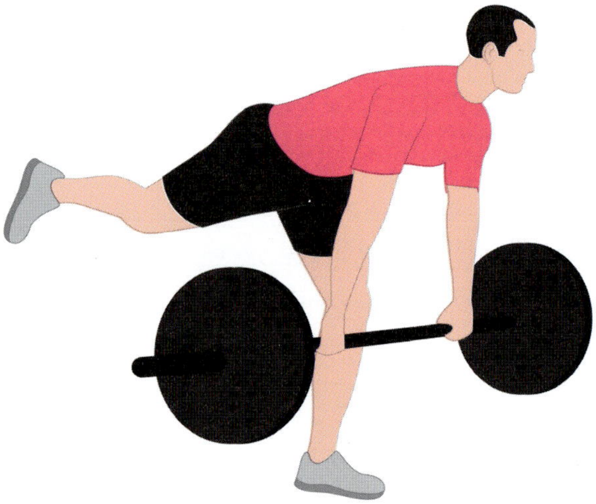

그림 2.45
싱글레그 데드리프트: 밸런스 및 안정화 운동과 한 다리 부하를 증가시키는 옵션으로 사용될 수 있다.

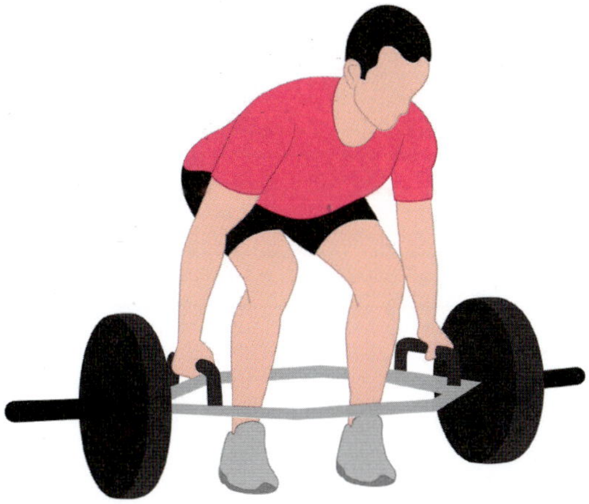

그림 2.46

헥사고널/트랩 바 데드리프트: 무릎과 엉덩이에 비슷한 하중이 가해지며 무게가 몸의 앞이 아닌 측면에 위치하는 버전이다.

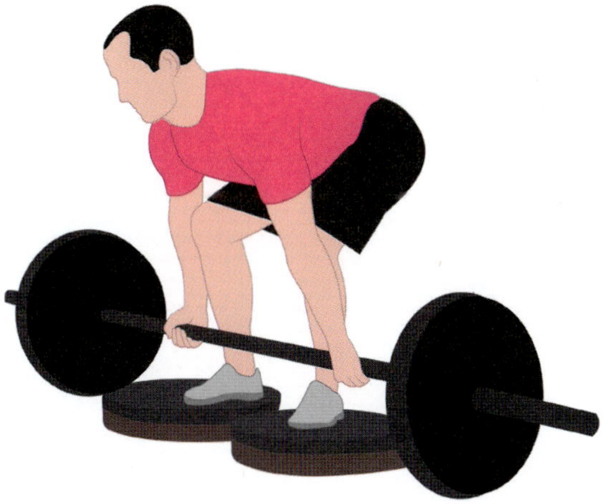

그림 2.47

디피짓 데드리프트: 바닥보다 높은 플랫폼 위에서 수행하는 데드리프트이다. 근육은 보다 신장된 상태에서 움직임을 수행해야 해 높은 수준의 가동성을 필요로 한다.

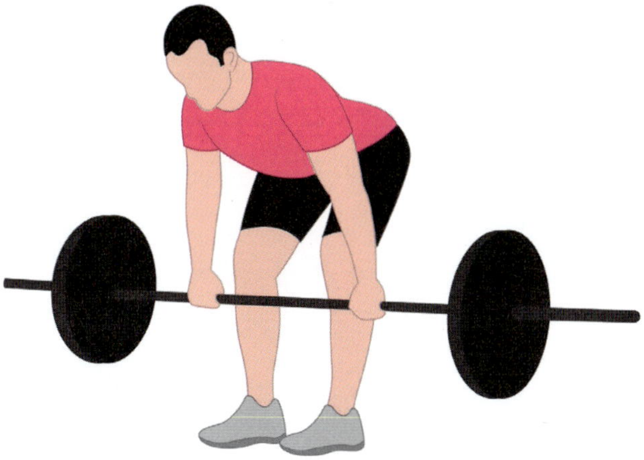

그림 2.48

루마니안 데드리프트: 바닥이 아닌 락아웃 포지션에서 시작하는 변형 운동이며 횟수 사이 바벨을 바닥에 내려놓지 않는 특징을 가져 고관절의 신장성 수축이 강조되는 운동이다.

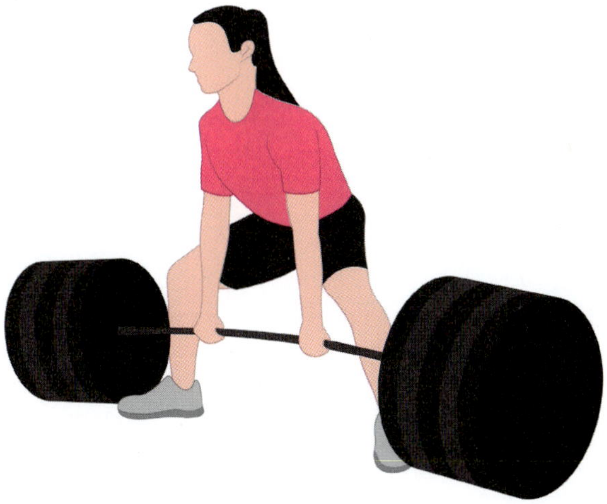

그림 2.49

스모 데드리프트: 움직임의 가동범위를 줄여주며, 상승 단계 초기에 내전근이 활성화되어 고관절 신전을 보조해 역학적 이득을 취할 수 있다는 장점이 있다.

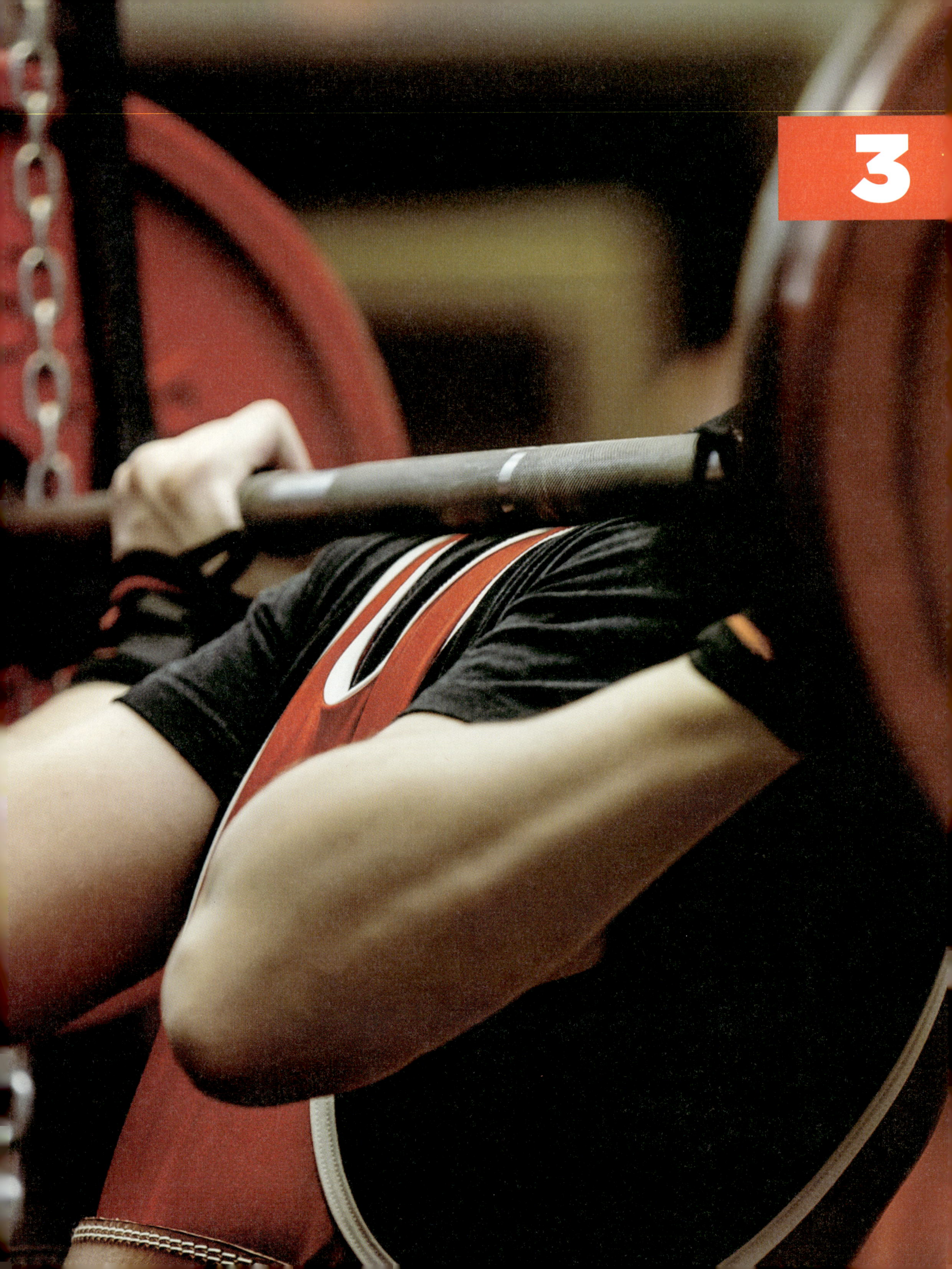

3

스쿼트

세 관절 접기

스쿼트는 아마도 하체 운동의 근본이며, 운동 중에 하체 근육 대부분을 활성화시켜 광범위한 움직임 범위에서 운동 효과를 얻을 수 있다.

이 운동이 제공하는 다양한 변형은 자세에 따라 때로는 부하가 무릎에 더 실리거나, 때로는 엉덩이에, 가끔은 중간 지점에 실려 연습자의 목표에 따라 다양한 우세적 이득을 제공한다.

스쿼트는 오랜 역사 동안 무수히 많은 비판을 받아왔다. 원래는 가동 범위가 큰 운동으로 시작되었으나, 깊은 움직임 범위에서는 오랜 시간 동안 금지되었다. 그러나 과학적 연구, 경험 및 현실적 지식은 수십 년에 걸쳐 건강한 사람들에게는 깊은 움직임 범위에서의 실행(특히 무릎 굽힘 각이 증가하는 자세)이 해로울 것이 아니라는 것을 입증해냈다.

그 증거로, 스쿼트 수행 중 대퇴사두근과 햄스트링 근육 그룹의 동시 활동이 기록되었으며 이는 무릎과 대퇴골 관절의 안정성에 도움이 되는 동시 수축을 의미한다.[21]

이 책에선 스쿼트에 관한 가장 흔한 미신들을 소개하면서 무릎의 위치, 호흡하는 방법 및 이 운동의 자세에 대한 생리학적인 진실을 이해해볼 것이다.

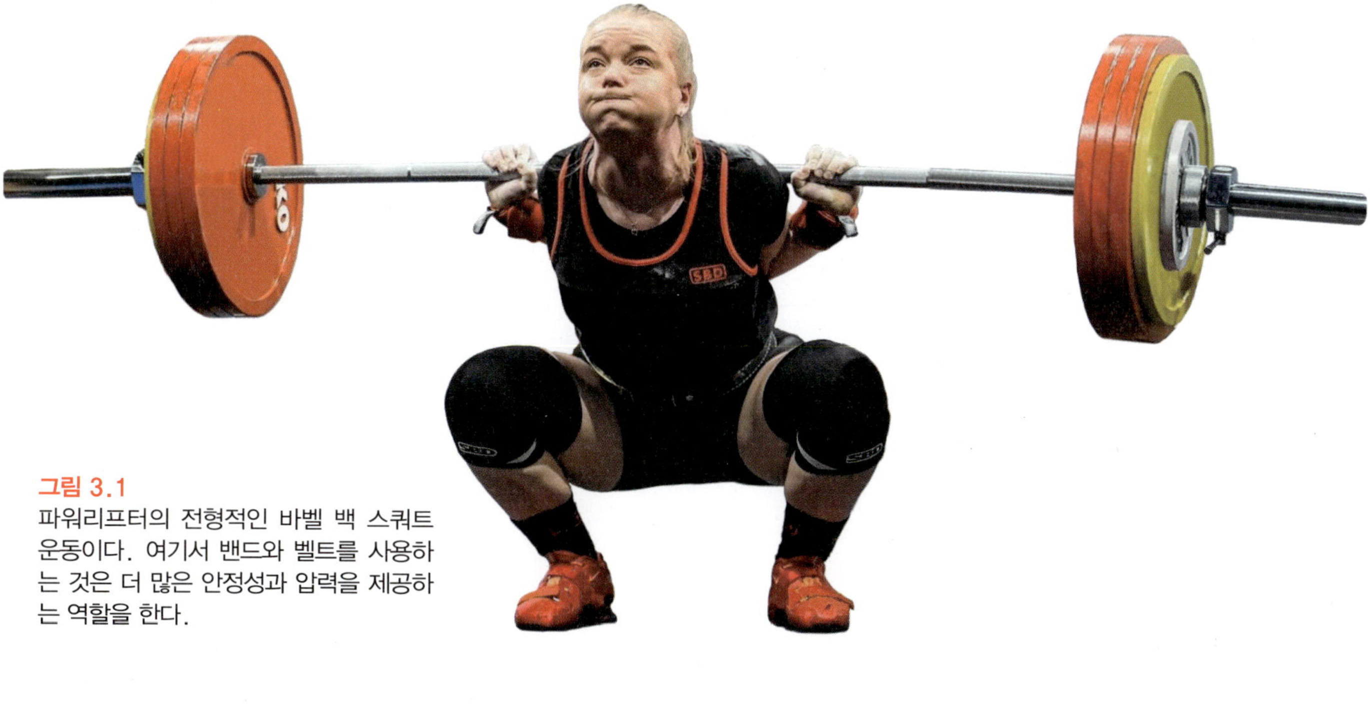

그림 3.1
파워리프터의 전형적인 바벨 백 스쿼트 운동이다. 여기서 밴드와 벨트를 사용하는 것은 더 많은 안정성과 압력을 제공하는 역할을 한다.

스쿼트 하는 방법

바벨 스쿼트는 하체 근육을 강화하는 가장 잘 알려진 운동 중 하나이다. 앞으로 소개할 내용에서는 세 가지 기본적인 하중 분배와 이를 통해 적절한 자세나 수행할 기능에 따라 최적화된 다양한 이득을 얻을 수 있다.

이번 장의 마지막에는 다양한 하중 분배와 기능을 갖춘 스쿼트 방법도 소개할 것이다.

기본 스쿼트 동작을 수행하려면 엉덩이, 무릎, 발목을 동시에 굴곡시켜 내려가야 하며, 몸통이나 다른 부분에서 보상이 나타나지 않도록 해야 한다. 또한, 척추의 어떤 생리적 곡선도 보상, 손실 또는 과장되지 않아야 한다.

스쿼트 수행 중에는 무릎에서 고관절까지의 허벅지 경사를 기준으로 정의된 '깊은' 위치에(허벅지의 아래 방향 경사, 엉덩이가 무릎보다 낮은 위치) 도달하거나 유지하거나 초과하려고 노력할 것이다.

전체 동작 동안 발의 아치를 안정적으로 유지하고 무릎을 발끝과 일직선으로 유지하는 것이 매우 중요하다. 무릎이 발끝과 일직선을 넘을 수도 있고 넘지 않을 수도 있으며, 체형에 따라 다양한 자세나 위치를 필요로 할 수도 있다.

스쿼트 중 무릎이 내측으로 무너지는 것을 막기 위해 엉덩이에서 외전과 외회전 힘이 적극적으로 요구되며, 시도하는 동안 무릎이 새끼발가락 선을 넘지 않도록 노력해야 한다.

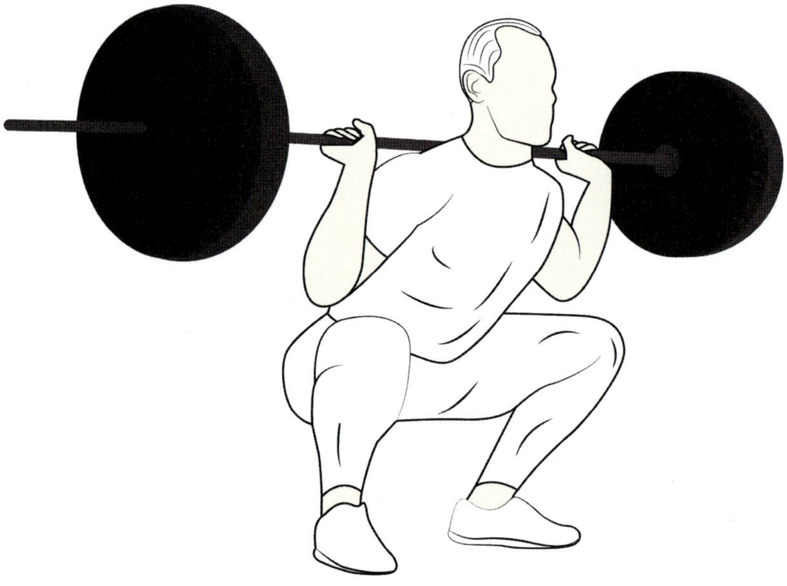

그림 3.2
하지 세 관절(고관절, 무릎, 발목)에서의 동시 굴곡.

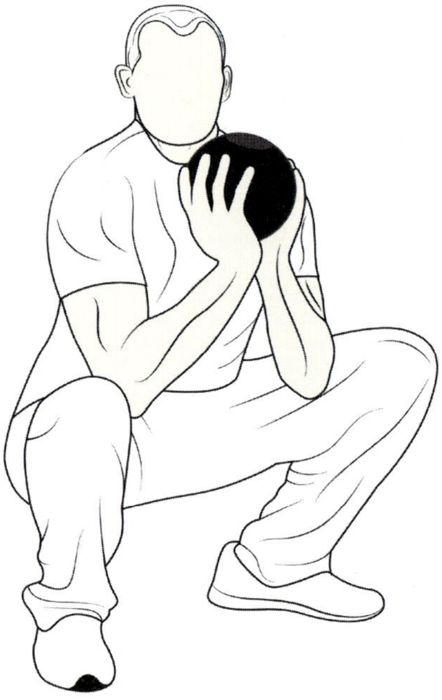

그림 3.3
고관절 외전과 외회전이 결합된 자세.

스쿼트 요약

움직임 패턴

버전에 따른 무릎 혹은 고관절 우세 패턴

관련된 근육

- 대퇴사두 및 햄스트링
- 대둔근, 중둔근
- 코어 근육 전체
- 버전에 따라 다양한 수준의 척추 근육

운동면

- 주로 시상면, 이외의 운동면은 적음

축과 관절

- 엉덩이(모든 축)
- 무릎 및 발목(측면-중심축)
- 척추체(움직임 피하는)

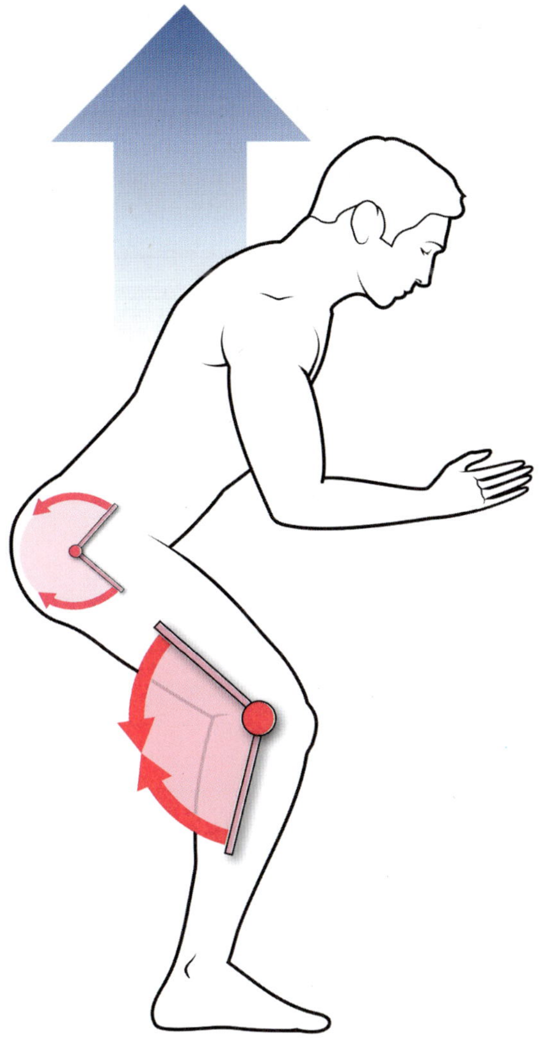

그림 3.4
무릎, 고관절 우세 패턴.

파워리프팅과 컨벤셔널(기본적인, 전통적인) 스쿼트 간의 차이점

주요 차이점은 몸통의 기울기 각도가 더 크며, 바의 위치가 견봉 라인 뒤와 아래에 있다는 것이다. 이로 인해 엉덩이에서 더 큰 굴곡이 필요하다.

따라서 이 관절(고관절)의 수평 이동이 더 많이 필요하다. 이는 후면 근육(대퇴사두, 대둔근 및 척추 근육)을 더 많이 사용하게 하여 더 많은 중량을 들 수 있게 하지만, 기술이 소홀해지면 척추에 부정적인 영향을 미칠 수 있다. 이는 무릎의 굴곡이 더 적고, 개념적으로 스쿼트가 무릎과 엉덩이 간의 공동 우세를 갖게 된다.

3가지 종류의 스쿼트

비록 수십 가지의 스쿼트 변형이 알려져 있지만, 그 대다수는 세 가지 변형을 기반으로 한다.

1. 몸통이 바닥에 거의 수직이며 무릎관절에서 큰 힘(토크)을 발생시키는 스쿼트. 이 유형의 스쿼트는 앞으로 무게를 지탱할 수 있으며 대퇴사두에 큰 영향을 미친다(그림 3.5).
2. 몸통이 상당히 기울어져 있고, 무게가 뒤로 내려가며 엉덩이의 우세가 큰 스쿼트. 이 유형의 스쿼트는 엉덩이를 더 많이 사용하므로 더 많은 중량을 움직일 수 있을 것이다(그림 3.6).
3. 몸통 기울기가 중간 정도이고, 무게가 뒤로 높게 위치하며 무릎과 엉덩이 양 관절에서 상대적인 토크가 균형을 이루는 스쿼트이다(그림 3.7).

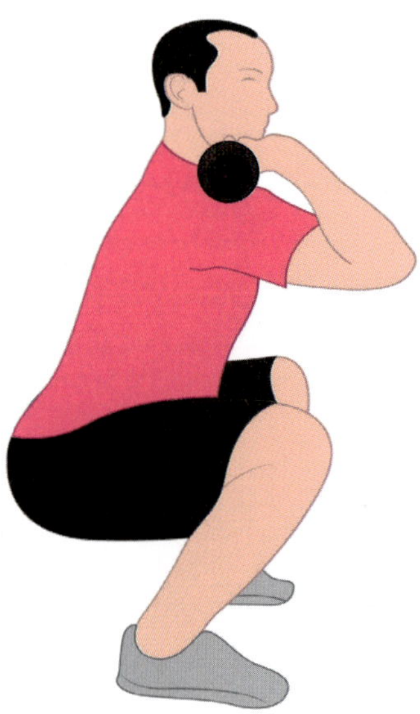

그림 3.5
무게를 앞에 두고 상체를 똑바로 세운 스쿼트.

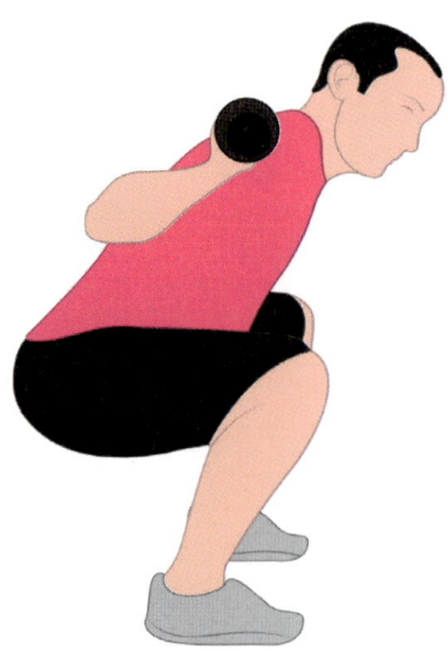

그림 3.6
무게를 뒤쪽 낮은 위치에 두고 상체를 기울인 스쿼트.

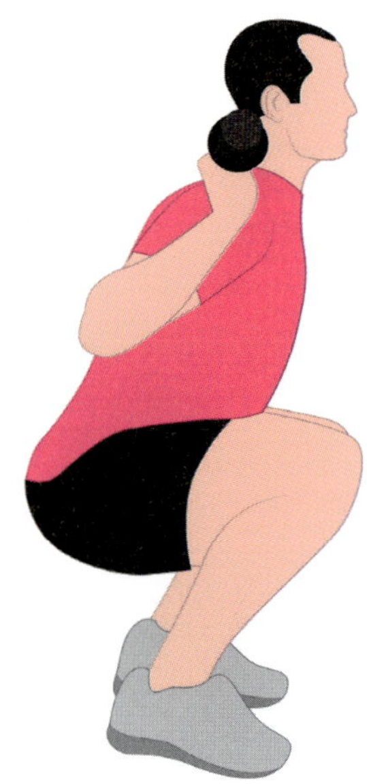

그림 3.7
무게를 뒤쪽 높은 위치에 두고 상체가 중간 정도로 기울어진 스쿼트.

모든 경우에서 바벨의 무게는 그것이 몸통 앞이나 뒤에 지탱되었든 상관없이 항상 발의 중간 위에 있었고, 이러한 위치를 유지하기 위해 몸통이 다양한 방식으로 기울었다. 이를 통해 하중은 우리의 시스템과 지지대 위에 균형을 이뤄야 한다는 것을 알 수 있다.

스쿼트에서 고관절을 깊게 굽히는 자세는(아마 보상 메커니즘으로 인한 구부정한 자세) 대퇴사두에 가해지는 요구를 줄이고 햄스트링 근육 집단에 대한 요구를 증가시켰다. 스쿼트에서 두 반대되는 근육 군의 공동 수축의 양은 무릎관절 위 몸통의 위치에 따라 상대적으로 달라진다.[15]

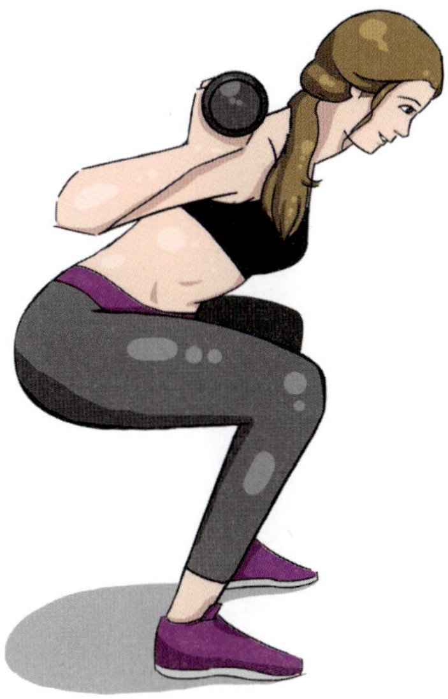

그림 3.8
파워리프팅에서 흔히 볼 수 있는 로우바 포지션의 스쿼트. 증가된 고관절 굴곡 각도는 상반신을 더 기울여 더 많은 후면 근육을 활성화시킨다.

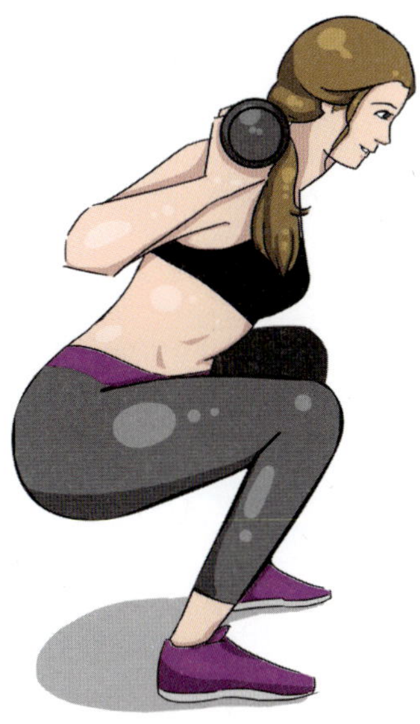

그림 3.9
바벨을 높게 위치시킨 백 스쿼트(하이바).

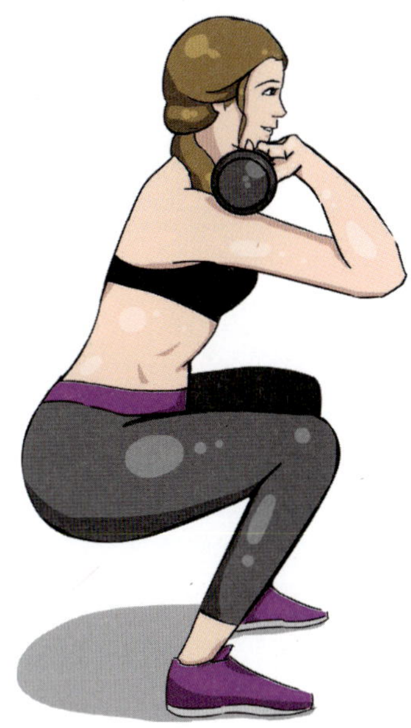

그림 3.10
바벨을 앞에 위치시킨 스쿼트(프런트 스쿼트).

스쿼트 시 활성화 근육

다양한 스쿼트에서 항상 주요하게 작용하는 근육은 동일하지만 스쿼트 형태에 따라 특정 근육을 다른 근육보다 더 많이 활용하게 된다.

- 대퇴사두근(내측광근, 외측광근, 중간광근, 대퇴직근).
- 햄스트링(반막양근, 반건양근, 대퇴이두근).
- 대둔근 대, 중, 소.
- 대내전근과 몇몇 내전근(체위에 따라 다름).
- 종아리근(내측 종아리와 외측 종아리 전부).
- 코어: 동작에 따라 다양한 근육.
- 내부 코어: 횡격막, 복횡근, 골반기저근, 심부 척추근, 복압.
- 발의 내재적 안정자(자체) 및 외재적 안정자(다리에서 비롯됨).

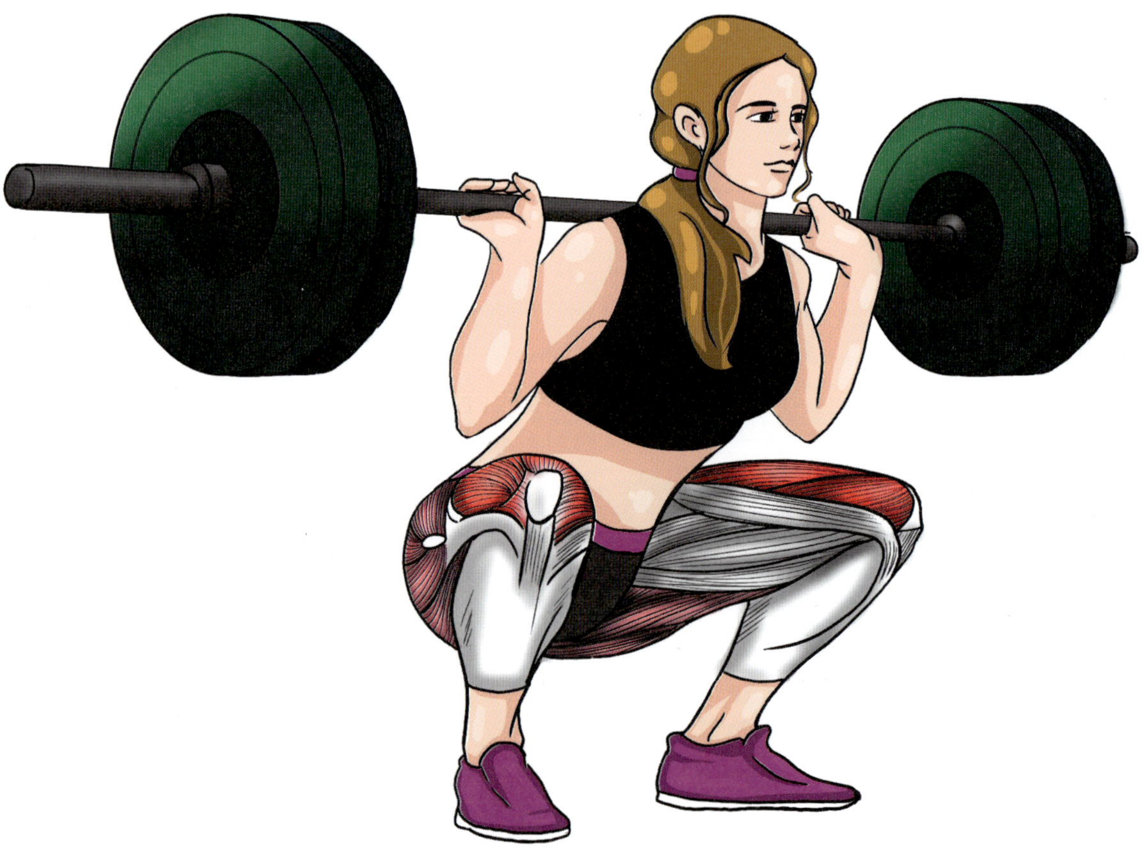

그림 3.11
스쿼트의 주요 근육은 대퇴사두근 군, 햄스트링 군, 대둔근, 대내전근 그리고 종아리근이다.

스쿼트에서 근육과 그 기능에 대한 몇 가지 미신

내측광근: 오랜 시간 동안 내측광근의 과도한 힘이나 무릎판의 부정확한 위치를 상쇄하기 위해 내측광근의 고립된 운동이 생각되었고 심지어 권장되었다. 일부 연구 결과는 내측광근의 수축과 작업을 선택적으로 활성화하고 분리할 수 있는 운동이 없다고 시사한다.[27]

발의 자세: 발의 위치와 골반의 회전은 수행자들 간에 다를 수 있지만, 발끝이 더 열린 자세(벌어진)와 닫힌 자세를 비교했을 때 대퇴사두근의 활성화에서 실제 차이가 발견되지 않았다. 그러나 발을 더 넓게 벌린 자세에서는 대내전근과 대둔근의 활성화에서 차이가 나타났다.[24, 42]

대퇴사두근을 위한 운동: 다양한 스쿼트 버전의 자세를 넘어, 때로는 데드리프트와 유사해 보일 수 있는 자세들도 있지만, 스쿼트는 데드리프트보다 무릎의 신전근을 더 활성시킨다.[16] 따라서 스쿼트는 하지 근육을 효과적으로 훈련하는 데 가장 효과적인 운동 중 하나이다(햄스트링은 제외하고).

깊이에 따른 변화?: 또한 깊은 스쿼트(적어도 90° 이상)는 덜 굽힌 자세와 비교하여 해당 영역의 근육이 폭 넓게 발달하는 결과를 가져온다. 햄스트링을 제외하고 스쿼트 높이에 따른 근육 활성의 큰 차이가 있었다.[26]

내전근: 내전근 군은 이전의 굽힘 자세에서 고관절 신전근으로 변하여, 스쿼트를 통한 강도 높은 훈련에 노출될 경우 근 비대가 나타날 수 있다.[25]

대둔근 군: 반면, 대둔근은 스쿼트의 깊이가 증가함에 따라 활성이 높아진다(17~35% 까지). 스쿼트의 깊이에 따라 덜 깊은 스쿼트와 비교했을 때 깊은 스쿼트가 더 높은 활동을 나타낼 수 있다.[25, 30]

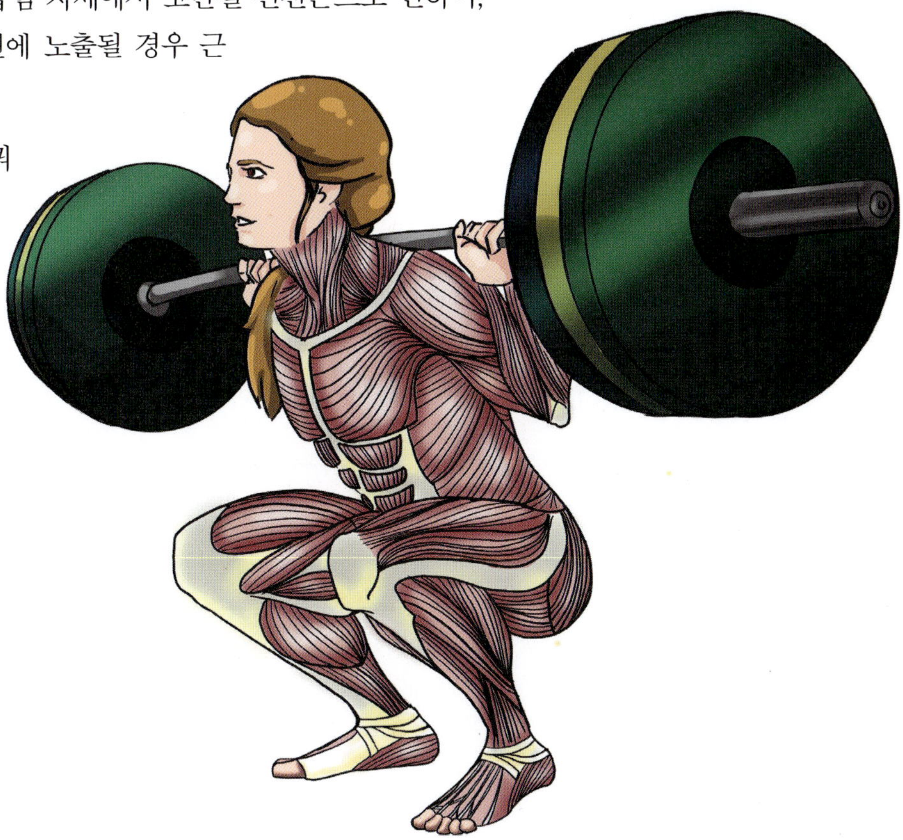

신체의 다양한 구조

스쿼트의 깊이는 운동선수가 수행하는 운동의 특성과 그들의 기술 또는 능력뿐만 아니라, 각 운동에 관여하는 뼈와 관절의 형태에도 영향을 받는다. 스쿼트는 신체 각 부분들의 크기와 관련된 것뿐만 아니라 골반의 형태에 따라도 변할 수 있으며, 골반의 형태는 개인마다, 심지어 인종과 인구 간에도 다를 수 있다.

관골구(대퇴골 머리를 받는 골반 뼈의 오목한 부분)로 인해 움직임이 더 제한될 수도 있고 더 넓어질 수도 있다. 이는 좋은 것이나 나쁜 것이 아닌 다른 특성이다. 대퇴골두의 형태와 각도 또한 이 관절의 배치와 가능성을 변경할 수 있다.

상체와 하체의 길이 비율 또한 우리가 선택할 수 있는 스쿼트 유형에 영향을 미치는 요소이다.

그림 3.12에서 빨간색으로 표시된 것처럼 몸통이 하지에 비해 짧게 나타난다. 이로 인해 아마도 깊이와 균형 잡힌 구조를 얻기 위해 몸통을 더 기울여야 할 수 있다. 다시 말하지만, 이것은 좋은 것이나 나쁜 것은 아니지만 특정 상황에서 유리하거나 불리할 수 있다.

그림에서 초록색으로 나타낸 것처럼 몸통이 하지에 비해 긴 관계를 볼 수 있다. 따라서 이 경우에서는 균형 잡힌 스쿼트 자세를 유지하기 위해 그만큼 많은 몸통의 기울임이 필요하지 않을 것이다.

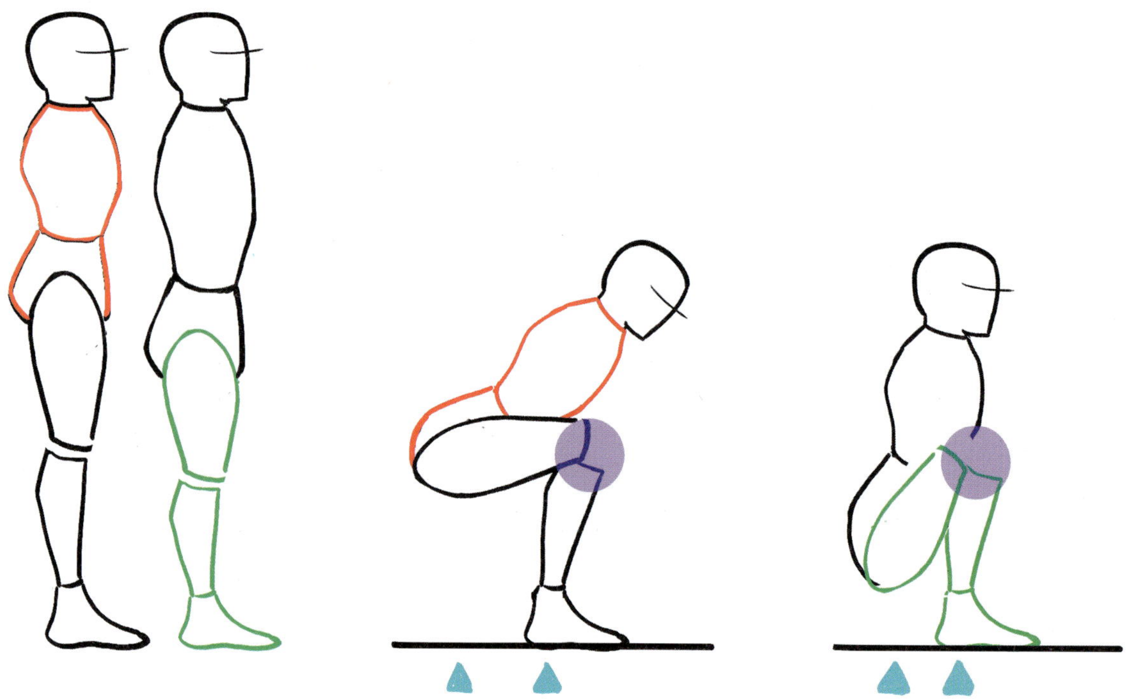

그림 3.12
빨간색은(왼쪽 도형) 하지에 비해 더 짧은 몸통을, 초록색은(오른쪽 도형) 몸통에 비해 더 짧은 하지를 나타낸다. 어떤 상황에서 허리는 더 많이 기울여져야 할까?

대퇴골과 골반(장골)은 고관절을 형성하는데, 각 개인마다 다양한 변형이 나타날 수 있다. 이 중 많은 것들은 각 개인의 고유한 특성일 것이며, 나이, 성별, 인종 등에 따라 달라질 수 있다.

이러한 종류의 차이는 특정 구조에서 각도가 증가하거나 위치 및 방향에 차이가 있을 수 있다. 이 모든 것이 심각한 구조적 이상이어야 하는 것은 아니며, 단지 정상의 변형에 불과하다. 예를 들어, 관골구가 앞으로 향하는 경우나 옆으로 더 향하는 경우가 있을 수 있다. 후자의 배치는 이 관절에서 가능한 굴곡의 범위가 제한될 수 있다.

대퇴골두의 각도는 관절이 움직일 방향을 정의하며, 그에 따른 해당 관절에서 나타날 수 있는 움직임의 범위를 결정할 것이다.

- **기울기 각도(윗 방향):** 기울기 각도(그림 3.13)는 대퇴골두의 축과 골간 축을(대퇴골과 대퇴골두의 각도) 측정하는 위치이다. 대퇴골두의 축은 이를 상향 방향으로 통과하는 선이다. 골간 축은 이 뼈를 따라 세운 빨간색 선이다. 이 각도는 125°로 표준값을 가지며 120~125°를 안정적 각도라 본다. 위 각도가 클수록 마치 고관절이 과도한 내전 상태에 있는 것처럼 보이고 이를 증가된 외전으로 보상하려는 경향이 있다.
- **기울기 각도(아래 방향):** 기울기 각도(그림 3.14)는 대퇴골 목을 관상면에서 측정하는 위치로, 10~30°까지의 표준값을 가진다. 기울기 각도와 고관절의 안정성 사이에도 관계를 설정할 수 있다. 각도가 클수록 머리가 더 '앞쪽'에 있으며, 따라서 전방 탈구에 더 크게 노출될 수 있다.

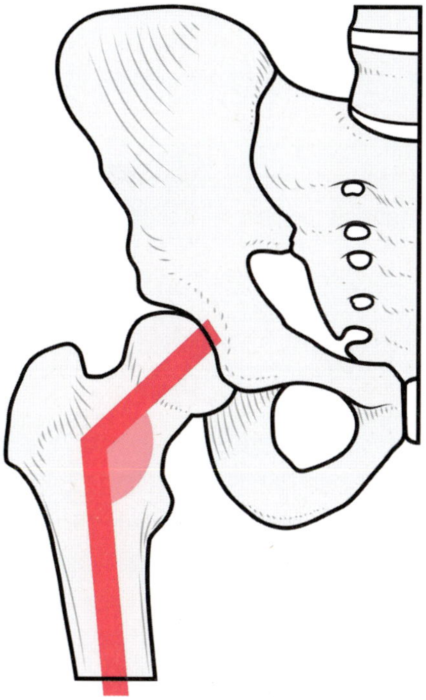

그림 3.13
기울기 각도(위 방향).

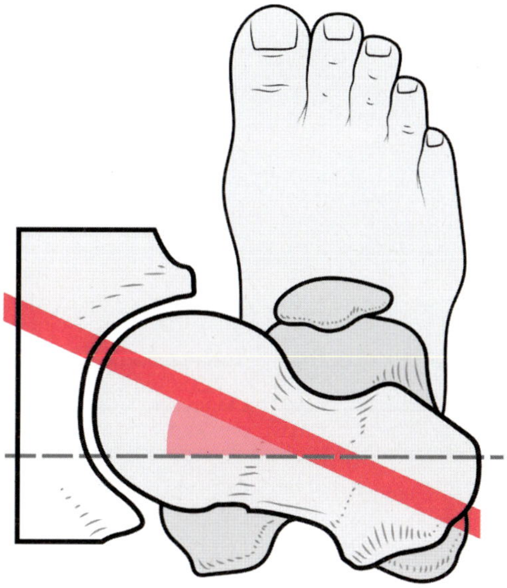

그림 3.14
기울기 각도(아래 방향).

이러한 모든 변수는 내전이나 외전, 내회전 또는 외회전이 요구되는 운동에 영향을 미친다. 예를 들어, 스쿼트는 발을 더 넓게 벌린 상태에서 더 편안하게 느껴질 수 있으며, 앞서 언급한 각도에 따라 더 좁은 자세가 편안할 수도 있다. 경사각이 더 두드러진 경우, 더 나은 관절 일치(관골구와 대퇴골두 중심의)를 위해 고관절을 내회전시키는 자세를 취하는 것이 좋을 수 있다. 또한, 이러한 사람들에게는 스모 데드리프트 동작에서처럼 크게 외부로 회전하는 자세가 불편할 수 있다.

이 각도에 대해 이해할 때, 기울기 각도는 아래쪽으로 '떨어지는' 각도이다. 이것은 전면에서 확인할 수 있으며, 이는 고관절 내전, 외전 움직임에 영향을 미칠 것이다.

이 경사 각도는 '전방 기울임'을 가지는 각도이다(그래서 종종 전경이라고 불린다). 그리고 이것은 횡단면에서 확인할 수 있으며, 내회전과 외회전 동작에 영향을 미친다.

흔히 체육관에는 엑스레이 시스템이 없기 때문에, 우리가 보진 못하더라도 모든 사람이 동일한 고관절이나 대퇴골두의 형태를 가진 것이 아니라는 것을 이해해야 한다.

기울기 각도의 증가로 인해 좀더 편안하게 하려고 더 벌어진 자세를 만드는 경향이 있다. 기울기 각도가 증가하면 고관절 외회전이 증가하고 발가락을 더 모아야 편안해진다.

다시 말하자면, 우리는 이것을 한 눈에 알 수 없을 것이다. 따라서 학생이 우리가 제안하는 특정 자세에서 편안하지 않을 수 있다는 점을 고려해야 하며, 스스로 자신의 몸에 가장 편안한 자세를 찾도록 해야 한다. '락 백rock back'과 '더 쓰리 점프the 3 jumps' 테스트 같은 빠르고 간단한 테스트를 통해 각 유형의 고관절에 적합한 자세에 대한 간단한 정보를 얻을 수 있다.

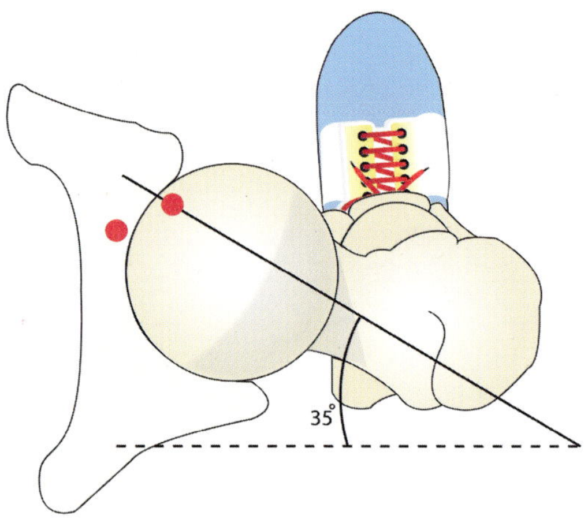

그림 3.15
증가된 전향각에서 우리는 대퇴골두의 축이 관골구와의 일반적인 접촉점에서 어떻게 멀어지는지 볼 수 있다. 대퇴골 머리는 좀 더 '앞쪽'으로 보이고, 관절은 바깥쪽 회전이 두드러진 것처럼 보인다.

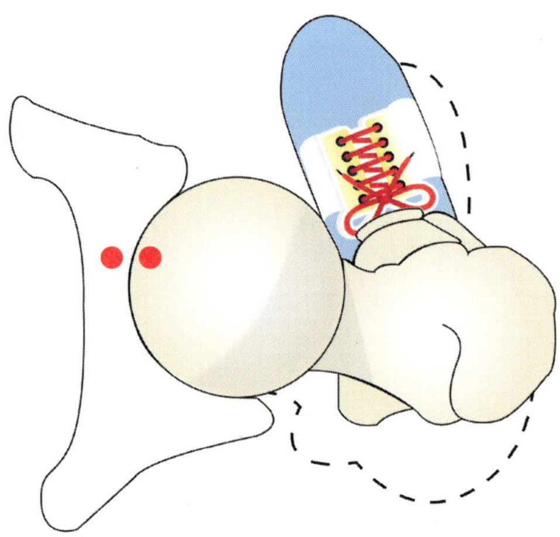

그림 3.16
이 관절의 내회전은 관절 일치 정도를 향상시킬 수 있다. 그러나 이렇게 하면 발가락이 안쪽을 향하게 되어 일부 운동에 불편할 수 있다.

무릎을 분석하면 경골이 앞으로 기울어지는 것을(발목 배측 굴곡) 제한하면(무릎이 발끝 라인에 가까워지는 것을 방지) 무릎에 가해지는 토크는 감소하지만 엉덩이의 토크는 오히려 증가한다. 이는 지지 기반 위에 질량 중심이 위치하도록 이동해야 하기 때문이다. 이로 인해 척추에 부상의 잠재적인 힘이 발생할 수 있다. 이는 파워리프팅 스쿼트 버전에서 후방 사슬을 더 많이 활용하는 목표로 전략적으로 사용할 수 있지만, 발목과 같은 움직임 제한으로 인한 보상으로 수행할 때는 주의해야 한다.[30]

고관절의 내전과 내회전이 굴곡 메커니즘과 결합되면 무릎의 외반 증가(정중선 쪽으로 이동)와 관련이 있으며 전방 십자인대, 장경인대 및 대퇴골-슬개골 관절의 역학 손상의 원인이 될 수 있다.[38]

딥 스쿼트를 훈련하면 60° 로 제한된 스쿼트에 비해 유리한 적응으로 이어질 것이다. 이론적으로 무릎 신전근에 가해지는 힘은 두 버전 모두에서 동일하지만 대퇴골이 지면과 평행하여 깊은 자세에 접근할 때 모멘트 암은 거의 두 배가 된다. 이것은 더 큰 힘을 생성하고 근비대를 자극할 수 있다.[29]

햄스트링과 유사하게, 발목은 하강 단계에서 비복근(종아리) 그룹에 의해 신장성으로 조절되는 배측 굴곡을 겪고, 상승 중에는 신전(발바닥 굴곡)을 위해 단축성으로 활성화된다고 종종 믿어진다. 그러나 이중 관절 근육이기 때문에 햄스트링과 유사한 활성을 하는 것으로 보이며, 두 관절에서 동시에 등척성으로 작용하거나 동시에 짧아지고 늘어난다.[42]

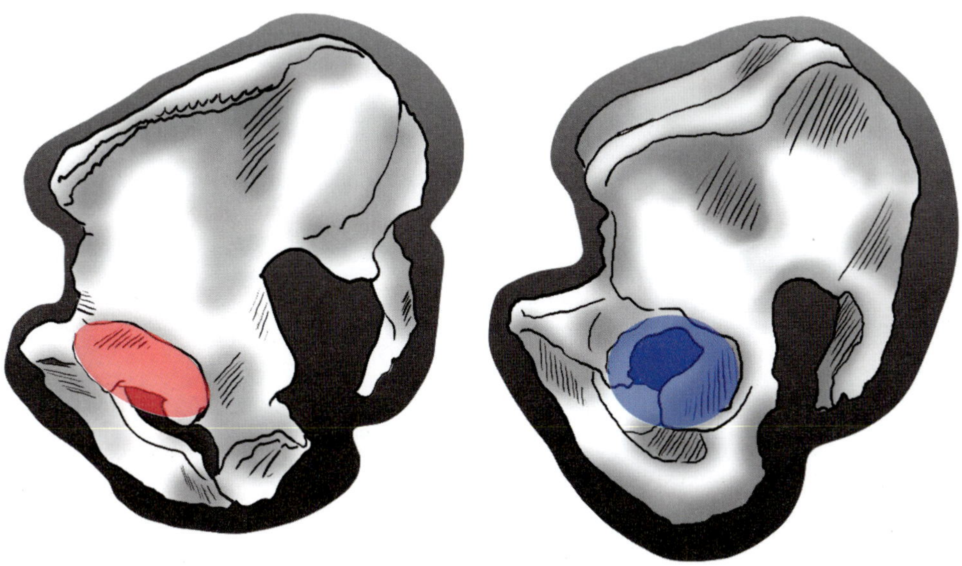

그림 3.17
왼편 관골구멍은(빨간색) 앞쪽에 더 많이 배치되고 오른편 관골구멍은(파란색) 측면으로 더 많이 배치된다. 이에 따라 우리는 각 고관절이 더 크거나 더 작은 가동 범위를 허용할 수 있다는 것을 이해한다.

대퇴 근육들

이 복합체를 구성하는 모든 관절은 활막성(윤활관절) 유형(관절)이며, 한쪽은 경골과 대퇴골의 연결(이과성 관절)로, 다른 한쪽은 대퇴골과 슬개골의 관계(활차형 관절)로 구성되어 있다. 무릎은 두 가지 유형의 관절로 구성되어 있으며, 기능적으로는 활차형 관절처럼 움직인다. 비록 비골(종아리뼈)이 경골과 매우 가깝게 관절하고 있지만, 이 복합체의 일부로 간주되지는 않는다. 그러나 비골은 대퇴이두근과 외측 측부인대를 통해 무릎의 측면 안정화에 기여한다.[28] 두 가지 해부학적 유형 외에도, 주된 움직임(굴곡/신전)을 기준으로 무릎은 기능적으로 활차형 관절로 분류된다. 무릎의 주요 움직임은 해부학적 자세에서 굴곡과 신전이다. 그러나 굴곡된 자세에서는 내회전과 외회전도 발생할 수 있다. 따라서 해부학적 자세에서는 단일 평면인 시상면에서 움직임(굴곡/신전)이 가능하며, 굴곡된 자세에서는 시상면과 수평면에서 추가적인 움직임(회전)이 가능하다. 슬개골은 짧거나 종자뼈 유형에 속하며(두 힘줄 사이 또는 하나의 힘줄 내에 위치), 해부학적 도르래 역할을 한다. 이로 인해 대퇴사두근이 무릎에서 더 긴 모멘트 암을 가지게 되어, 무릎 신전 운동을 위한 이상적인 근육이 된다.

고관절 근육의 그림은 무릎에서의 기능을 이해하는 데 도움이 된다. 일반적으로, 고관절에서 동작을 수행하는 모든 이중 관절근은 무릎관절에서 그 반대 동작을 수행하는데, 예를 들어 엉덩이를 굴곡시키는 대퇴직근은 무릎을 신전시킨다. 이러한 움직임의 변화는 무릎이 특이한 '역전된' 위치에 있기 때문에 발생한다.

무릎의 신전은 관절의 측면-종축을 통과하는 모든 근육에 의해 발생한다. 이를 주로 담당하는 몇 개의 강력한 근육은 대퇴사두근과 대퇴근막장근(TFL Tensor Fasciae Latae)이다.

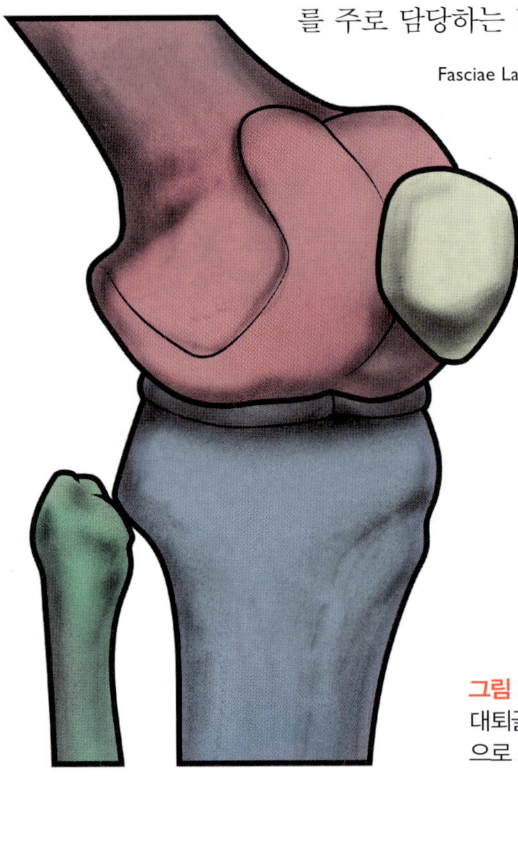

그림 3.18
대퇴골은 빨간색으로, 슬개골은 노란색으로, 경골은 파란색으로, 비골은 초록색으로 표시된다.

무릎 신전근

- 대퇴사두근
- 대퇴근막장근(TFL)

무릎 신전은 이 관절을 지나고 가쪽-안쪽 축의 앞쪽에 위치한 모든 근육에 의해 이루어진다. 이 근육은 모두 경골에 연결되어 있다. 봉공근은 예외인데, 봉공근의 근복은 대퇴부의 전면에 위치하지만 근육의 정지 부위는 그 뒤에 있으며(경골 내측), 이로 인해 무릎 굴곡 작용을 하게 된다.

무릎 굴곡근

- 봉공근
- 내전근
- 대퇴이두근
- 반건양근
- 반막양근
- 비복근(장딴지근)
- 슬와근(오금근)

비복근(종아리근)과 슬와근은 상대적으로 굴곡에 영향을 미친다. 이로 인해 무릎은 허벅지 뒤쪽 근육인 햄스트링에 의해 굽혀질 수 있으며, 종아리근에 의해 굴곡이 보조될 수 있다.

내측 회전은 무릎을 지나 다리의 안쪽 벽에 도달하는 모든 근육에 의해 발생한다. 예를 들어 반힘줄근, 두덩정강근(박근), 봉공근, 그리고 오금근(슬와근) 등이 해당된다.

외측 회전은 무릎을 지나 다리의 바깥쪽 벽에 도달하는 모든 근육에 의해 발생한다. 예를 들어 대퇴근막장근(TFL)과 대퇴이두근 등이 해당된다.

내측에서 외측으로 배열된 모든 근육 구조는 외측으로 회전하고, 외측에서 내측으로 배열된 모든 것은 내측으로 회전한다. 비록 이러한 해부학적 용어 설명은 지루할 수 있지만, 하지의 움직임을 이해하는 데 있어서 핵심적이다.

내측 회전

- 반건양근
- 내전근
- 봉공근

외측 회전

- 대퇴근막장근
- 대퇴이두근

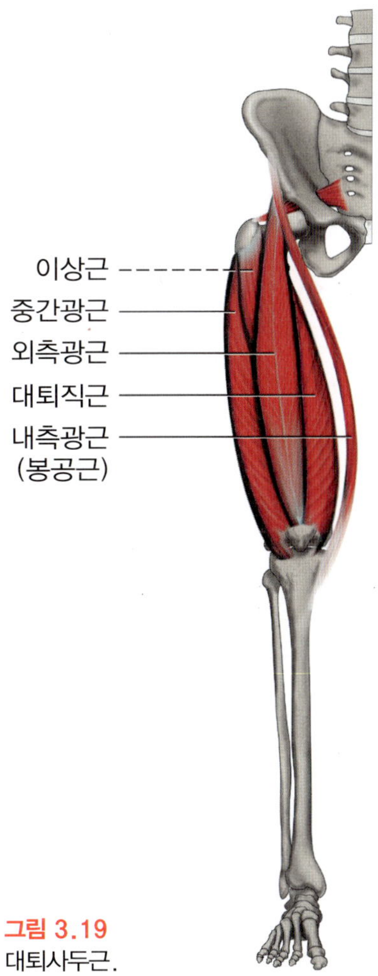

그림 3.19
대퇴사두근.

무릎의 회전을 결정하고 설명하는 방법

이 주제는 혼란스러울 수 있는데, 먼저 어떻게 설명할지를 결정해야 한다. 무엇에 대해 움직이는지, 그리고 어떤 기준에 대해 설명하는지 명확히 해야 한다.

이해를 돕기 위해, 회전은 **경골**의 위치를 대퇴골에 대한 기준으로 설명한다.

경골의 앞면이 몸의 정중선 쪽으로 향하고 뒷면이 그로부터 멀어지면, 우리는 무릎이 내회전하고 있다고 이해할 수 있다.

동일하게, 경골의 앞면이 몸의 정중선에서 멀어지고 뒷면이 정중선 쪽으로 가까워지면, 우리는 무릎이 외회전하고 있다고 이해할 수 있다. 두 가지 회전 모두 다음과 같은 이유로 발생할 수 있다.

- 대퇴골을 고정한 채 경골이 내측으로 돌아간 경우: **경골의 내회전**
- 대퇴골을 고정한 채 경골이 외측으로 돌아간 경우: **경골의 외회전**

이제 대퇴골이 외회전하고 경골이 제자리에서 고정되어 있는 경우(예: 하체가 서서 체중을 지탱하고 있을 때), 비록 우리가 대퇴골의 외회전으로 보고 있더라도 결과적으로 경골은 상대적으로 내회전을 하게 된다.

- 대퇴골이 외측으로 회전하고 경골이 고정되어 있을 때: **경골의 내회전**
- 대퇴골이 내측으로 회전하고 경골이 고정되어 있을 때: **경골의 외회전**

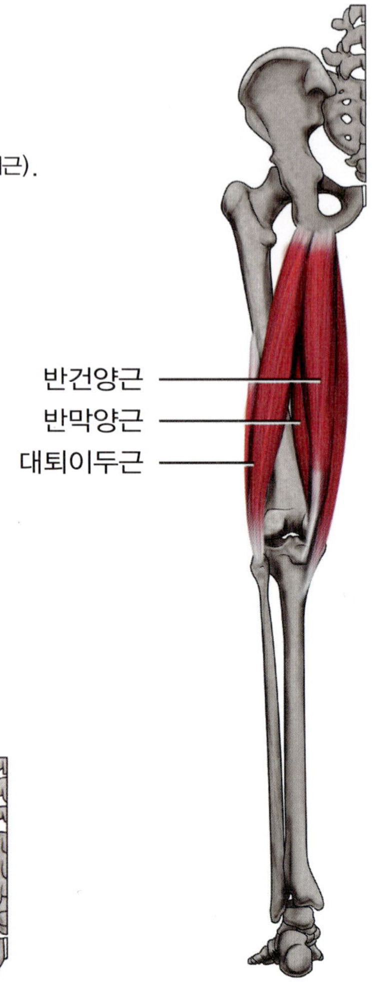

그림 3.20
햄스트링(뒷허벅지근).

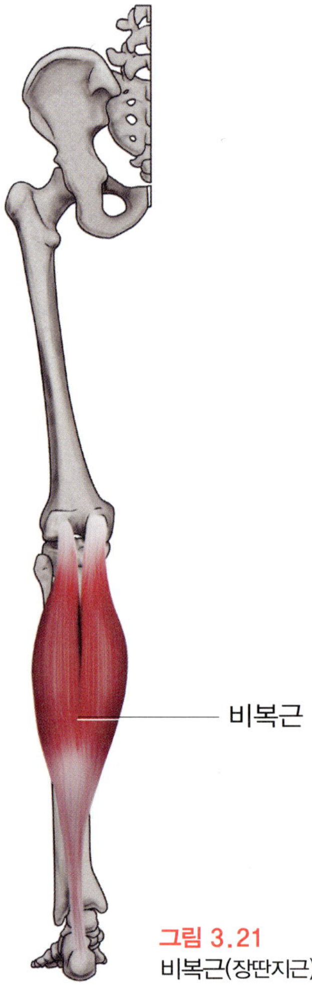

그림 3.21
비복근(장딴지근).

관절의 구조

반달 연골은 섬유 연골 구조이다. 내측은 열린 C 모양이고 외측은 좀 더 닫힌 C 모양으로 O에 가깝다. 둘 다 경골의 비교적 평평한 표면을 대퇴골의 모양에 맞추어주며 몸체와 앞뒤로 뿔이 있다. 혈관 공급은 가장자리에서 중심으로 갈수록 감소하며, 가장자리에서 멀리 떨어진 중심 부분의 손상에 대한 재생은 더 어렵다.

전방 십자인대는 오른손의 중지를 왼손 검지 위에 놓고 이를 오른쪽 무릎의 슬개골 위에 올려두면 쉽게 시각화할 수 있다. 이는 경골의 전방 이동을 방지하고, 과도한 내회전을 제한하는 역할을 한다.[17]

후방 십자인대는 이와 반대 방향으로 배치되어 있으며, 경골의 후면에서 대퇴골의 내측부에 이르는데, 이는 경골의 후방 병진운동을 방지하는 역할을 한다.

내외 측부인대는 무릎의 측면 기울임 움직임을 제한하며, 무릎 신전 시 긴장되고 굴곡 시 짧아지며 이완된다.

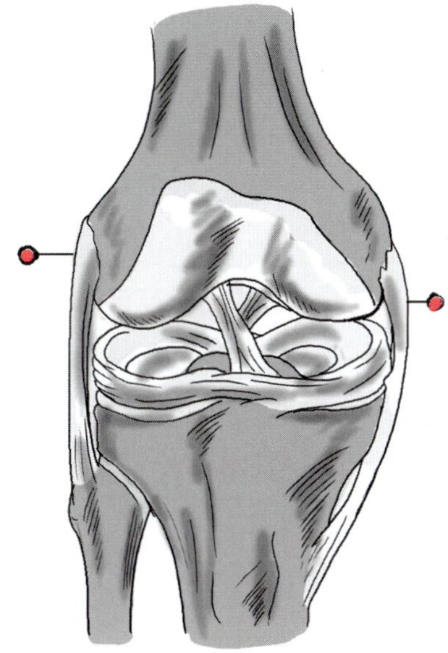

그림 3.22
십자인대와 측부인대.

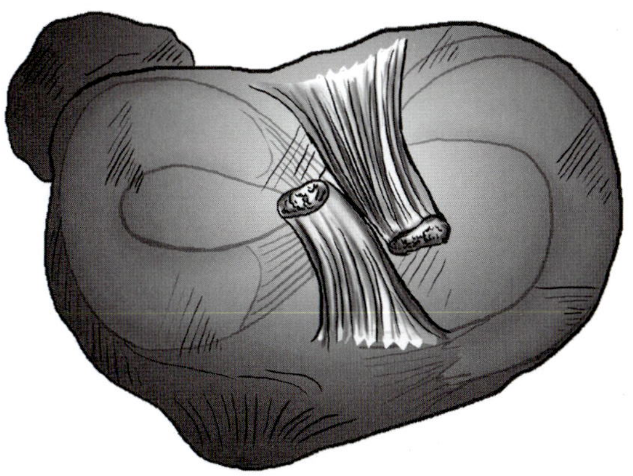

그림 3.23
그림 아래에 위치한 전방십자인대는 후방 외측으로 뻗으며, 위에 위치한 후방십자인대는 전방 내측으로 뻗고 있다.

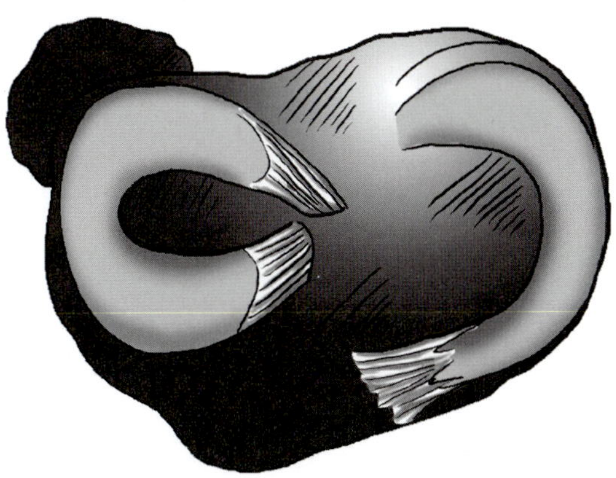

그림 3.24
왼쪽 외측 반달연골은 '닫힌 C 형태'(비골과 가깝게 위치한)이며, 오른쪽 내측 반달연골은 '열린 C 형태'이다.

근수축(활성) 유형

스쿼트 시 근수축의 유형을 이해하기 위해 아래의 그림을 보겠다.

- **단축성 수축:** 근육이 짧아지면서 힘을 생성한다. 근육의 부착 지점들이 서로 가까워진다. 스쿼트 동작에서 몸이 올라가는 과정이다.
- **신장성 수축:** 근육이 늘어나면서 힘을 생성한다. '저항성(네거티브) 수축'으로 알려져 있다. 근육의 부착 지점들이 서로 멀어진다. 스쿼트 동작에서 몸이 내려가는 과정이다.

스쿼트와 데드리프트 간의 차이 중 하나는 스쿼트가 신장성 수축(또는 감속 수축)으로 시작하여 단축성 수축으로 끝나는 반면, 데드리프트는 단축성 수축으로 시작해 종료된다는 것이다.

더 쉽게 이해하기 위해, 스쿼트를 "위에서부터 시작한다"고 말한다(대부분의 버전에서). 스쿼트 시 내려가고 다시 올라올 때, 근육은 늘어난 상태로 에너지를 저장한다(늘어난 근육은 이후 단축성 수축에 도움이 될 것이다). 스쿼트는 그 단축성 수축 단계(신장에서 단축으로 전환되는 최하단부)에서 가장 높은 근육 활성을 보인다.[30]

근육 수축 유형, 작용 근육 및 스쿼트 시 움직이는 각 관절에서의 동작을 자세히 설명하면 다음과 같다.

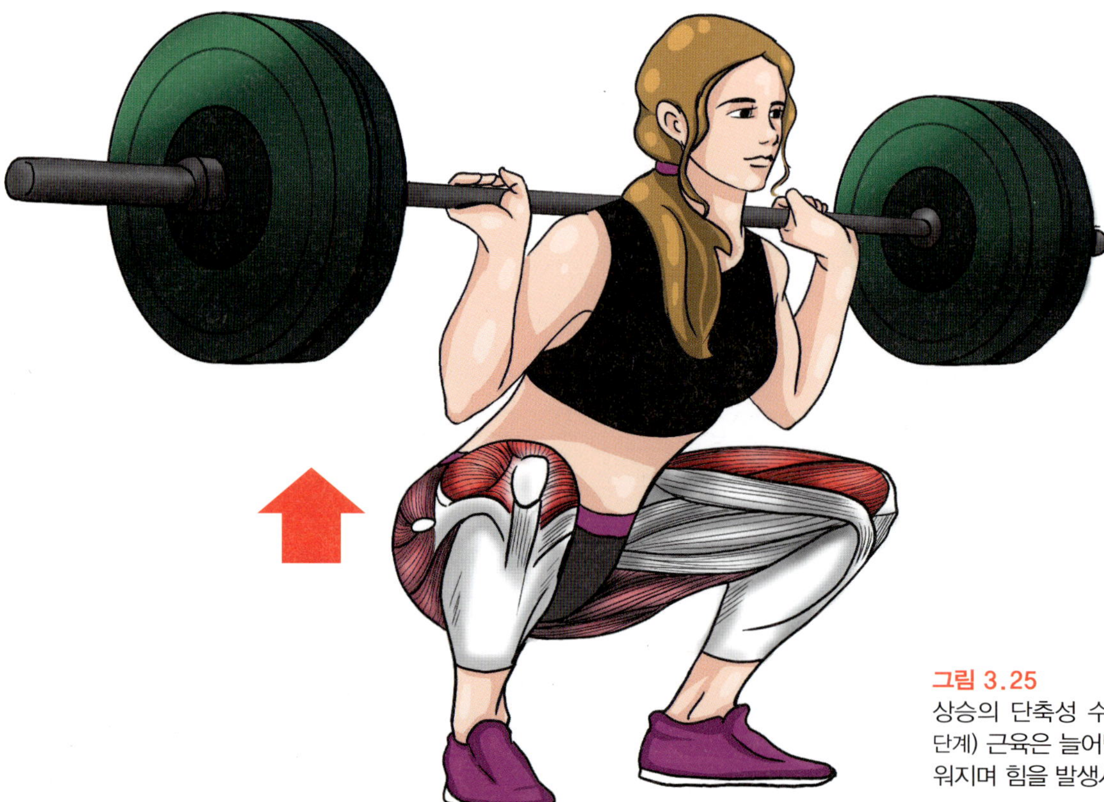

그림 3.25
상승의 단축성 수축 단계에서(리프팅 단계) 근육은 늘어난 부착 지점이 가까워지며 힘을 발생시킨다.

무릎관절에서의 동작

- **상승 단계**: 대퇴사두근이 단축성 수축하여 무릎을 신전
- **하강 단계**: 대퇴사두근이 신장성 수축으로 무릎 굴곡(제어 역할)

고관절에서의 동작

- **상승 단계**: 햄스트링, 내전근, 둔근이 단축성 수축하여 고관절 신전
- **하강 단계**: 햄스트링, 내전근, 둔근이 신장성 수축하여 고관절 굴곡(제어 역할)

발목관절에서의 동작

- **상승 단계**: 비복근, 가자미근이 단축성 수축하여 발목 저측 굴곡(신전)
- **하강 단계**: 비복근, 가자미근이 신장성 수축하여 발목 배측 굴곡(제어 역할)

햄스트링 근육 그룹은 스쿼트 중 항상 활성되지만 가장 두드러지진 활성화는 아니다. 이러한 이유 중 하나는 아마도 스쿼트 동안 이 근육의 길이에 변화가 없어서 일정한 등척성 수축이 나타남으로써 발생할 수 있다.[25] 이 활동은 주로 상승 단계에서 더 크며 햄스트링 근육 그룹의 안쪽 그룹(반건양근, 반막양근)보다는 가쪽에 위치한 대퇴이두근이 더 중요한 역할을 하는 경향이 있다.

햄스트링은 양 관절 근육이기 때문에 스쿼트의 다양한 단계에서 이 근육의 수축 유형을 확인하는 것은 어렵다. 일반적으로 상승 단계에서는 단축성 수축을 보이고 하강 단계에서는 이완 수축을 보인다고 생각할 수 있지만, 실제로는 두 단계 모두에서 등척성 수축을 보이거나 또는 E-동심성 수축(한 관절에서의 동심성 수축과 다른 관절에서의 편심성 수축)이 일어나는 것으로 보인다. 이것은 햄스트링 근육이 하강 중에 무릎에서 단축(수축)되지만 고관절에서는 신장되고 상승 중에는 무릎에서는 신장되면서 고관절에서는 단축하는 것을 의미한다.[42]

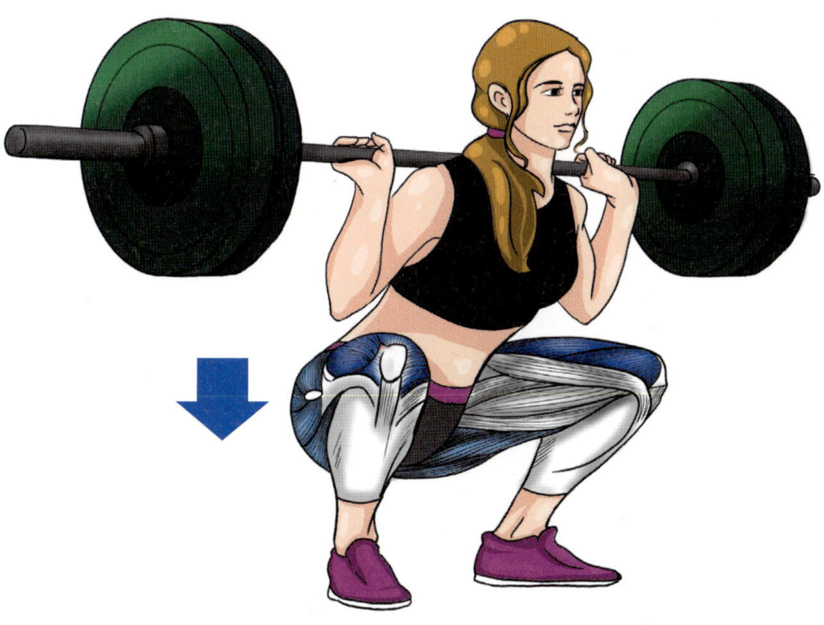

그림 3.26
신장성 단계(하강).

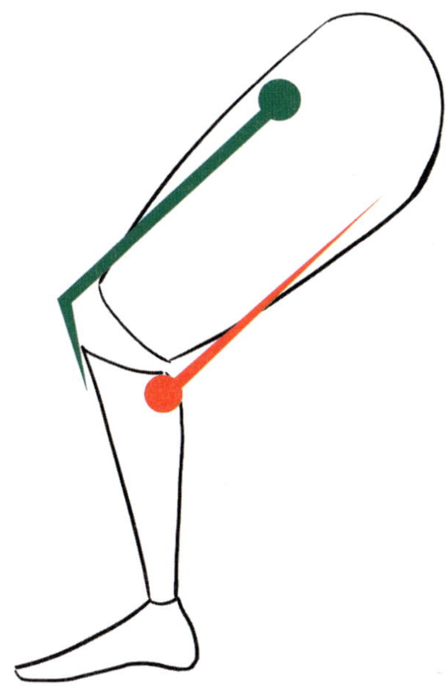

그림 3.27
양 관절성 근육은 두 개의 관절에서 작용하는 근육을 의미한다. 여기서는 대퇴직근이 초록색으로, 햄스트링 근육이 빨간색으로 나타나 있다.

양 관절성 근육들

하지 근육들은 단관절 근육, 이중관절 근육 또는 다중관절 근육이 될 수 있다.

- 단관절 근육은 하나의 관절을 통과하여 해당 관절에 영향을 미치는 근육이다. 하지에서의 예시로는 치골근, 장내전근, 단내전근, 중둔근, 소둔근, 대퇴이두근, 대퇴사두근 등이 있다(대퇴직근 제외).
- 이중관절 근육은 두 개의 관절을 통과하여 그에 따라 두 관절에서 작용할 수 있는 근육이다. 하지에선 대퇴직근, 반막양근, 반건양근, 봉공근 등이 있다.
- 다중관절 근육은 세 개 이상의 관절을 통과하여 이 모든 관절에서 작용할 수 있는 근육이다. 예시로는 장요근으로 이 근육은 여러 요추, 천추, 그리고 고관절을 통과한다.

이 관절성 근육은 중요한 운동 에너지를 생성한다. 이 근육들은 양쪽 힘줄과 부착부위를 당기면서 양쪽 관절에 영향을 미친다. 단일 관절에서 작용하려면 다른 근육들의 도움이 필요하며, 양쪽 관절에서의 움직임을 생성하거나 제한할 수도 있다.

하지의 진화적 회전 특성으로 인해, 일반적으로 이 관절성 근육은 한 관절을 굴곡시키면서 다른 관절을 신전시키는 경향이 있다고 말한다. 예를 들어, 대퇴직근은 고관절을 굴곡시키면서 동시에 무릎관절을 신전시킬 수 있다.

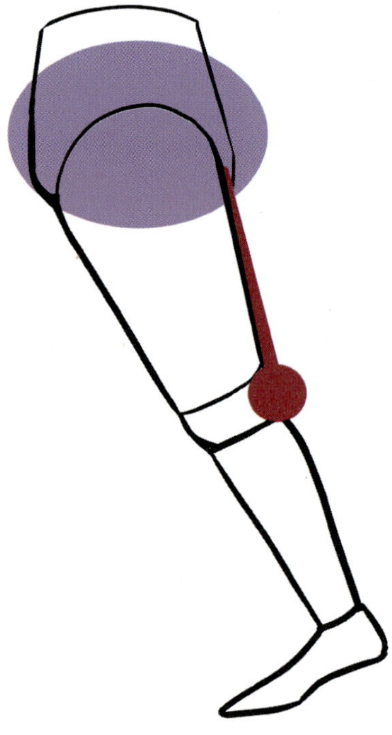

그림 3.28
고관절을 신전시키는 햄스트링.

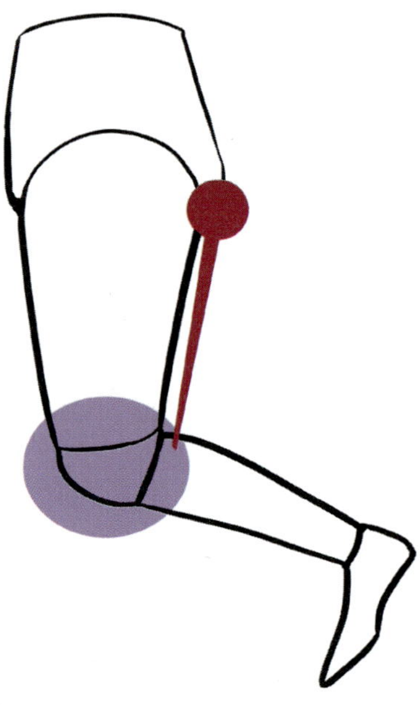

그림 3.29
무릎을 굴곡시키는 햄스트링.

고관절을 굴곡시키는 상황에서 대퇴직근이 작용하고 있기 때문에, 나머지 대퇴사두근이 무릎을 신전시키는 작용을 수행하게 된다.

하체에 이 관절성 근육이 존재함으로 인해 특정 근육 그룹이 특정 동작에서 우세하게 작용하고, 다른 근육 그룹은 다른 관절을 담당하게 된다. 또한, 한 관절에서의 근육 요구는 때때로 다른 관절에서의 근육 작용을 촉진하거나 방해할 수 있다.

예를 들어, 고관절을 굴곡하여 햄스트링을 신장시키는 것은 이후에 무릎을 굴곡시키는 효과를 증가시킬 것이다. 왜냐하면 근육은 길게 된 위치에서 더 강하게 작용하기 때문이다.

또한 무릎을 펴는 것은 햄스트링의 고관절 신전 작용을 도와준다. 이는 근육이 무릎에서 '작용'하지 않아 고관절 신전 작용에 '전념'할 수 있기 때문이다.

다른 예로는 무릎을 굴곡시키는 경우, 햄스트링의 고관절 신전 작용을 어렵게 만드는데 왜냐하면 이 경우에는 이미 무릎에서 굴곡 작용 중이기 때문이다.

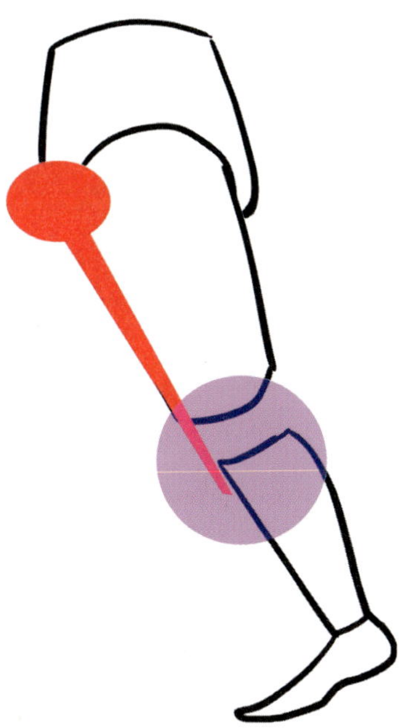

그림 3.30
무릎 신전 작용을 하는 대퇴직근.

- 고관절이 굴곡된 상태: 이 상태엔 대퇴직근의 무릎에 대한 신전 작용이 감소하며 나머지 대퇴사두근이 무릎 신전 작용을 도와야 한다.
- 고관절이 신전된 상태: 이 상태에선 대퇴직근의 무릎 신전 작용이 증가한다. 이는 대퇴직근이 고관절에서 작용하고 있지 않아 무릎에서의 작용에 집중할 수 있기 때문이다.

햄스트링

- 무릎 굴곡근
- 고관절 신전근

대퇴직근

- 무릎 신전근
- 고관절 굴곡근

이러한 근육의 특별한 위치는 '역설적'이게 보일 수 있다.

롬바르드의 역설은 하지의 움직임에서 서로 반대되는 근육이 동시에 작용하는 것으로 보이는 모순으로 설명된다. 간단한 실험으로 앉아 있는 위치에서 천천히 일어나면서 손으로 만져보면, 가정상 서로 반대되는 근육 그룹인 햄스트링과 대퇴직근의 활동을 감지할 수 있다.

놀랍게도 움직임에서 두 근육의 동시 수축이 모순처럼 보일 것이다. 이러한 가정상의 모순은 단순히 길항 근육 간의 협력일 뿐이며, 앞서 배운 이 관절성 근육의 원리를 통해 쉽게 이해할 수 있을 것이다.

보았듯이 대퇴직근(그림 3.30에서 빨간색 표시)은 고관절을 굴곡시키거나 무릎을 신전시키는 작용을 할 수 있다. 앉아 있다가 일어나는 상황에서는 이 근육이 무릎을 신전시키는 역할을 맡게 된다. 반면, 햄스트링은 무릎을 굴곡시키거나 고관절을 신전시키는 작용을 할 수 있다. 이 근육들은 앉았다가 일어날 때 고관절을 신전시킬 것이다.

질문해볼 필요가 있다. 근육이 특정 관절에 더욱 지배적으로 작용하는 이 현상이 왜 일어나는 걸까? 결국 근육은 정지점을 기시에 가깝게 당기며 수축하나, 의식적으로 특정 관절의 작용을 선택할 수는 없다.

답은 각 근육의 정지 지점과 작동 중인 관절 간에 형성되는 다양한 모멘트 암에 있다.

그림 3.31에서 보듯이, 대퇴직근의 원위 정지 지점은 무릎의 관절 축과 비교하여 전방으로 떨어져 있다. 이 대퇴직근의 원위 정지 지점에서 관절 축까지의 모멘트 암이 고관절 정지 지점(대퇴직근 기시점)과 고관절 축 간의 거리보다 크다(그림에서 더 짧은 빨간색 막대로 표시됨). 다시 말하자면, 무릎보다 고관절에서 '기계적 지렛대'가 더 짧기 때문에 무릎관절에서 작동하는 것을 더 선호할 것이다.

반대로, 햄스트링은 기시점과 관절 축이 더 멀리 위치해 있기 때문에 고관절에서 더 큰 모멘트 암을 갖게 된다. 햄스트링의 정지 지점은 무릎관절에 훨씬 가까이 있어 모멘트 암이 작다. 다시 말해, 햄스트링은 고관절에서 '기계적 지렛대'가 더 길고 무릎에서는 더 짧다.

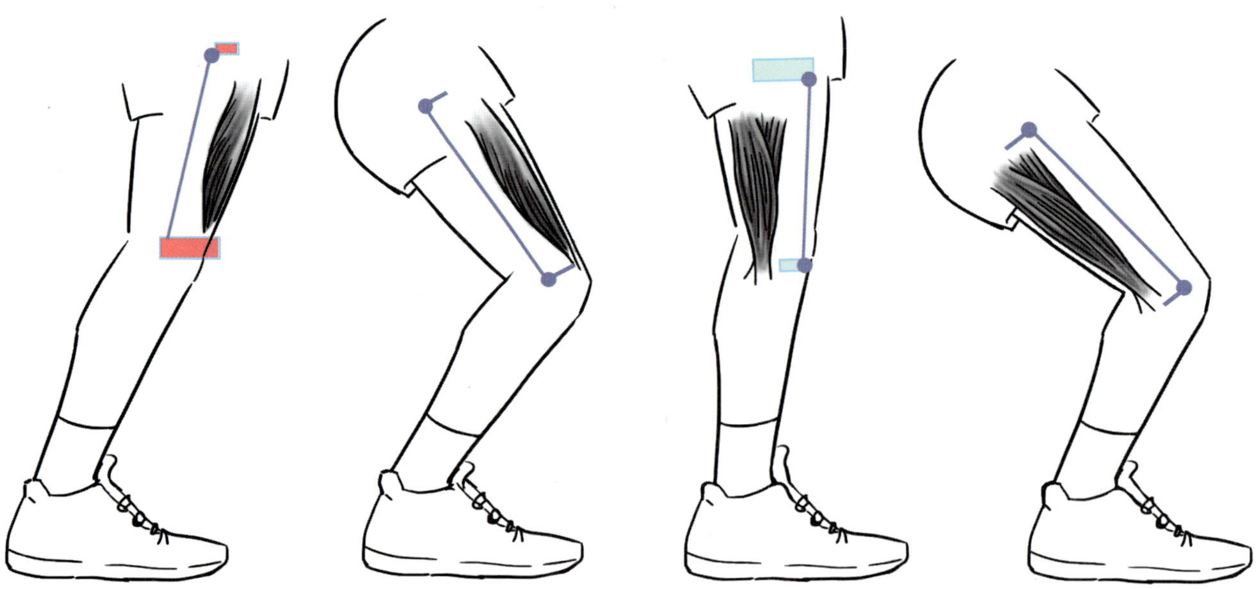

그림 3.31
대퇴직근은 무릎에서 더 큰 모멘트 암을 가지고 있으며, 햄스트링은 고관절에서 더 큰 모멘트 암을 가지고 있다.

햄스트링

고관절에서 더 큰 모멘트 암 = 보다 큰 토크

대퇴사두근

무릎에서 더 큰 모멘트 암 = 보다 큰 토크

이 모든 데이터를 통해 두 근육 그룹이 길항 관계의 근육으로 간주되지만, 하나는 무릎에서 작동하고 다른 하나는 고관절에서 작동하여 함께 하지의 신전을 만드는 것임을 이해할 수 있다.

그러나 대퇴직근은 홀로 작용하지 않는다. 대퇴사두근 그룹 내에서 내측, 외측광근은 대퇴직근보다 최대 50%의 큰 활성화를 보였다. 대퇴직근의 비교적 낮은 활성은 아마 이 근육이 다 관절근이기 때문일 수 있다(무릎 신전, 고관절 굴곡 두 가지 작용).[42]

이 근육들의 수축과 관련해서 각 근육은 전체 길이에서 약간의 단축과 신장되는 흥미로운 현상이 보였다. 이것이 어떻게 발생하는지는 대퇴직근이 무릎관절에서 수축됨과 동시에 고관절에서 늘어나고 있다는 데 기인한다. 마찬가지로 햄스트링은 고관절에서 수축되지만 동시에 무릎관절 근처에선 신장되며, 이를 통해 동작 전체 과정 동안 유사한 길이를 유지한다.

많은 저자들이 이러한 근육 분절 하나는 수축하고 다른 하나는 스트레칭 되는 이 유형의 수축을 편심성-동심성E-concentric이라고 부른다. 따라서 근육의 상대적인 길이는 유지되면서 동시에 움직임이 일어나게 된다(Gray, Leal, Prentice).

파워리프팅 방식과 유사한 백 스쿼트는 대퇴사두근과 햄스트링 같은 두 길항 근육의 동시 수축으로 인해 역설적으로 간주되며, 관절 움직임은 그 관절에서 가장 긴 모멘트 암을 갖는 지배적인 근육에 의해 결정된다.[2]

동시 수축 현상은 관절의 안정성을 유지하는 데 매우 중요하다. 하지 관절 움직임 시 전방 그룹(대퇴사두근), 후방 그룹(햄스트링), 그리고 비복근의 동시 수축은 전방 십자인대의 스트레스를 감소시키고 분산시키는 중요한 요인임이 입증되었다.[4]

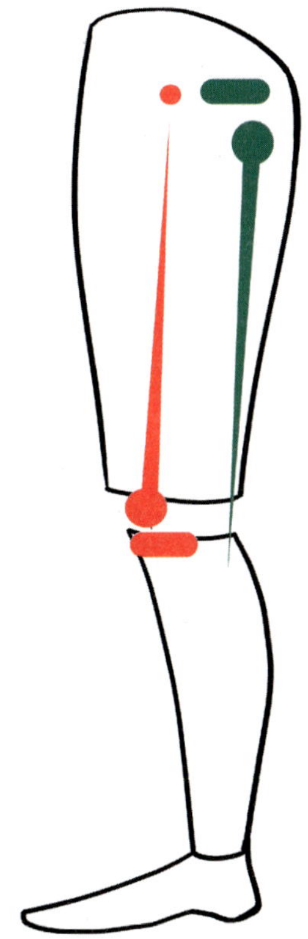

그림 3.32
무릎에서의 모멘트 암이 증가한 대퇴사두근(빨간색 표시).
고관절에서의 모멘트 암이 증가한 햄스트링(녹색 표시).

역사

고대부터 스쿼트(및 그 변형 형태)는 중국, 인도와 같이 세계 여러 지역에서 힘과 건강을 위한 신체 운동으로 기록되어왔다. 이는 우연이 아니라 인간의 발전과 진화 내에서 자연스러운 움직임으로 여겨진다.

하지만 현대적인 하중을 이용한 스쿼트에 대한 기록을 찾으려면 체육문화의 아버지라 여겨진 유진 샌도우가 1800년 말에 자신의 출판물에서 대퇴사두근 발달을 위해 스쿼트를 권장한 시점으로 거슬러 올라가야 한다. 1900년 초반에는 우리가 알고 있는 하중을 이용한 현대의 스쿼트가 처음으로 나타나기 시작했지만, 발의 앞부분으로 지지하고 발뒤꿈치를 들어 올리는 방식으로 이루어졌다. 이 초기 버전의 스쿼트는 이미 '깊은 무릎 굽힘' 스쿼트로 알려져 있었다.

1921년에는 바벨 제작 회사 마일로의 창립자인 앨런 칼버트가 제품 카탈로그에 소개된 새로운 운동을 통해 헨리 스타인본이 수행한 '스쿼트'를 선보였다. 또한 스타인본은 랙이나 지지대가 부족했기 때문에 허리를 측면으로 기울여 바를 바닥에서 등에 올리는 방법을 개발했다. 이 독특한 리프팅 운동은 '스타인본 리프트'로 불렸고 이를 통해 막대를 어깨 위에 위치시킬 수 있었으며, 오늘날 우리가 알고 있는 버전과 유사하지만 랙이나 지지대를 사용하지 않았던 당시에는 흔하지 않은 방법이었다.

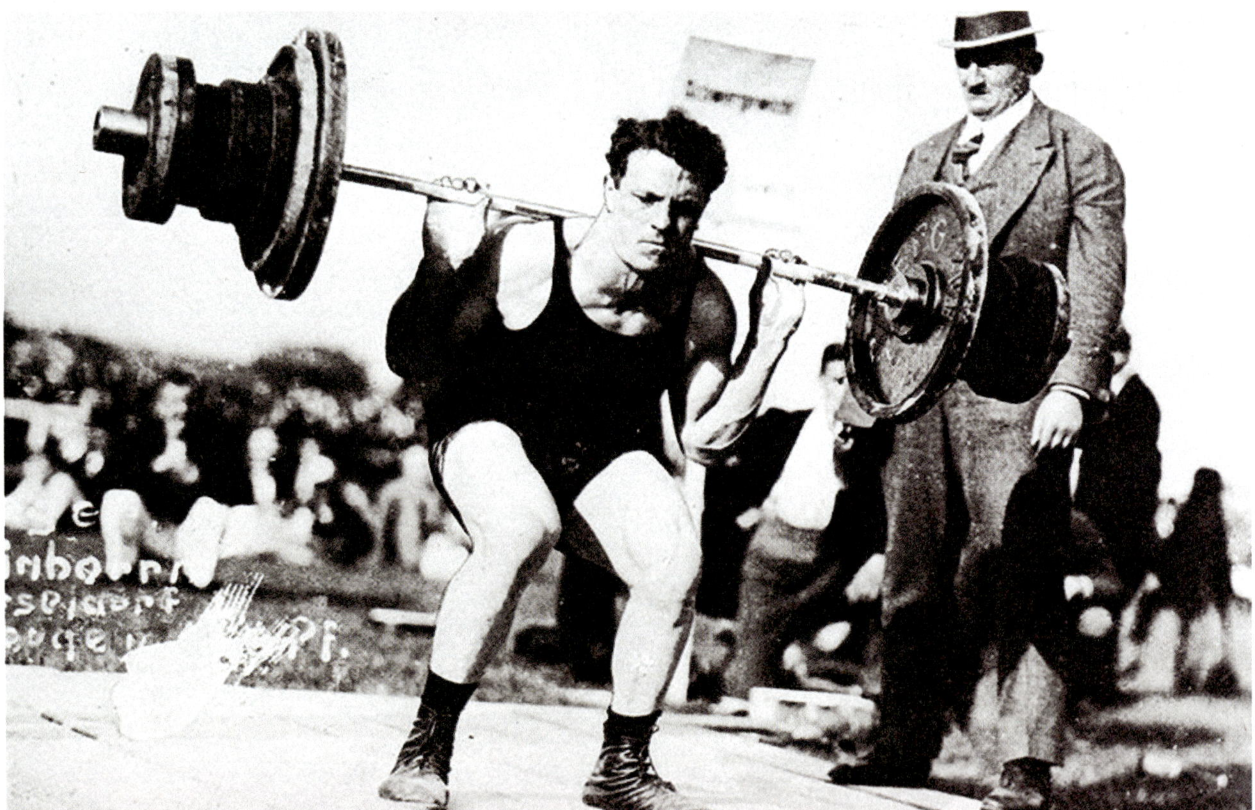

원시적이지만 효과적인 스쿼트를 하는 헨리 '마일로' 스타인본.

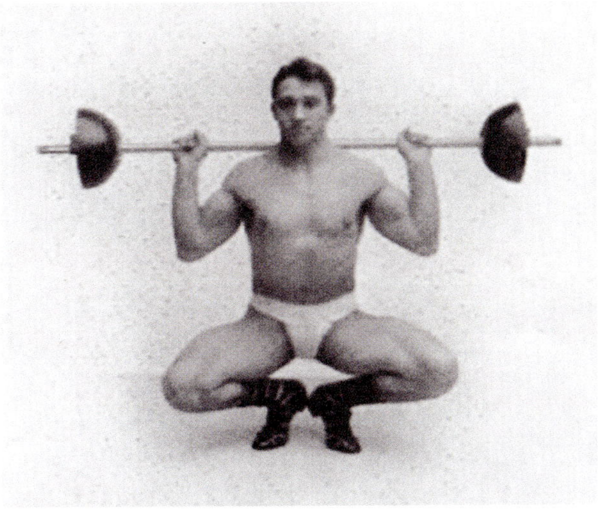

그림 3.33
19세기 말 대퇴사두근 개발을 위한 '깊은 무릎 굽힘' 스쿼트.

과거 수십 년 동안 스쿼트는 1960년대에는 클라인 박사의 악명 높은 연구 등으로 인해 비난을 받았다. 이 연구는 특히 무릎이 발끝을 넘어가는 낮은 스쿼트를 피하는 데 중점을 두었다. 깊은 스쿼트는 거의 금지되었고 심지어 그 시기의 군대에서도 금지되었다. 그러나 이 두 가지 요소와 클라인 박사의 연구는 최근 몇십 년 동안 건강한 사람들에게 대한 경험적 및 과학적 검증을 통해 잘못되었다는 것이 입증되었다.

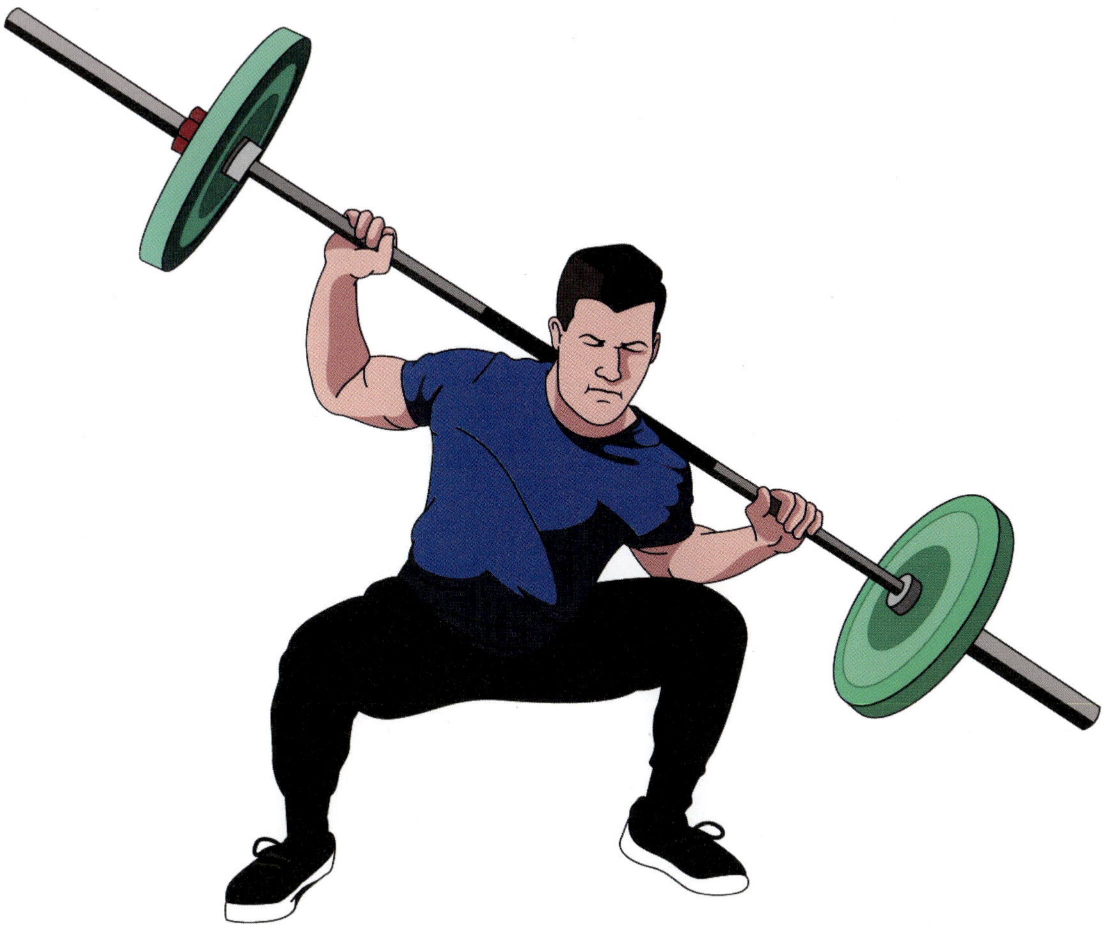

그림 3.34
당시 적절한 랙이 없어 바벨을 올리기 위해 사용했던 '스타인 본 리프트'.

구체적 방법

스쿼트의 다양한 버전 중 하강 전 무릎 또는 고관절을 미리 굴곡하는 등 하강 단계에서 다양한 변형을 볼 수 있다. 그러나 가장 균형 있고 좋은 것은 고관절, 무릎, 발목 세 개 관절을 균일하게 동시 굴곡하는 삼중 굴곡이다.

특정한 순서가 있는 스쿼트가 틀렸다는 것은 아니다. 그 방법은 자세 교정이나 그로 인한 지배적 패턴 변화의 기능을 할 수도 있다. 그러나 이번엔 동시에 관절을 굴곡하는 스쿼트를 설명할 것이며, 이를 더 균형적이고 적합한 자세로 간주하도록 하겠다.

시작 자세에서 고관절, 무릎, 발목을 동시에 굴곡한다.

세 관절의 이 비례적인 굴곡은 각 관절의 움직임 정도는 다르지만 발목은 무릎과 비교하여 움직임이 더 적을 수 있다.

하강하는 동안, 이 움직임을 이끄는 주요 근육들의 신장성 활성으로 하강을 제동하며 우리가 목표한 깊이에 도달한다. 고관절 지배적인 스쿼트를 선택한 경우, 하강 중에 고관절에서의 움직임 비율이 높아진다. 목표한 깊이에 도달하면(깊거나 중간 정도 또는

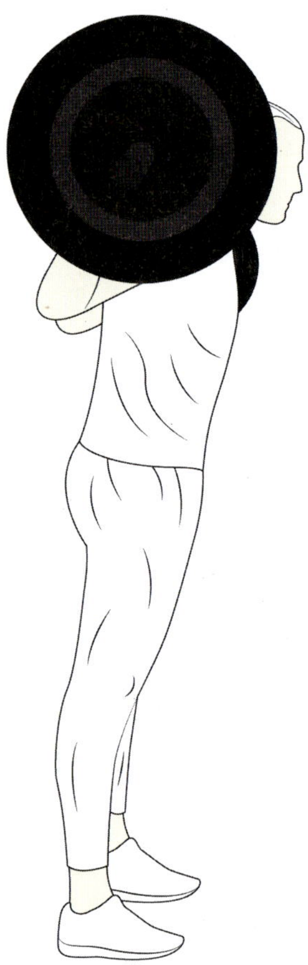

1. 선 상태

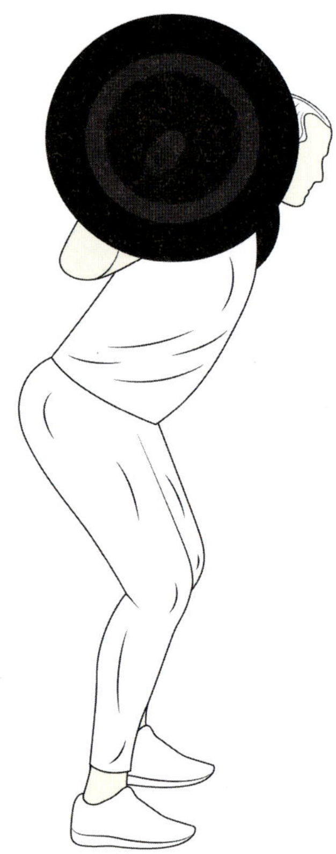

2. 삼중 굴곡

그림 3.35

상태에 따라 높은 스쿼트가 될 수 있음), 하강을 제동하고 그 높이에서 정적이고 통제된 자세를 유지한다. 그 자리에서 모든 단계를 역순으로 하여 관절을 신전시켜 초기 자세로 일어서게 된다.

스쿼트 형태에 관계없이 하강선은 항상 발의 중앙에 위치하도록 한다. 로우바 형태의 스쿼트에선 고관절의 증가된 굴곡과 함께 몸통의 기울기가 증가하고 몸통의 굴곡을 피하기 위해 후면 코어 전체의 활성이 더욱 커질 것이다.

부하가 신체에 가해지면 무릎과 발 아치는 자연스럽게 신체 중앙으로 무너지려 할 것이다. 이것은 자연스러운 현상이지만, 큰 부하가 가해질 때 구조적인 한계를 넘지 않아야 하기에 무릎이 엄지발가락 선을 넘어 안쪽으로 움직이지 않도록 유지하는 노력이 필요하다.

어깨 가동성 요구는 주로 바를 앞쪽에 두는 버전에서 발생하며, 뒤로 낮게 위치한 버전에서는 적게 나타날 것이다. 앞쪽에 있는 버전에서는 어깨의 굴곡이 제한되고, 뒤로 낮게 위치한 버전에서는 어깨의 신전이 제한된다.

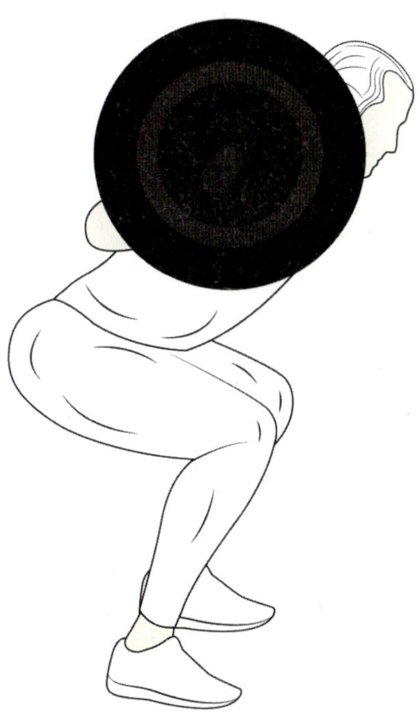

3. 90°에 가까운 고관절 굴곡

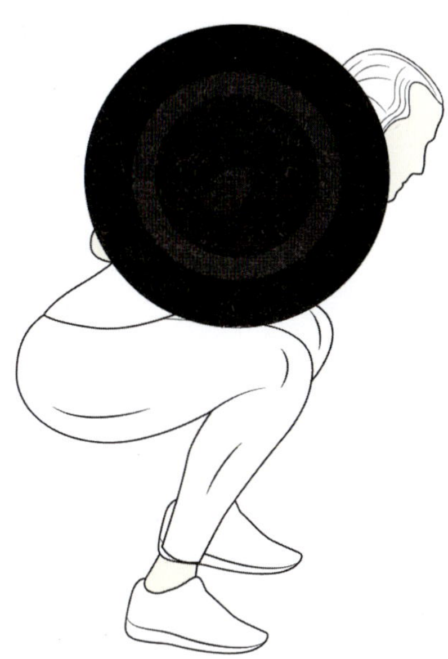

4. 더 깊은 굴곡

그림 3.36

다른 스쿼트, 다른 설정

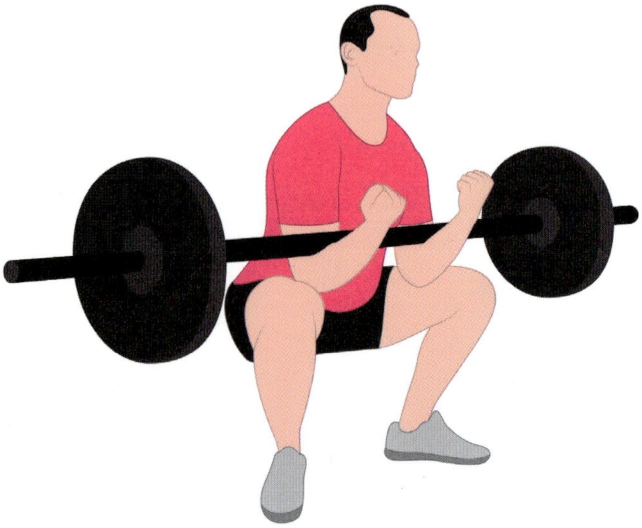

그림 3.37
저쳐 스쿼트는 부하를 매우 앞에 위치시켜 후면 코어의 활성을 더 필요로 하는 스쿼트이다.

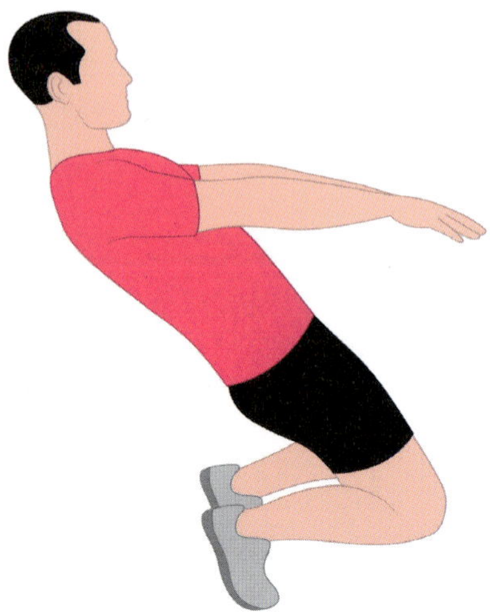

그림 3.38
시시 스쿼트는 고관절을 통제하며 무릎을 멀어지게 해 무릎에 부하가 집중되는 스쿼트이다.

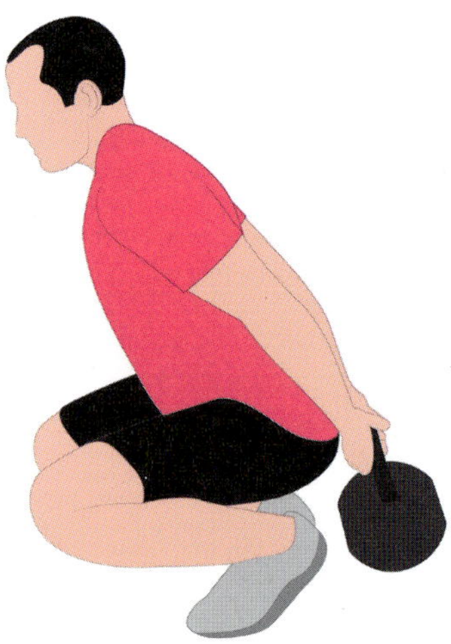

그림 3.39
핵 스쿼트는 부하가 뒤에 위치하며(저쳐 스쿼트의 반대) 무릎이 부하가 멀리 떨어져 있어 무릎에서 신전 작용을 더 많이 요구하게 된다.

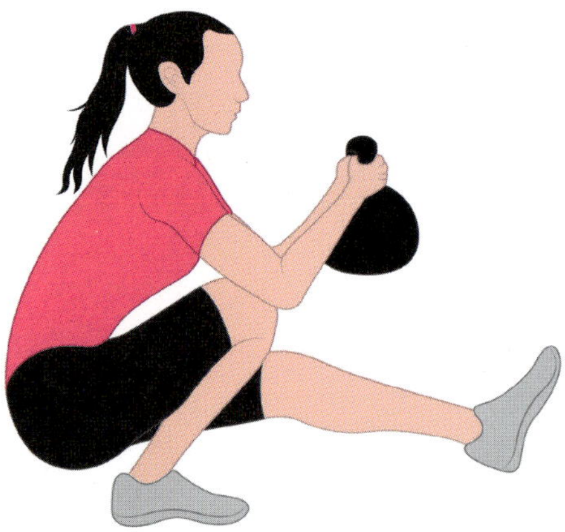

그림 3.40
피스톨 스쿼트는 편측 하지에 작용되어 안정화 능력도 요구된다. 부하는 몸에 가깝게 혹은 더 멀리 위치시킬 수 있다.

누가 할 수 있을까?

일반적인 강도의 스쿼트 훈련에 대한 오해 중 하나는 누가 이 운동을 할 수 있느냐는 것이다. 이러한 비판과 두려움의 주요 대상은 아동 및 청소년 인구와 고령자들이다.

역사적으로 어린이와 청소년에게 하중을 이용한 훈련은 성장판에 손상을 줄 수 있다고 여겨졌으며, 이는 심지어 성장을 저하시킬 수 있다는 믿음으로 이어졌다.[48] 현재는 이러한 가정에 대한 증거가 없으며, 사람들이 건강한 상태에서 올바른 기술로 수행되는 경우에는 긍정적인 이점이 더 많이 나타난다. 실제로 웨이트 트레이닝이(규칙적으로 진행되고 적절한 진전이 이루어진 경우) 이 시기 동안 뼈의 미네랄 밀도를 증가시킨 것으로 입증되었다.[48] 이러한 유형의 활동은 다른 스포츠 훈련 방식과 비교하여 상대적으로 낮은 부상률을 보인다.[49]

노인들에게는 근력은 부상, 추락 및 근육 감소의 위험을 줄이기 위해 우선적으로 여겨지며, 또한 독립성, 안전성 및 자존감과 같은 생체-심리-사회적 요소도 중요하다.

3대 운동의 모든 동작은 건강한 개인에게 적합하며, 운동의 강도와 양을 개인의 상황에 맞게 조절해야 한다.

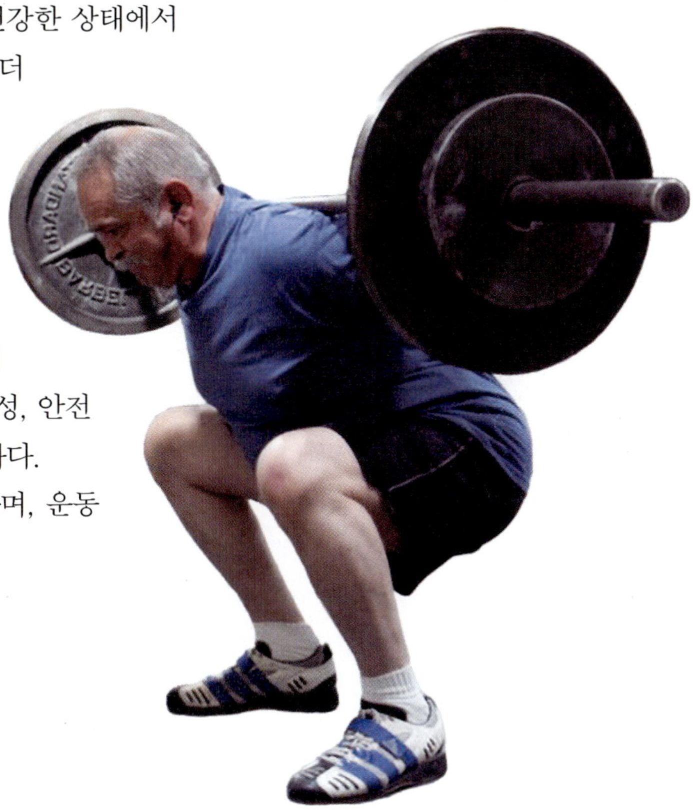

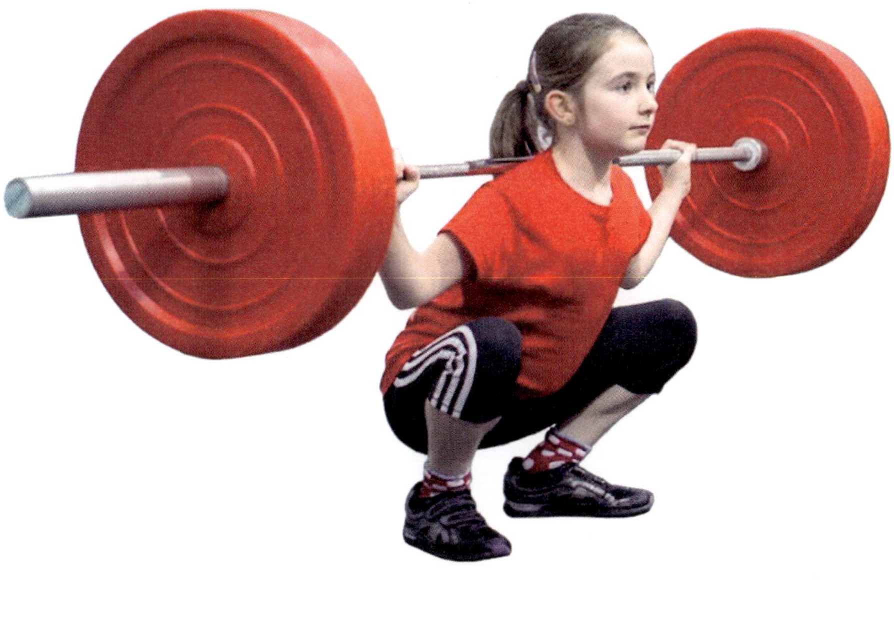

3 토크

스쿼트에서 3가지 토크가 발생한다고 말하며, 이는 고관절을 가로지르는 축을 따라 3개의 힘이 회전을 일으켜 3개의 평면에서 움직임을 만들어낸다는 것을 의미한다.

모든 관절 운동은 축을 기준으로 회전시키는 힘(토크)에 의해 발생한다. '내회전' 및 '외회전' 같은 움직임과 이러한 회전을 혼동하지 않도록 주의해야 한다. 이렇게 함으로써 축을 중심으로 하는 모든 회전은 관절의 굴곡, 신전, 내전, 외전 같은 종류의 움직임을 만들 것이다.

해부학적 자세에서는 이를 이해하기 쉽지만 몸의 위치를 공간에 대해 변경하기 시작할 때(예: 스쿼트와 같이), 축과 평면의 배치는 실제로는 변경되지 않았음에도 불구하고 변경된 것처럼 보일 수 있다.

기억해야 할 점은, 해부학적 자세에서 설정된 평면과 축은 해당 신체 부위에 대해 몸의 위치가 변하더라도 변하지 않는다는 것이다. 따라서 앞뒤 방향으로 고관절을 가로지르는 축은 신체가 공간에서 위치를 바꾸더라도 여전히 앞뒤 방향으로 고관절을 관통한다. 또한, 하체의 관상면은 여전히 해당 부위와 대퇴골의 머리를 통과하는 축에 대해 관상면으로 남아 있으며, 고관절이 굴곡된 상태일지라도 관찰자에게 다르게 보일 수 있다. 하지의 관상면은 여전히 그 분절과 대퇴골 머리를 통과하는 축에 대해 관상면이다. 고관절이 굴곡되어 관찰자에게 수평면으로 보일지라도 마찬가지이다. 실제로, 외전 움직임은 여전히 그 부분의 관상면을 기준으로 발생되기 때문에 여전히 관상면 움직임이라고 불릴 것이다. 그러나 이것이 공간적 관상면과 일치하지 않을 수 있다.

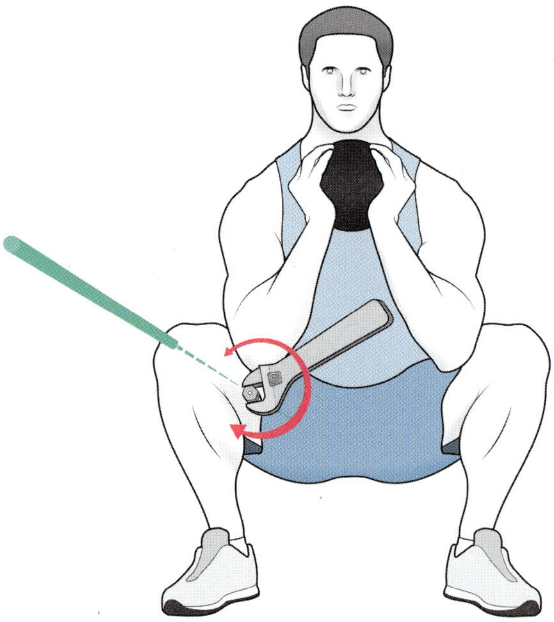

그림 3.41
고관절 외회전 토크.

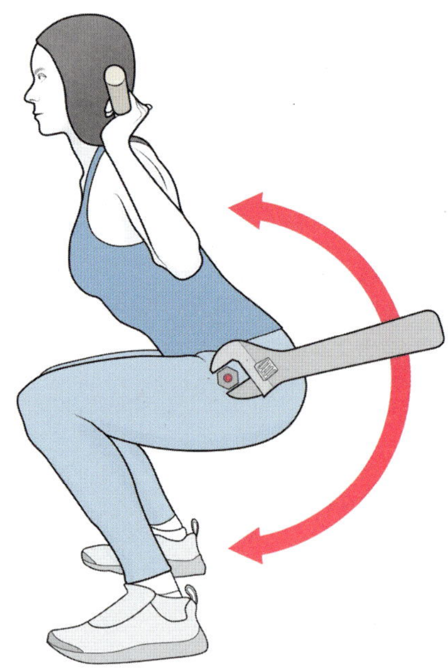

그림 3.42
고관절 신전 토크.

그림 3.41에서 피사체 자체(대퇴골)가 아닌 주변 공간에서 피사체의 상대적인 위치를 기준으로 삼으면 실제로는 세로(종축)인 축과 잘못된 전-후 축을 혼동할 수 있다. 이 예시에서 이 세로 축이 대퇴골 머리를 위에서 아래로 통과하는 것을 볼 수 있다(해부학적 위치에서 미리 측정됨). 엉덩이를 굽히면 상대적인 위치의 변경으로 인해 축이 변경된 것처럼 보일 수 있지만, 이것은 그저 착시일 뿐이다.

왜 이 따분한 두 페이지를 이해하는 것이 중요할까? 이것을 이해하는 것이 얼마나 기본적인 것인지 보여주기 위해 근육 작용을 예를 들어보겠다.

중둔근 섬유는 해부학적 자세에서 외회전 토크를 가지고 있다. 그러나 이 근섬유는 45° 굴곡 이후부터 내회전 기능을 하는 것처럼 보인다. 외회전력을 유지하려면 굴곡 범위 전체에 걸쳐 항상 외회전 토크를 유지하기 위해 대둔근이 필요하다.[6] 이것은 중둔근을 고관절 굴곡 자세의 외회전근에서 배제하는 것이며, 따라서 해당 위치에서 이를 활성화하려는 모든 시도는 무효화된다.

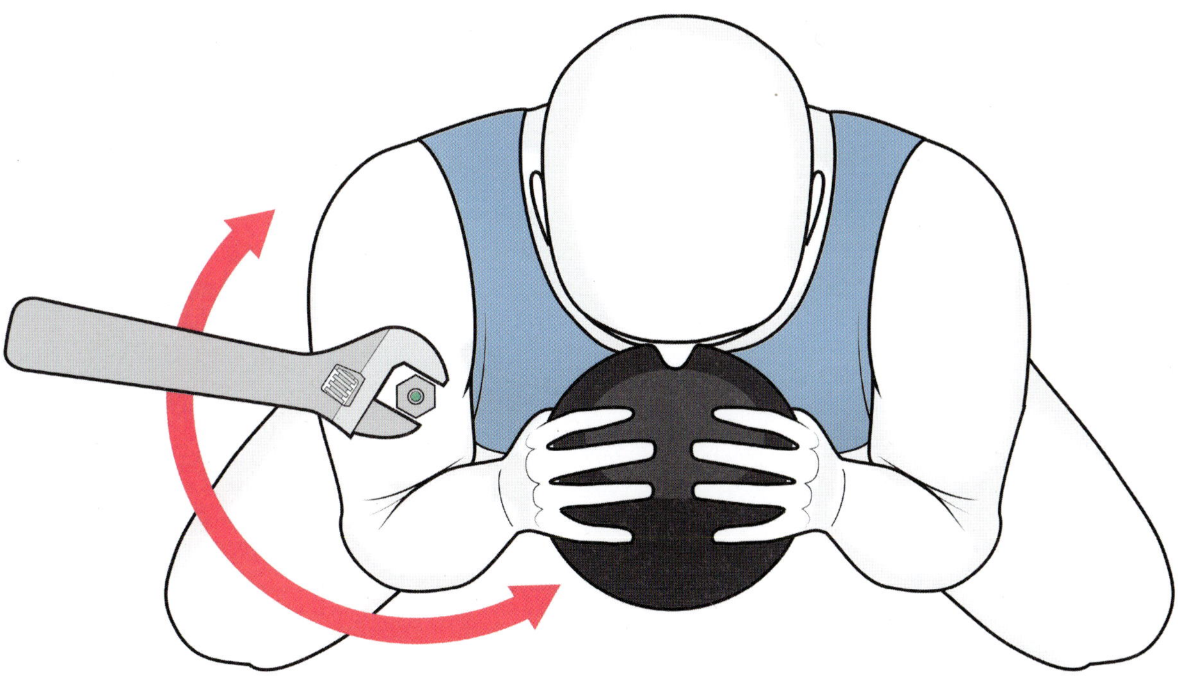

그림 3.43
관상면에서의 외전 토크.

기저면

발은 우리의 연속적인 움직임 속에서 안정성을 중시한다. 그 복잡한 구조는 몸의 무게, 중력의 작용 및 바닥의 힘을 지탱할 수 있는 기반을 제공한다. 동시에 지형과 움직임에 대한 적응을 가능하게 한다. 안정성은 움직임의 부재로 인한 것이 아니며 안정성과 기동성은 서로 반대되는 것이 아니다!

발은 균형을 잃게 하는 힘을 통제할 수 있을 때 더 안정적이다. 동시에 다양한 표면에 적응할 수 있는 능력을 유지할 때도 더 안정적이다.

발 아치는 발이 하중을 지지하고 하부 힘을 전달하기 위해 취하는 형태이다. 발 아치는 구조적인 뼈들로 알려져 있지만, 그 기능은 그 구조에만 의존하지 않다.

근육, 인대 및 결합 조직은 이를 통합 긴장구조tensegrity의 원리를 기반으로 한 진정한 구조로 만든다. 다시 말해, 압력을 지지하는 강직한 요소들이 장력을 저항하는 탄성적인 요소들과 상호 작용하는 구조이다.

발에서 세 곳의 뼈는 이 아치의 세 지지점이 된다. 이 지점들은 거골 후방 결절, 제1 중족골두 및 제5 중족골두에 위치해 있다(그림 3.44).

각 지지점의 결합은 아치를 결정하게 된다. 이 세 지점의 아치들은 발바닥 전체 아치와 혼동되지 않아야 한다.

이 세 가지 아치들은 하나의 완전한 아치를 형성하며, 마치 로마 양식의 아치인 것처럼 작용하여(그림 3.45) 몸의 무게를 바닥으로부터 그리고 바닥으로 전달하는 최상의 기능을 제공한다.

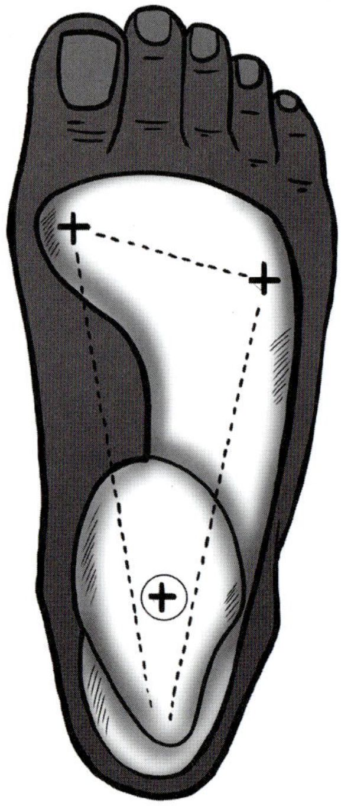

그림 3.44
발바닥 세 지지점.

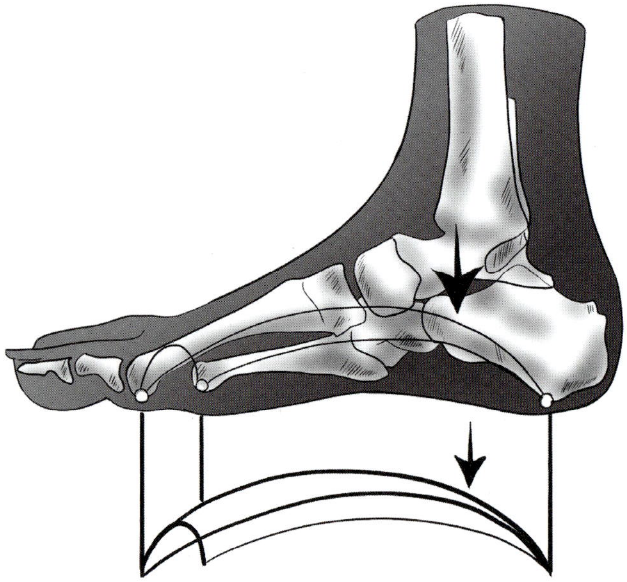

그림 3.45
발바닥 전체 아치.

무릎 주의!

이 책의 운동, 특히 다양한 스쿼트와 같은 운동을 통해 부상을 입을 수 있을까? 물론이다! 계단을 내려가거나 스키를 타거나 운동화를 신을 때 무릎을 다치게 될 수 있는 것과 마찬가지로, 부상 가능성은 다음과 같이 증가할 것이다.

- 부하가 증가할 때
- 속도 나 변화가 증가할 때
- 방향이 변할 때
- 신체나 지면의 불안정성이 증가할 때
- 기술을 부적절하게 사용할 때
- 운동 부하나 양이 과할 때
- 이전의 부상 이력이 있을 때

따라서 우리는 부상을 만들 수 있는 모든 요소를 고려하고 이에 따라 적절한 주의를 기울여야 한다. 운동 자체는 위험하지 않으나 그 운동을 수행하는 사람들이 그것을 위험하게 만들 수 있다.

해부학적으로 볼 때, 지나치게 큰 전단력은 십자인대에 해로울 수 있으며, 지나치게 큰 압축력은 슬개골과 경골-대퇴관절의 반월판 및 연골에 해로울 수 있다. 이러한 모든 것은 외부 하중의 책임뿐만 아니라, 최대 8000N에 달하는 압축력을 생성할 수 있는 근육 자체의 힘에 의해서도 발생한다.[42]

역학적으로, 스쿼트를 하면서 대퇴골이 외측으로 회전하고 경골도 외측으로의 회전을 시도한다. 이 회전은 십자인대와 측부인대에 의해 지지되며 무릎에 안정성을 제공한다.[42] 이러한 회전의 손실은 인대에 부담을 줄 수 있다. 인대가 구조를 지지하지 못할 수 있는 다양한 요인들이 있을 수 있으며 이는 운동 자체의 형태와는 무관하며 오히려 부적절한 부하나 양, 기술의 오용, 수축 및 지지 조직의 불균형과 관련이 있다.[20]

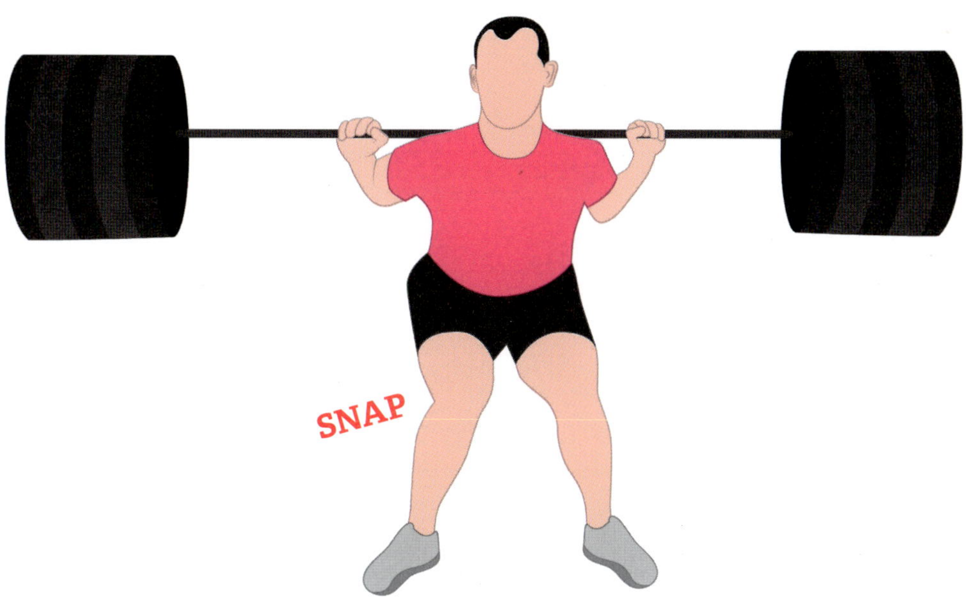

그림 3.46
스쿼트는 그 자체로 위험하지 않다. 그것을 하는 수행자에 의해서 위험하게 될 수 있으며, 특히 과거 부상 이력, 현재 체력 수준 또는 운동 시 과도한 강도, 양으로 인해 심해질 수 있다.

미신 1 : 90° 이상 내려가지 말아야 한다

앞으로 매우 복잡한 텍스트가 많으니 주의를 기울여야 한다. 그러나 당신이 우리가 제시할 생리적 메커니즘과 논리를 정확하게 이해한다면, 몇십 년 동안 인류를 괴롭혀온 무릎에 관한 이 미신을 확실히 깰 수 있을 것이다.

가능한 모든 스쿼트 중에서, 깊은 스쿼트를 하는 이유는 더 큰 움직임 범위와 관여하는 근육 양의 이득 때문일 것이다.

허용된 전체 관절 범위에서의 운동은 모든 각도에서 발생하는 힘의 적응을 유발하며, 이로써 부상의 잠재적 위험을 감소시킬 수 있다. 또한, 전체 범위를 사용하면 신체의 유연성과 강성을 유지할 수 있다.

역사적으로 이러한 생각은 특히 무릎의 위치에 관해 많은 지지자와 반대자를 얻었다. 이러한 대립을 해결하기 위해 먼저 무릎의 구조와 외부 및 내부에서 작용하는 힘을 이해해야 한다.

서 있는 자세에서 하강하여 무릎의 굴곡이 증가함에 따라 무릎은 전단력과 압축력에 영향을 받는다. 전단력은 대퇴골과 경골을 서로 반대 방향으로 이동시키는 힘이다.[14] 이 힘은 전방 및 후방으로 이러한 구조물의 분리를 방지하는 역할을 하는 십자인대에 영향을 미칠 수도 있다.

반대로, 압축력은 서로를 미는 두 부분 간의 압력을 증가시키는 힘이다. 무릎 굴곡이 증가함에 따라 대퇴골과 경골, 대퇴골과 슬개골 간의 압축력이 증가한다.

우리는 이 두 힘이 서로 **반비례** 관계에 있다는 것을 이해해야 한다. 즉, 한 힘이 나타날 때 다른 하나는 감소한다. 굴곡을 시작할 때 전단력이 증가하지만 우리가 90°에 가까워지면 이는 감소하고, 압축력이 증가한다. 무릎에 대한 압축이 증가함에 따라 전단력이 감소하며 전단력으로 인해 증가하는 십자인대의 부담도 감소한다.

전단력에서의 최대 스트레스 지점은 약 20° 굴곡 각도에 있으며 이 근처에서 전방 십자인대에서 가장 많은 부담이 요구된다. 최대 굴곡 범위에서(최대 압축 지점에서) 전방 십자인대는 파열에 필요한 최대 힘의 25%만 견딜 것이다. 이 위치에서는 주로 후방 내측 십자인대의 역할이 중요할 것이지만, 이 위치에서의 힘은 근육의 작용에 의해 완충되면서 특히 대퇴 근육이 작용하는 경우에는 조직에 손상을 일으키지 않을 것이다.

굴곡 상태에서 관절에 대한 압박력은 현재로서는 이 구조물을 손상시킬 수 있는 필요한 정도를 알 수 없지만, 현재까지는 반월상 연골과 무릎

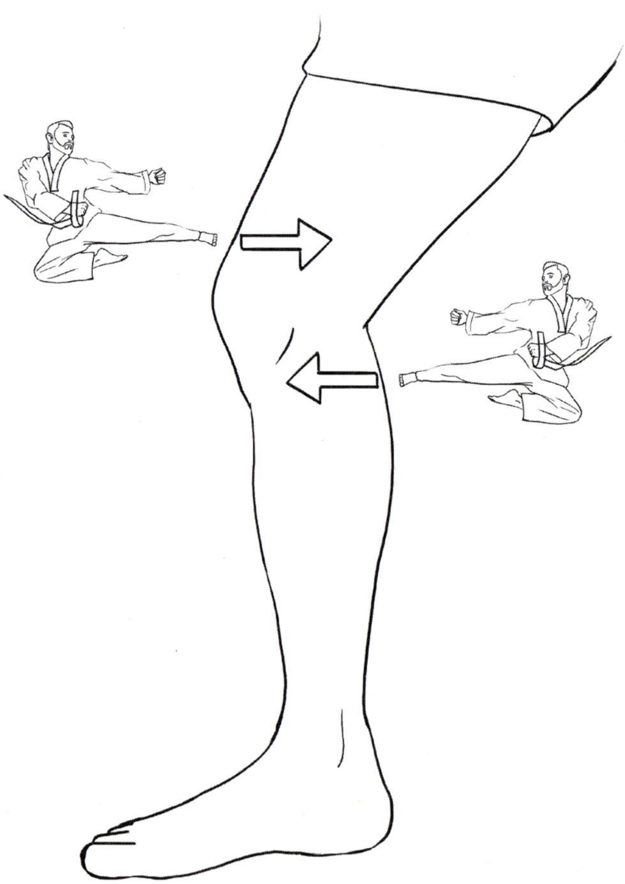

그림 3.47
약 20°에서의 더 큰 전단력.

연골에 손상을 입힐 수 있는 정도는 알려져 있지 않다.

측부인대는 주로 신장 및 회전 시에 저항력이 요구될 것이며, 굴곡 상태에서는 늘어져 깊은 굴곡 위치에서는 오히려 저항력이 줄어들어 손상 가능성이 배제될 것이다.

관절의 안정성은 **인대만으로 결정되지 않으며,** 근육도 관절에서 안정화에 중요한 역할을 한다.

따라서 깊은 스쿼트에서 대퇴사두근(앞쪽 힘) 및 햄스트링(뒤쪽 힘)은 무릎에 대한 안정자 역할을 한다. 스쿼트 중 상체 각이 증가함에 따라(고관절 굴곡이 증가) 이 근육들은 무릎에 대한 활성 안정자로 작용한다. 햄스트링과 대퇴사두근의 공동 수축은 전방 십자인대에서의 안정화와 스트레스를 최소화하는 중요한 요소로 나타난다 (Escamilla/Fleisig 2001).

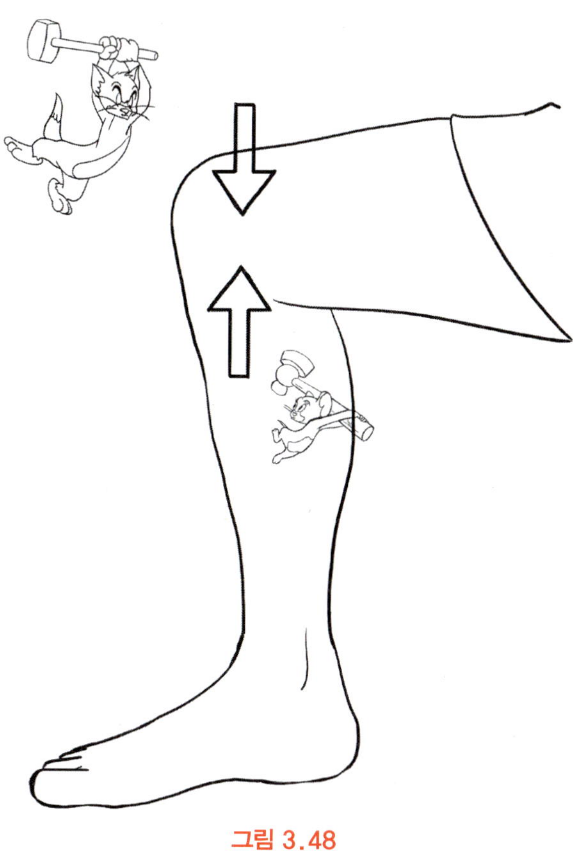

그림 3.48
압박력.

스쿼트에서의 긴장 균형과 조정은 불균형한 힘이 발생하지 않기 위해 중요하다. 이것은 왜 무릎의 초기 굴곡이 다른 관절 그룹 그리고 저항하는 근육들과 동반되지 않으면 이 관절에서 전단력이 증가하게 되는지 그 이유를 설명한다.

무릎의 조기 굽힘은 지지면 위에서 우리 몸의 균형을 방해하며, 이는 종종 통증이나 기능 장애의 주요 원인이 될 수 있다.

논란이 많은 무릎이 발끝보다 앞으로 나가는 자세는 완전히 자연스럽고 때로는 필요한 행동이다. 특히 체중이 상체 앞이나 위에 위치한 스쿼트에서는 그렇다(프론트, 하이바). 여기서 중요한 것은 무릎이 발끝을 넘는지의 여부가 아니라, 그것이 **언제** 그래야만 하는지이다(Horschig 2016).

무릎이 앞으로 나가는 것은 필수 조건이 아니며, 선택한 스쿼트 유형, 하중의 위치 및 수행자의 능력에 따라 달라질 것이다.

이러한 무릎을 앞으로 내미는 파워리프팅 및 웨이트 리프팅과 같은 전통적인 운동에서 많은 연구들이 사실을 입증했다. '8주의 무릎을 전진하는 스쿼트를 포함한 강도 있는 훈련 이후에 무릎의 이완 정도에 차이가 없다는 것'이 확인되었다.[31] 또한, 허벅지 뒷부분이 발목이나 다리 일부에 닿는 매우 깊은 스쿼트에서는 대퇴골과 경골에 대한 압박력이 현저히 감소했다.[32]

지금까지 말한 것은 스쿼트 시 **언제나** 무릎을 앞으로 나가면서 항상 평행선을 넘어야 한다는 것을 의미하지 않는다. 이는 수행자의 현재 상태, 부상 이력, 기능, 외부 힘의 작용 및 수행하는 운동 유형에 따라 달라질 것이다.

그래서 우선순위는 특정한 운동들을 피하는 것이 아니라(이를 제한하는 조건이 없는 한), 좋은 기술을 익혀 운동하고 조직의 능력을 초과하지 않는 적절한 크기의 부하가 적용된 운동에 중점을 두어야 한다.

닫힌 사슬 운동(CKC)인 스쿼트를 실행하면 다른 유사한 열린 사슬 운동(OKC)보다 대퇴사두와 햄스트링의 동시 수축을 더 유발한다. 닫힌 사슬 운동은 대퇴골과 경골 사이의 전 · 후면의 전단력을 최소화하여 십자인대에 대한 스트레스를 감소시킨다.

전후 전단력의 감소는 경골-대퇴 관절에 대한 압축력이 증가하는 부수적인 효과를 발생시킨다. 전단력과 압축력은 서로 반비례 관계에 있음을 기억해야 한다.

후방 십자인대에 작용하는 힘은 80° 이상의 굴곡에서 발생하며 증가한다.[15] 따라서 후방 십자인대에 대한 인장력은 깊은 굴곡에서 더 크다.[32, 49] 그러나 여전히 낮거나 중간 정도로 유지되며,[42] 젊고 활동적인 사람들의 십자인대가 견딜 수 있는 힘의 근사치는 대략 4000N이다. 그러나 최대 굴곡 근처에서 관찰된 최대값은 2700N을 넘지 않았으므로 이는 십자인대를 위협하는 충분한 크기가 아닐 것이다.

다시 말해, 대퇴사두와 햄스트링의 동시 수축은 십자인대에 대해 깊은 굴곡로 인한 인장력을 감소시키는 메커니즘으로 보이며,[42] 이는 깊은 굴곡의 스쿼트에서 나타난다.

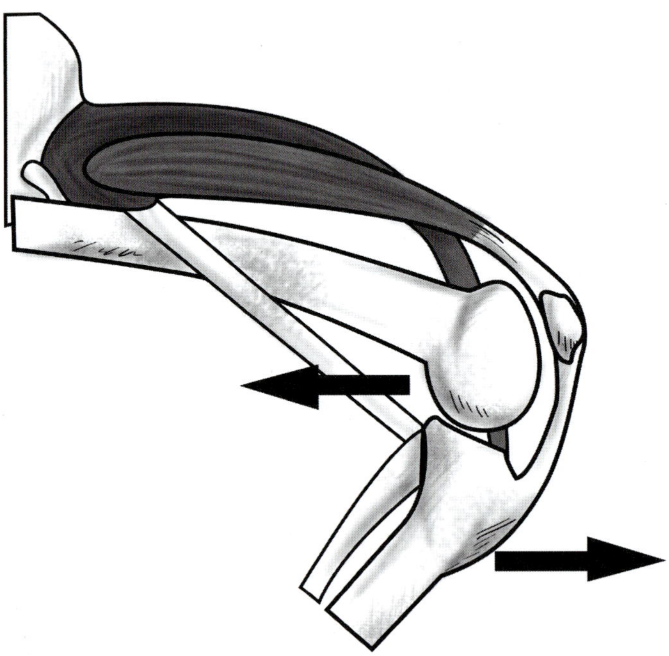

그림 3.49
전방으로 힘을 발생시키는 대퇴사두근은 후방으로 힘을 발생시키는 햄스트링에 의해 균형을 맞출 수 있다.

미신 2: 무릎과 발끝

많은 사람들이 스쿼트 동안 무릎이 발끝을 넘어가는 것이 대퇴골과 슬개골 사이의 압박력을 증가시킬 수 있다고 믿고 있다. 역사적으로 **"무릎이 발끝을 넘어서는 안 된다"**는 이 신념은 스쿼트 수행에서 관한 가장 인기 있는 (그리고 잘못된) 조언 중 하나로 여겨졌다. 이러한 주장은 여전히 일부에서 있지만 현재까지는 이러한 신념을 뒷받침하는 증거가 없다.[44]

예를 들어, 깊은 스쿼트를 수행한 파워리프터들의 연구를 보면 수행 이후 인대의 이완도에 유의미한 변화가 없었다는 결과가 있다.[16]

자연적인 보호 과정을 이해하기 위해 스쿼트 수행 중 발생하는 몇 가지 힘과 그것이 무릎 구조에 어떻게 영향을 미치는지 설명해보자.

- 대퇴사두는 슬개건을 통해 무릎을 약 60° 미만으로 굴곡하면 경골에 대해 전방으로 힘을 가하고, 굴곡이 60° 이상으로 늘어나면 후방으로 힘을 가한다.[43]
- 굴곡이 90° 이상부터는 슬개건의 모멘트 암의 굴곡이 계속 증가함에 따라 감소하는 것으로 보인다.[29]
- 90°의 굴곡에서는 압축력이 증가하지만 90° 이상에서는 압축력이 일정하게 유지되거나 약간 감소하는 것으로 나타났다. 게다가 슬개대퇴관절 지역에 가해지는 스트레스도 감소하는 것으로 보이는데 이는 굴곡이 증가함에 따라 두 구조 모두에서 접촉 면적이 계속해서 증가하기 때문이다(더 많은 접촉 면적은 더 낮은 압력을 의미한다).[43, 22, 44]
- 75~110°까지의 무릎 굴곡 각도에서는 부상 위험이 증가하지 않을 것으로 보인다. 오히려 슬개대퇴관절에 가해지는 압박력이 줄어들 것이며, 대퇴사두근, 햄스트링, 비복근 등의 활동이 증가하는 이점이 있을 것으로 여겨진다.[44]

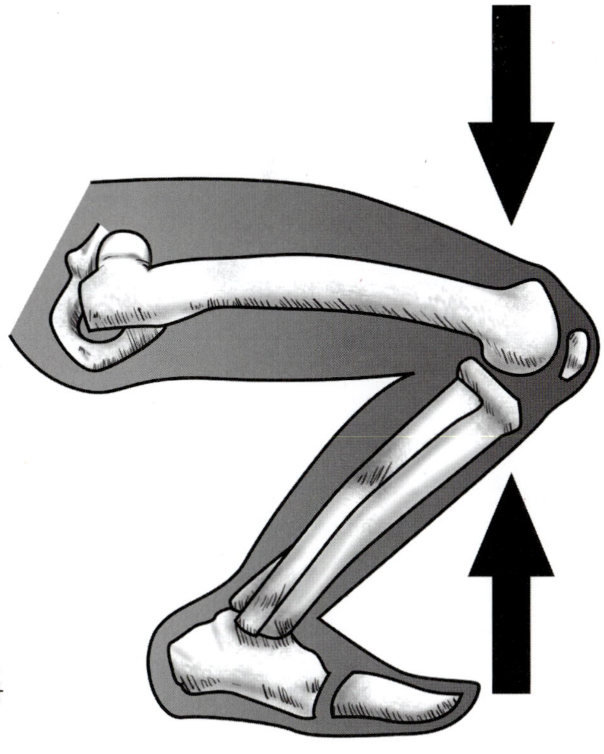

그림 3.50
무릎에 가해지는 압축력은 굴곡이 증가함에 따라 증가한다. 그러나 90°를 넘어서면 이러한 힘들은 동일하게 유지되거나 약간 감소하는 것으로 나타난다.

미신 3: 무릎연골 손상과 슬개건

우리에게 '무릎 연골연화증'이라는 용어는 무섭게 들릴 것이며, 누구에게나 이 상태를 겪는 것은 즐겁지 않을 것이다. 안타깝게도, 스쿼트에 반대하는 공포 이야기를 전하는 이들은 종종 사람들을 겁주기 위해 이 용어를 사용한다.

먼저, 무릎 연골연화증은 미신이 아니다. 이것은 다양한 원인에 의해 발생하는 실제한 병이며, 무릎 연골이 대퇴골과 과도한 접촉으로 인해 마모된 상태를 의미한다.

현재 문헌에 따르면 슬개대퇴관절 통증의 원인은 복합적이며 슬개골의 비정상적인 위치 그리고 이동 경로와 관련이 있을 것으로 여겨진다. 이 질환에서 통증을 겪는 사람들은 종종 스쿼트 중에 건강한 사람들과 비교하여 슬개골의 좌우 이동 및 회전이 더 많이 나타나는 것으로 나타난다.[51] 이는 비정상적인 움직임으로 여겨진다.

슬개골이 경골 조면 쪽으로 내려갈수록 슬개대퇴관절의 압박력이 증가한다. 낮은 위치로 바벨을 잡고 하는 스쿼트는 고관절의 지배력을 증가시켜 대퇴슬개관절의 압박력을 최소화할 수 있을 것으로 추정된다.[51]

또한, 슬개골과 대퇴골 사이의 접촉 면적이 증가함에 따라 압력이 표면에 분산되어 상대적인 압축은 증가하지만 특정 지점에서의 압력은 감소하는 것을 고려해야 한다.

슬개골은 인대 사이에 위치한 뼈로, 위쪽은 대퇴사두근 힘줄과 연결되고 아래쪽은 슬개 힘줄(또는 저자에 따라 인대)과 연결된다. 건강한 무릎에서 슬개 힘줄에 가해질 수 있는 최대 힘은 약 10,000~15,000N으로, 이는 80kg의 체중을 가진 사람의 체중의 약 13~19배에 해당한다. 깊은 스쿼트를 수행할 때 무릎이 약 130° 굽혀지면 슬개 힘줄에는 약 6,000N의 힘이 가해지며, 굽힘 각도가 줄어들수록 이 힘은 감소한다.[42] 이는 건강한 사람에게 깊은 자세가 이 구조에 영향을 미칠 만큼 충분하지 않다는 것을 나타낸다.

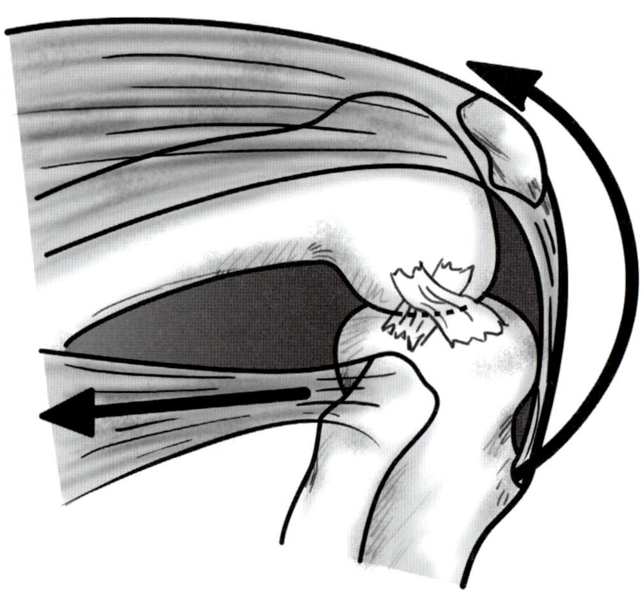

그림 3.51
대퇴사두근은 전방으로 경골을 움직여 전방 십자인대처럼 대퇴골이 후방으로 이동하는 것을 방지한다. 햄스트링은 후방으로 경골이 이동하는 힘을 발생시켜 후방 십자인대처럼 경골의 전방 이동을 방지한다.

대퇴사두근 힘줄과 슬개 힘줄 간의 관계는 동일하지 않다. 일반적으로 정상적인 무릎에서는 80° 또는 90° 정도의 굴곡에서 대퇴사두근 힘줄은 대퇴골의 원위 부근에 위치하게 되며, 이로 인해 증가된 접촉면은 관절이 대퇴사두근 힘줄의 접촉 지점과 부하를 공유하고 분배하게 만든다.[19]

가설적으로는 부하의 크기가 낮고 저항 운동이 큰 양으로 이루어지는 경우가 아니라, 근육과 힘줄의 모든 길이를 사용하는 큰 힘의 운동 및 위치에서 장력이 발생하는 경우에 힘 구조의 적응이 발생한다고 여겨진다. 운동으로 인한 신체에 적용되는 기계적 스트레스가 구조의 변화 및 근섬유를 큰 가동범위로 사용함으로써 구조적 힘 증가와 관련이 있을 것으로 예상된다.[23]

비록 높은 스트레스가 이 관절에 노출될 경우 무릎과 관련된 여러 병리에 기여할 것으로 여겨지지만, 손상을 유발하는 데 필요한 스트레스 수준은 알려져 있지 않다.[18] 이는 사람마다 매우 다를 것이며 무릎관절과 슬개골 사이의 거리뿐만 아니라 이 관절의 발달과 관련된 다양한 요인들, 예를 들어 조직 강도, 연골 상태, 부상 이력 등에 따라서도 달라질 것이다.

슬개대퇴관절 영역에서의 위험은 축을 벗어난 움직임, **조직의 수용 범위를 초과하는 가중 부하**, 트라우마 또는 이전 상태와 더 연관되어 있는 것으로 보인다. 운동 자체를 비난하는 대신 올바른 기술 수행을 주시하고 부하를 잘 조절하는 것이 더 중요할 것이다.

또한 적절한 측정, 타이밍 및 부하로 이루어진 훈련이 자극을 받은 힘줄에서 세포 반응을 유발할 것으로 추측된다.[4] 다시 말해서, 우리는 무릎의 힘줄 및 연골 구조를 개선하고 강화하기 위해 훈련을 진행하고 있는 것이다.

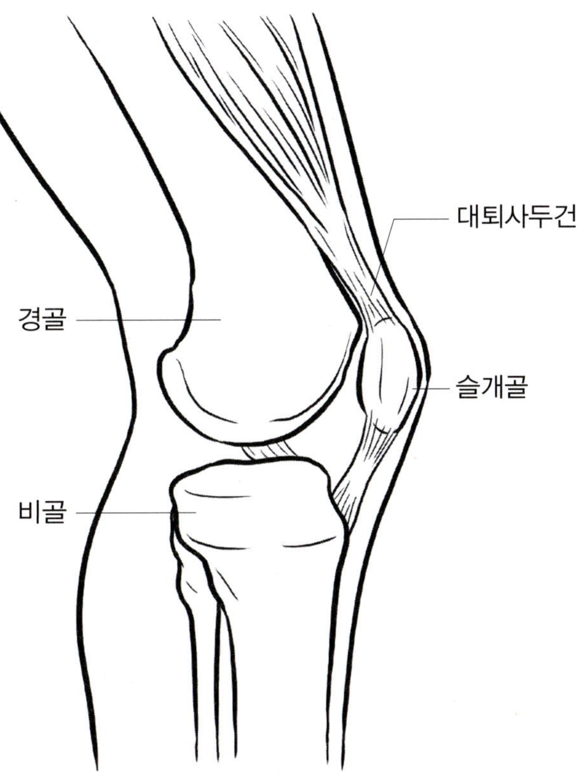

그림 3.52
측면에서 본 무릎관절.

자세한 운동역학 분석

비록 이 책에는 폭넓은 운동 분석(움직임을 만드는 힘의 계산)이 없지만, 『더 스쿼트 바이블The Squat Bible』에서 수행된 세 가지 종류의 스쿼트의 운동 분석을 요약해본다.

먼저 우리가 명확히 측정할 각도를 정의해보자.

고관절 각도를 등과 허벅지 사이의 각도로 정의할 수 있다. 간단히 말하면, 몸통을 가로지르는 직선과 대퇴골을 가로지르는 직선 사이에 형성된 각도이다.

무릎 각도를 대퇴골과 종아리 사이의 각도로 정의한다. 다시 말해서, 대퇴골을 가로지르는 직선과 종아리를 가로지르는 직선 사이에 형성된 각도이다.

몸통 각도를 등과 바닥 사이의 각도로 정의한다. 다시 말해서, 몸통을 가로지르는 직선과 바닥을 가로지르는 직선 사이에 형성된 각도이다.

우리는 지렛대가 아닌 모멘트 암을 분석할 것이다. 모멘트 암은 관절 각도와 작용하는 힘과의 수평거리에 대한 정보를 제공하기 때문이다(우리는 복잡한 계산에 개입하고 싶지 않다). 이러한 모멘트 암들은 이 책에서 보았던 것처럼 사람의 해부학적 구조와 몸에 가해지는 부하의 다양한 위치에 따라 달라질 것이다.

우리는 모멘트 암이 클수록(회전 중심과 작용하는 힘 사이의 수평 거리가 크면) 관절에 더 큰 토크를 발생시킬 것이란 걸 알 수 있으며, 그 관절에 가해지는 힘들이 외부적일 수도 있고(부하+중력) 내부적일 수도 있다는 것을 기억해야 한다(우리 근육의 힘).

힘과 관련된 것을 다룰 때는 힘의 단위로 측정해야 한다! 따라서 우리는 적절한 측정 단위로 뉴턴(N)을 사용한다.

1N은 1뉴턴으로 정의되며, 이는 1kg 질량에 1초 동안 작용하는 힘으로, 이로 인해 해당 질량의 속도가 1m/s 증가한다.

1킬로그램/힘(kgf, 또는 킬로폰드, kp)은 9.8N과 같으며, 이는 1kg 질량의 물체에 중력이 작용하는 힘과 동일하다. 일반적으로 이 계산을 간편하게 하기 위해 킬로kilo를 10으로 곱하여 반올림한 값을 사용한다.

$$\text{Masa} \times 9{,}8\ \text{m/s} = \text{kgf(kp)} \times \text{metro} = \text{NM}_{\text{newton metro}}$$

이제 바벨이 내게 가하는 힘을 계산해야 한다. 이를 위해 바벨의 무게를 '힘' 단위로 변환하겠다.

바의 무게는 102.058kg(225파운드)이다. 중력을 곱해 계산하면 102.058×9.8=1000.16N이다. 약 100kg의 무게는 우리 시스템에 약 1,000N의 힘을 가하게 된다. 무릎에 가해지는 영향을 보기 위해, 단순하게 바의 힘을 모멘트 암에 곱해주면 된다. 모멘트 암은 관절과 바의 힘이 작용하는 수직선 사이의 거리이다. 무릎에서 힘의 수직선까지의 수평 거리가 0.22m(22cm)라고 가정하면, 그 거리에 약 1,000N을 곱해 약 220Nm(뉴턴미터)의 토크가 약 130° 굽혀진 무릎관절에 작용하게 된다. 힘의 값을 알고, 무릎과 엉덩이에 작용하는 세 가지 스쿼트 유형의 수평 거리를 구하면, 스쿼트 유형에 따라 각 관절에 적용되는 토크를 계산할 수 있다.

(-킬로폰드-라는 용어는 사용되지 않으며, 뉴턴이 가장 일반적으로 사용된다.)

프론트 스쿼트(그림 3.53)

무릎에서 상대적으로 더 큰 토크: 220NM

고관절에서 상대적으로 더 작은 토크: 240NM

하이바 백 스쿼트(그림 3.54)

무릎에서 중간 토크: 190NM

고관절에서 중간 토크: 270NM

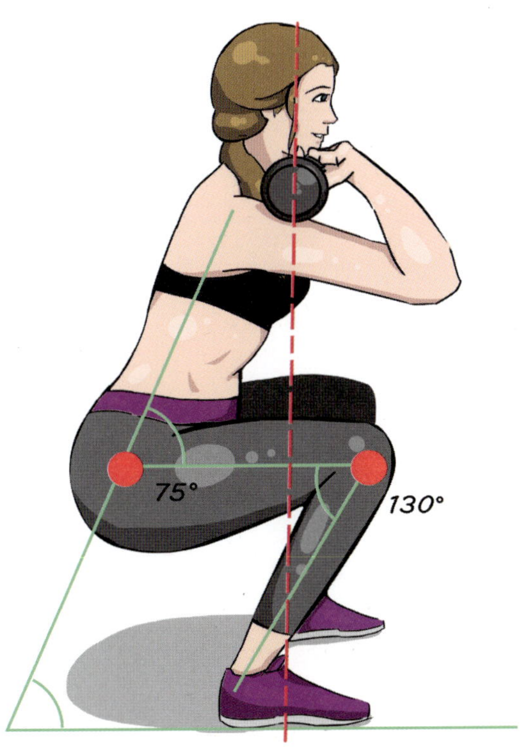

그림 3.53
프론트 스쿼트.

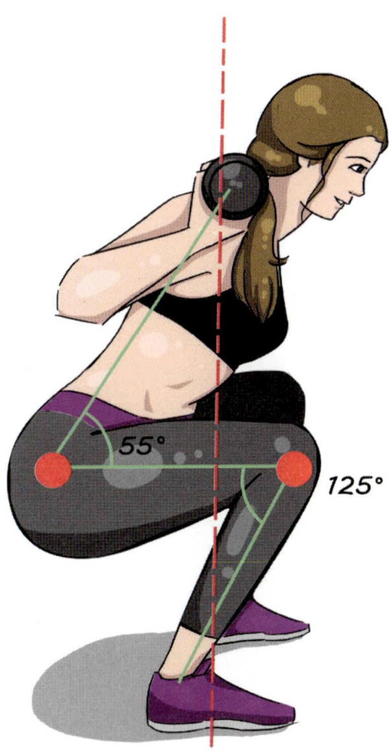

그림 3.54
하이바 백 스쿼트.

로우바 백 스쿼트(그림 3.55)

무릎에서 작은 토크: 140NM

고관절에서 큰 토크: 320NM

스쿼트에서는 프론트 스쿼트에서 무릎에 가해지는 토크가 다른 두 버전보다 크다. 다른 두 스쿼트의 경우 각각 190Nm 및 140Nm인 데 비해 약 220Nm이다. 그러나 프론트 스쿼트는 고관절에 가해지는 토크가 다른 두 버전(270Nm 및 320Nm)과 비교했을 때 가장 적다(240Nm).

고관절에 대한 모멘트 암이 가장 큰 것은 몸을 더 기울인 버전이다. 이 버전은 파워리프터들이 무게를 더 많이 들 수 있도록 등과 고관절에 더 많은 부하를 가해 하중을 분산시킬 수 있기 때문에 사용된다. 그러나 이는 등과 고관절에 더 많은 스트레스를 줄 수 있으며, 동시에 무릎에 가해지는 토크를 줄일 수 있다.

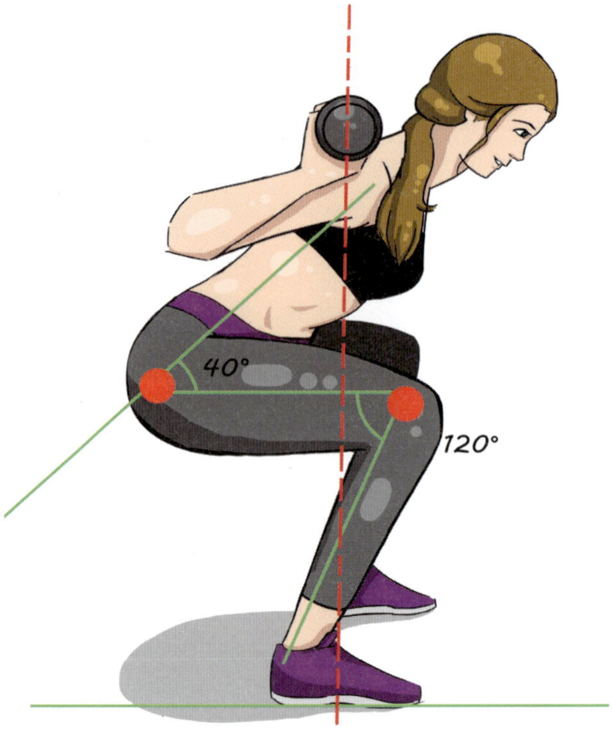

그림 3.55
로우바 스쿼트.

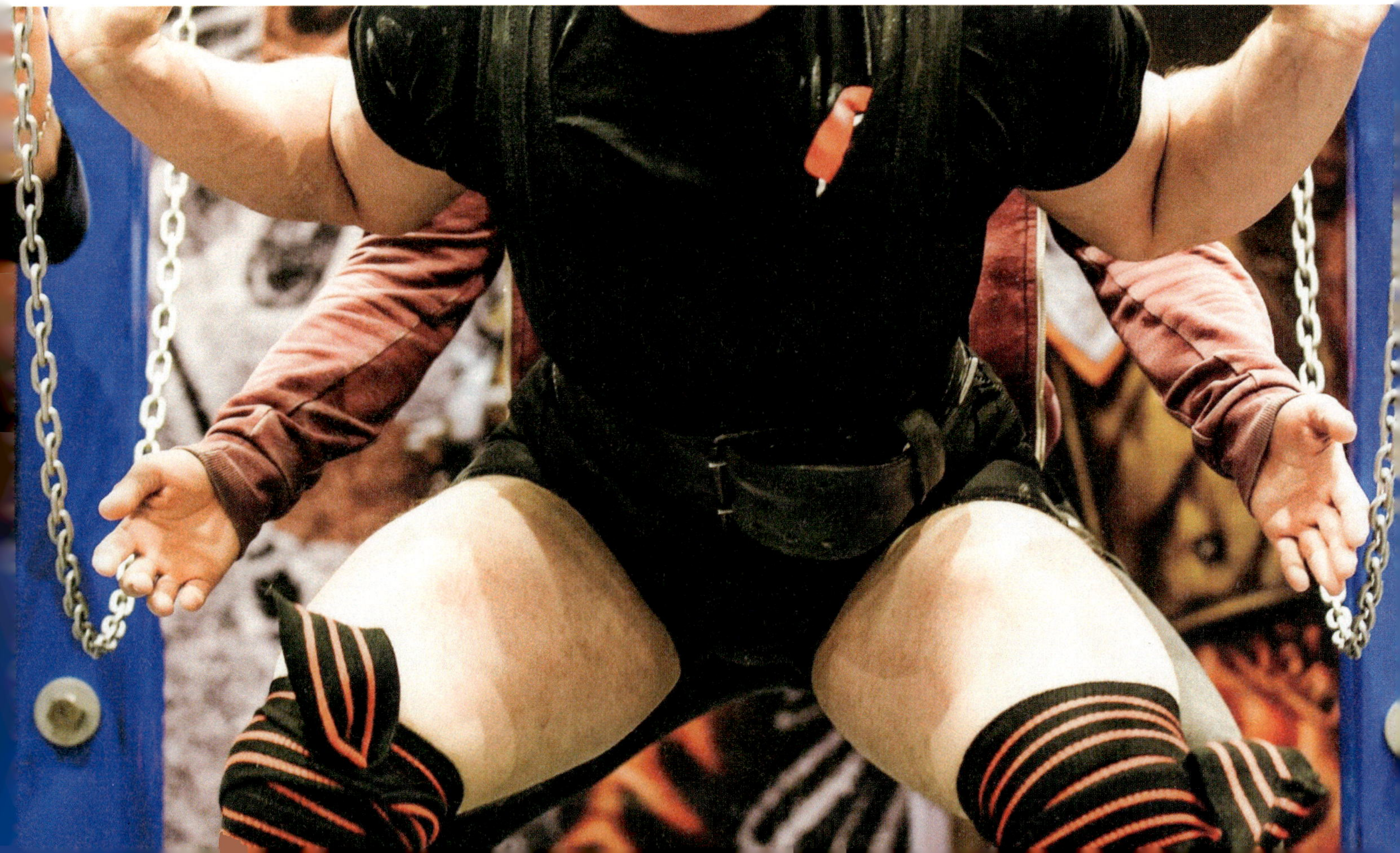

동작 난이도 조절을 위한 다양한 변형

스쿼트 수행 시 겪는 어려움은 항상 동일하지 않으며 개인마다 다르다. 가장 흔한 어려움은 다음과 같다.

- 둔근 활성 저하와 고관절의 가동성 부족
- 하중의 전방 힘에 저항하는 척추 근육의 활성화 부족
- 몸통을 바닥에 수직으로 유지하기 위한 흉추 가동성 부족
- 정강이의 앞으로 기울임을 위해 발목의 굴곡 가동성 부족

지금부턴 다양한 형태와 난이도의 스쿼트를 제시할 것이다. 모든 것을 다 포함하지는 않았지만 가장 중요하다고 생각하는 것들을 포함했다. 불안정한 표면에서의 스쿼트 변형은 포함하지 않았는데, 이는 유용하다고 생각하지 않아서가 아니라, 해당 방식에서 힘과 파워의 생산이 감소하기 때문이다.[30]

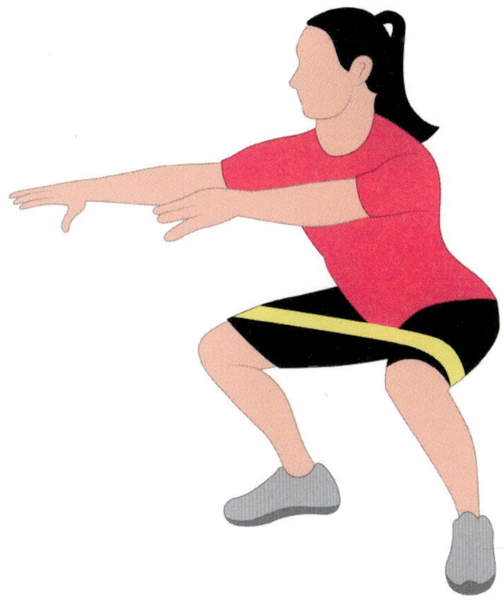

그림 3.56
둔근 활성화: 신축성 있는 밴드를 사용하여 우리는 전체 엉덩이 근육 그룹을 활성화시켜 고관절에 안정화된 힘을 도입할 수 있으며 이로써 깊은 스쿼트 자세를 유지할 수 있게 된다.

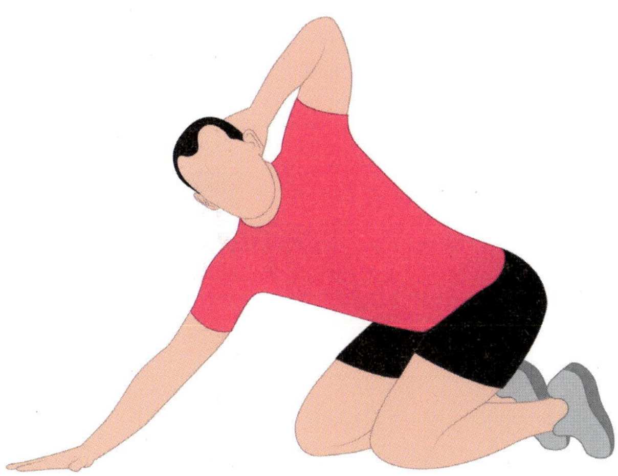

그림 3.57
흉추 가동성: 고관절과 허리 부분의 움직임을 제어하기 위해 앉아서 회전 및 신전 동작을 수행하여 몸통의 가동성 증진을 목표한다.

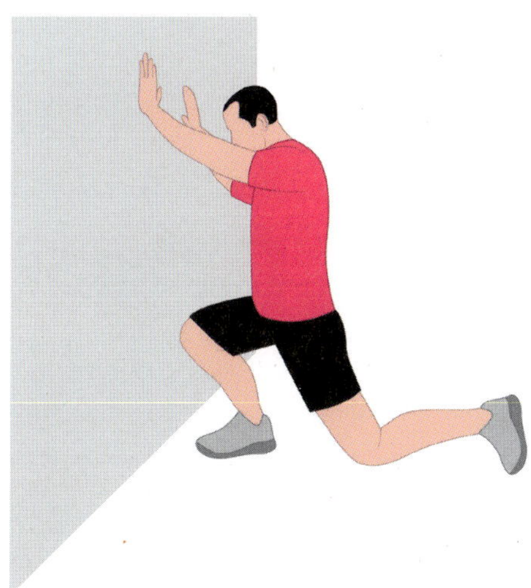

그림 3.58
발목 가동성: 이 동작을 위해 필요한 발목 배측 굴곡을 증가시키기 위해 벽에 기대어 무릎을 벽에 닿도록 시도한다. 무릎과 벽 사이의 거리가 멀어질수록 더 많은 가동성이 필요하다.

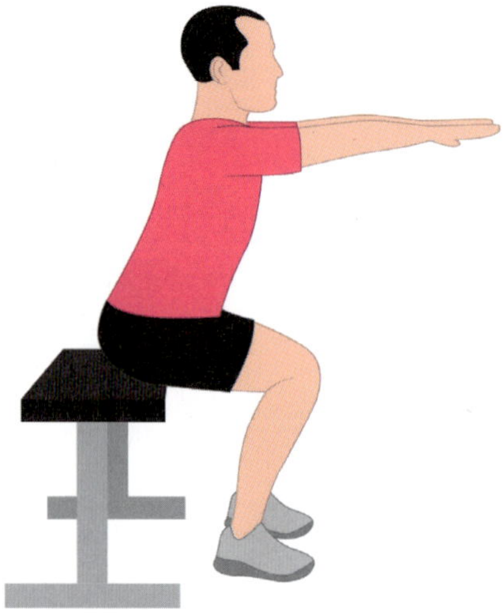

그림 3.59
의자에 앉기: 의자의 높이는 안정성, 가동성 및 활성화 부족을 보상하기 위한 첫 번째 단계로 작용할 것이다.

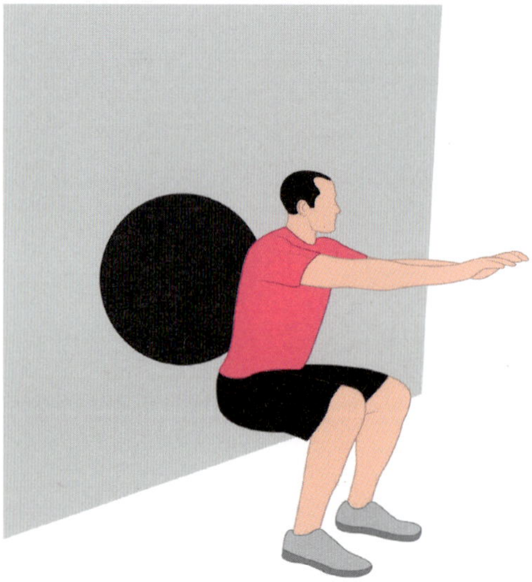

그림 3.60
짐볼 스쿼트: 균형 잡힌 운동으로 더 깊은 자세를 취하고 무릎 주변 근육을 좀 더 강화할 수 있는 운동이다(만약 무릎이 제한 요소 중 하나라면).

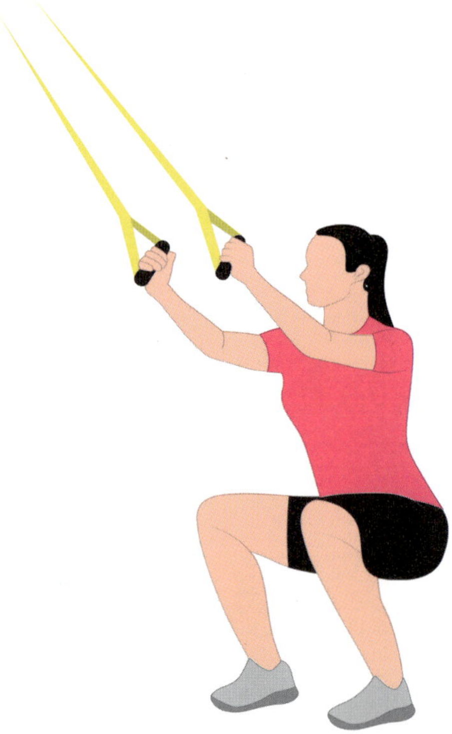

그림 3.61
TRX 스쿼트: 매달려 있으면 천천히 안정화와 필요한 근육 활성화를 더 효과적으로 제어하고 더 깊은 자세를 취할 수 있다.

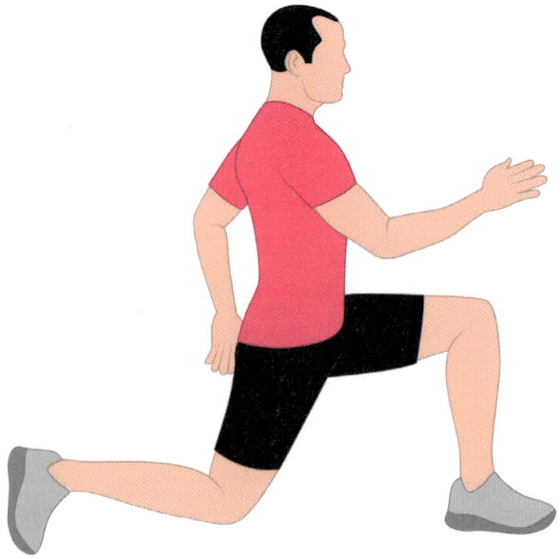

그림 3.62
스플릿 스쿼트: 비대칭적인 동작으로, 스쿼트의 동작을 일부 모방하면서 동시에 측면 안정화를 추가한다.

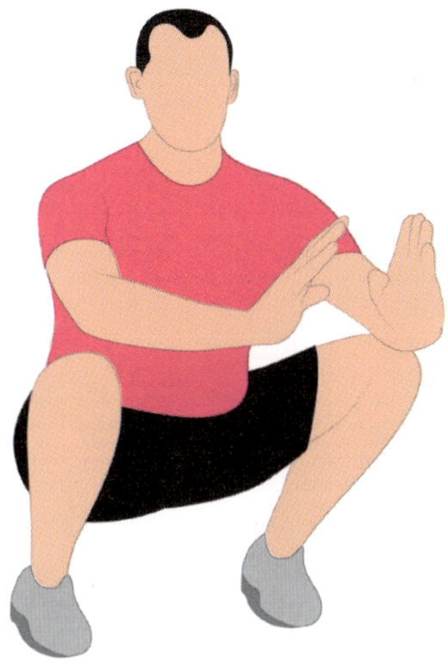

그림 3.63

에어 스쿼트: 스쿼트의 기본 형태. 척추의 만곡을 유지하고 몸통 기울기를 조절하며 깊게 실시한다.

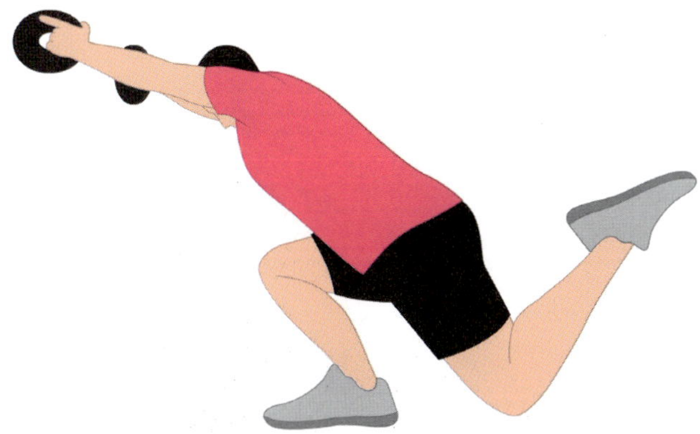

그림 3.64

스케이터: 한 다리로 앉는 동작으로, 피스톨 스쿼트와는 달리 고관절에서의 움직임도 크게 일어난다.

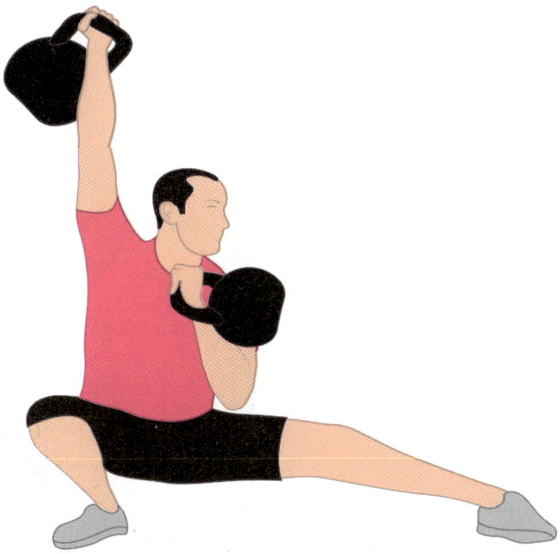

그림 3.65

코사코: 특히 강한 고관절 외전 가동성을 요구하는 동작이다. 반대 다리에서는 일종의 한 다리 스쿼트와 비슷한 형태가 된다.

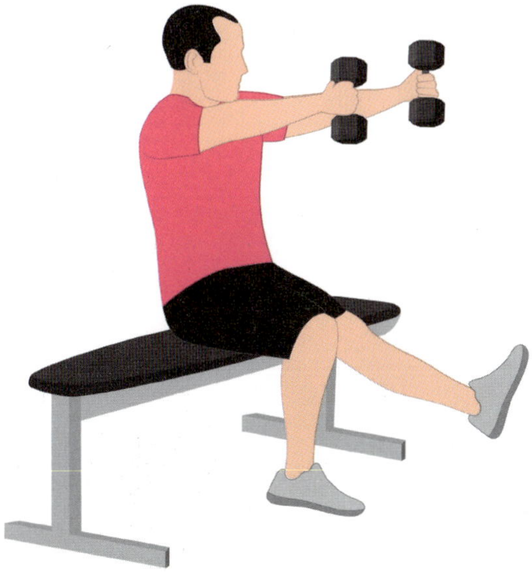

그림 3.66

앉아서 하는 피스톨: 피스톨 스쿼트보다 쉬운 버전으로 우리에게 점진적으로 한 다리에 무게를 전달할 수 있도록 한다.

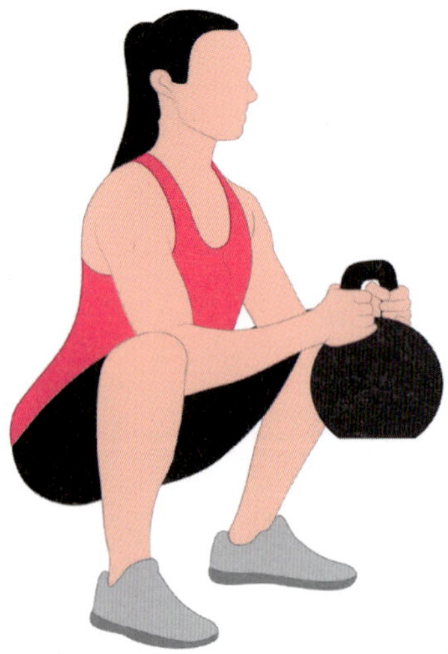

그림 3.67
가블릿 스쿼트: 무게가 동작 시 균형을 맞추는 데 도움을 준다. 무게가 전방과 다리 사이에 위치하기 때문에 척추 근육 그룹과 엉덩이의 활성화를 유도한다.

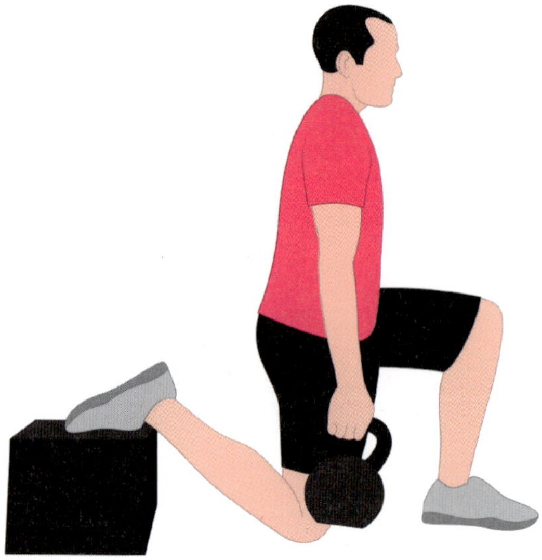

그림 3.68
불가리안 스쿼트: 단일 다리 스쿼트의 한 유형으로, 척추에 부하를 줄이고 다리에 집중시키며, 더 강한 하지 안정화를 필요로 한다.

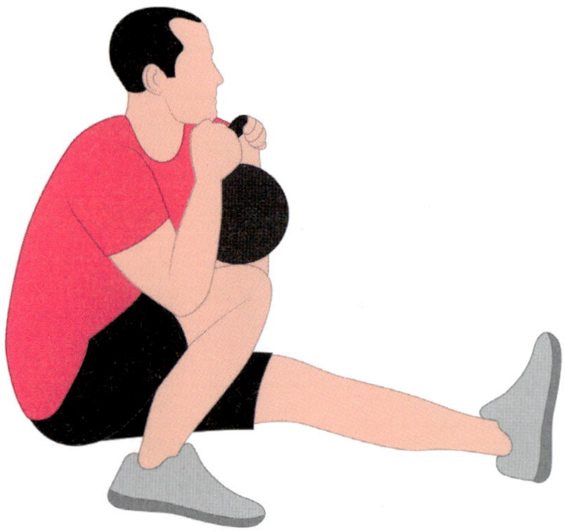

그림 3.69
피스톨 스쿼트: 단일 다리 스쿼트 중 무릎이 우세한 동작으로, 무릎과 허리 부분의 가동성과 안정성에 매우 높은 요구가 있다.

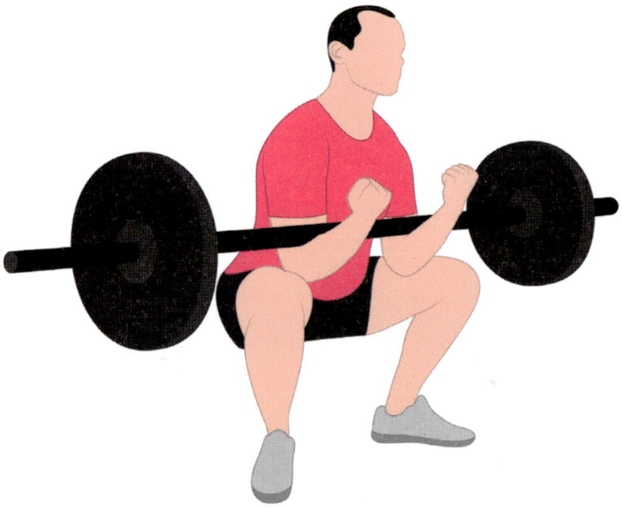

그림 3.70
저처 스쿼트: 파워랙에 바벨을 위치시키기 어려워서 만들어진 스쿼트 유형이다. 하중은 매우 앞쪽에 배치되어 등, 허리 등의 뒤쪽 근육과 코어의 강한 활성화를 요구한다.

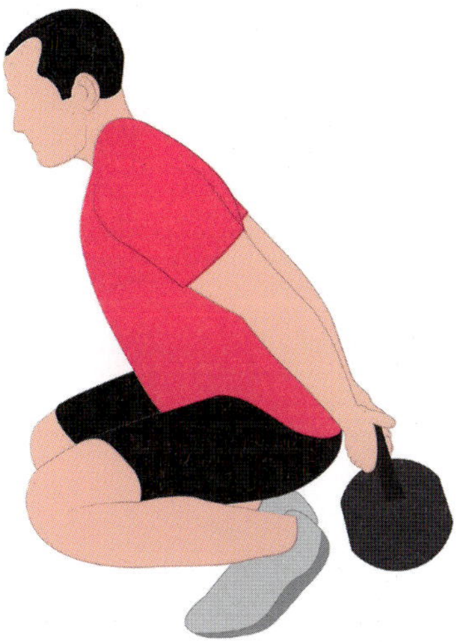

그림 3.71
핵 스쿼트: 조지 해켄슈미트에 의해 인기를 얻은 이 스쿼트 유형은 무릎 굴곡이 깊고 하중이 뒤에 위치하여 항신전, 전면 코어 근육의 활성화를 높인다.

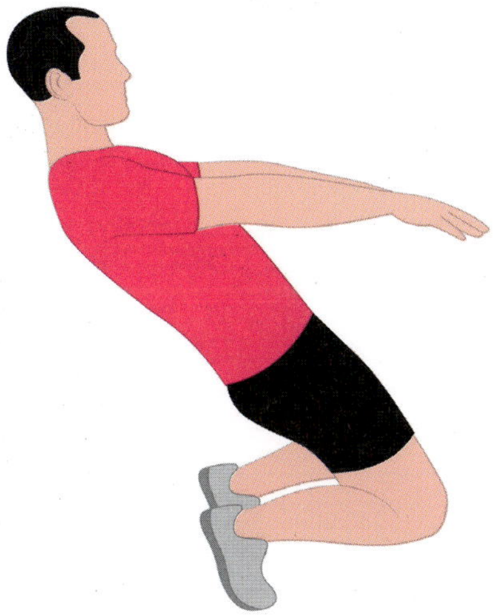

그림 3.72
시씨 스쿼트: 발뒤꿈치를 들어 올린 버전으로, 제어된 방식으로 가능한 한 깊숙이 앉으려 하며, 이때 무릎에서 머리까지의 라인을 유지하려고 노력한다. 이 동작은 무릎에서 움직임이 우세하며 고관절에서는 움직임이 거의 없다.

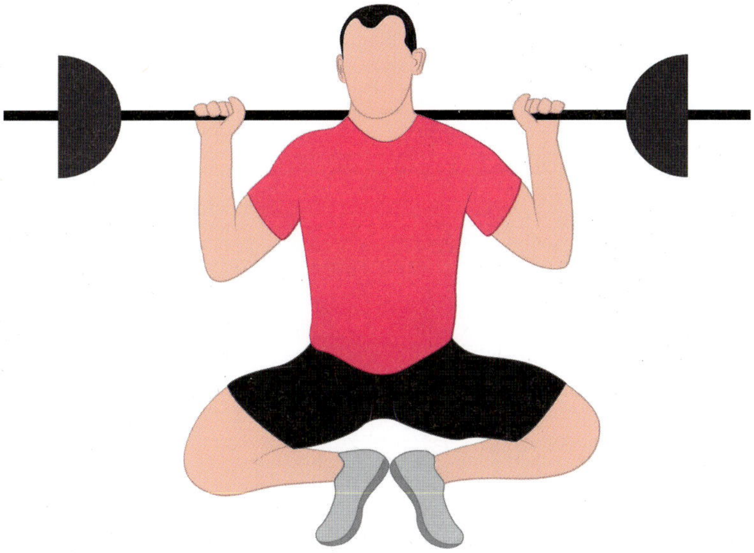

그림 3.73
깊은 굴곡 스쿼트: 역사적으로, 하중을 실은 최초의 스쿼트 버전으로, 발뒤꿈치를 들어 수행하는 스쿼트 유형이었다. 이 동작은 균형, 지지 및 가동성의 요구로 인해 할 수 있는 하중의 양이 제한되어 있으며, 무릎에서 움직임이 우세한 동작이다.

4

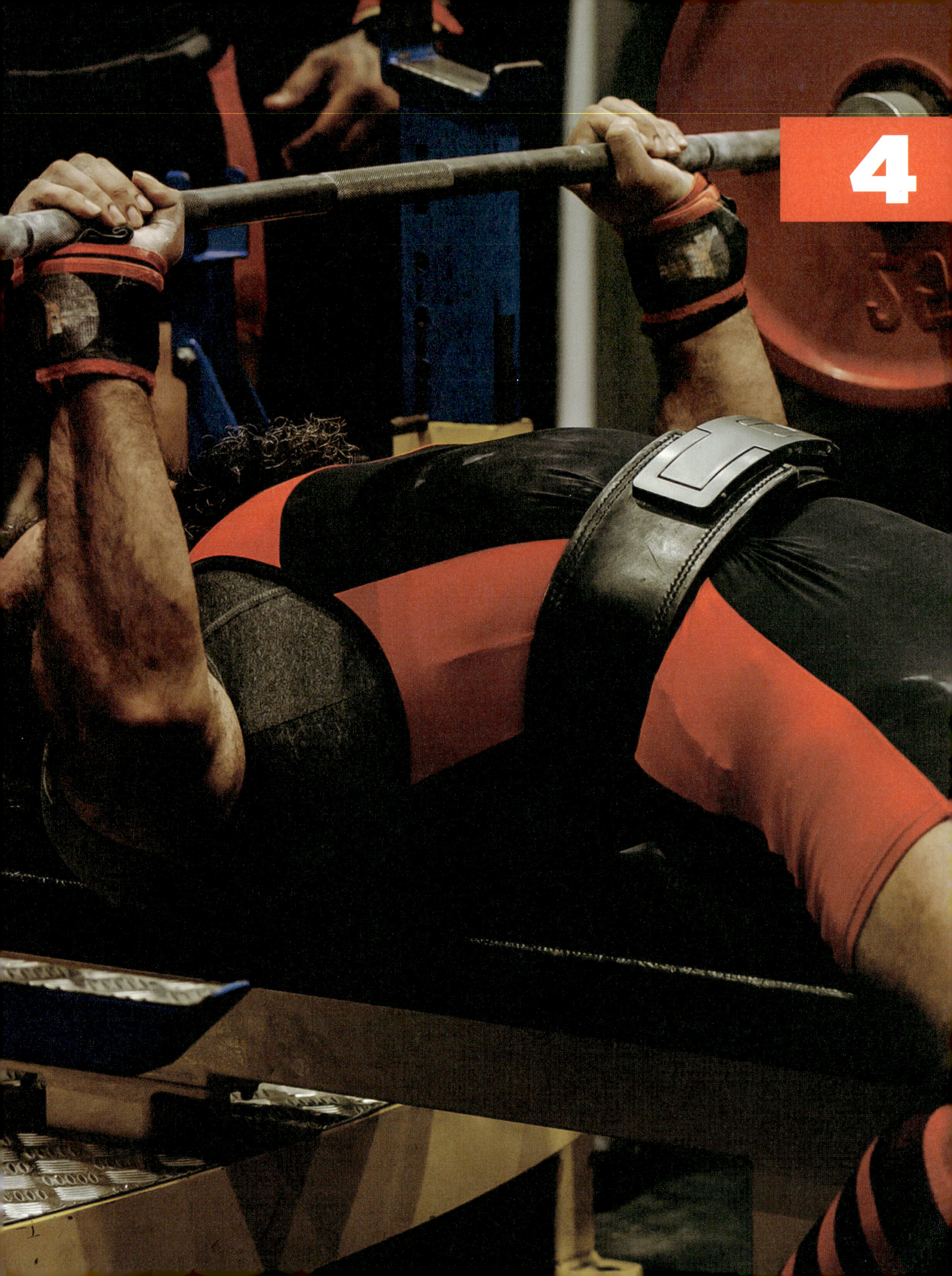

플랫 벤치 프레스

수평 운동

플랫 벤치 프레스 운동은 수평면에서 밀어내는 힘을 최대한 발휘할 수 있는 운동 중 하나이다. 역사적으로 이러한 목적을 위해 운동이 진행되었으며, 외적으로도 변화를 가져올 수 있는 이점을 가지고 있다.

이 운동에서 작용하는 주요 근육은 대흉근, 전면 삼각근, 상완 삼두근이다.

또한, 잘 언급되지 않는 상완 이두근(어깨관절에서 작용)과 광배근(등을 확장하고 안정화 작용)도 포함된다.

안정화 근육 그룹은 능형근, 승모근과 같이 상지를 몸통과 통합하는 데 필요한 근육들이다.

운동 진행 시 척추의 아치를 사용하고 '다리의 추진력', '그립의 너비', 신체 다른 부분의 기여 등을 약간 수정하는 방식으로 수행할 수 있다.

주로 상지와 몸통을 주로 이용하는 운동이지만 척추의 아치와 다리의 추진력으로 생긴 장력에 의해 신체 나머지 부분과 통합되어 실시된다.

팔꿈치와 어깨의 굴곡 및 신전이 작용되지만, 내전 및 외전 동작도 포함되어 있어 최소 2개의 평면에서 운동이 진행되고 손목과 손에서 최소 3개의 평면에서 운동이 진행된다.

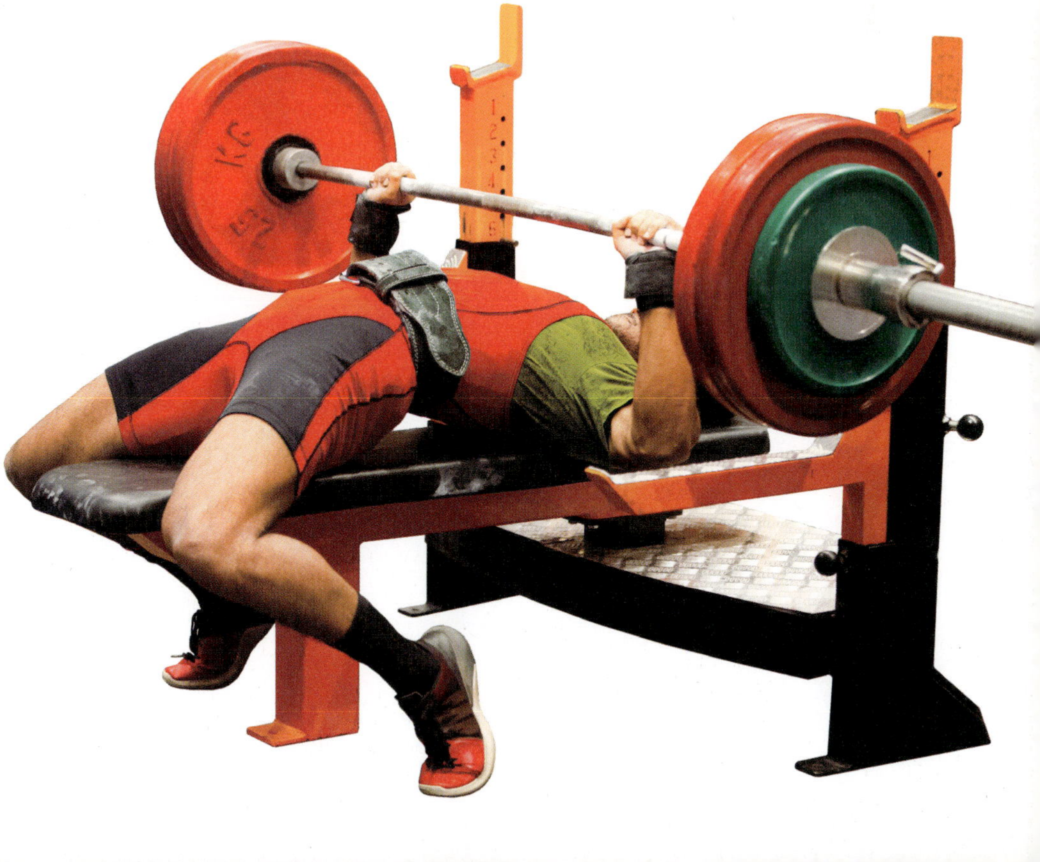

수행 방법

1. 벤치에 누워 45~75° 사이 범위로 어깨를 외전한다(운동하는 목표에 따라 다름).
2. 바벨이 내려오는 동안 견갑골은 확실하게 후인된 상태를 유지하고 바벨을 밀어내는 동안에도 최대한 견갑골의 중립을 유지한다.
3. 바벨이 가슴에 가장 가까울 때 전완은 수직을 유지한다.
4. 척추의 아치와 다리의 추진력은 운동 목적에 따라 선택 사항일 수 있다. 이는 더 큰 안정성을 제공하고 근육의 긴장을 통해 전신이 시스템적으로 통합될 수 있도록 한다.
5. 자세에 대한 변형은 특정 목표에 따라 달라질 수 있다.

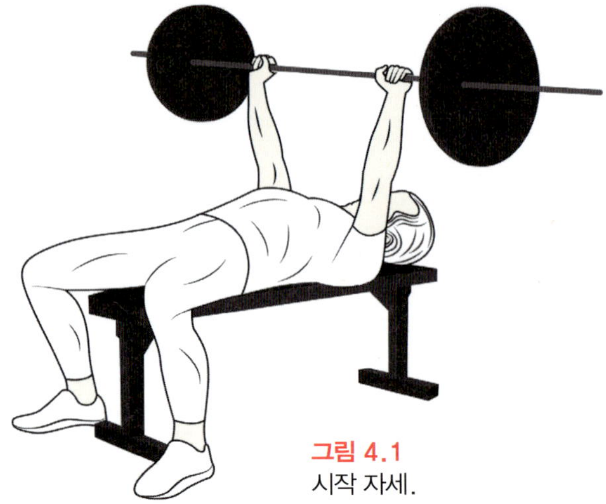

그림 4.1
시작 자세.

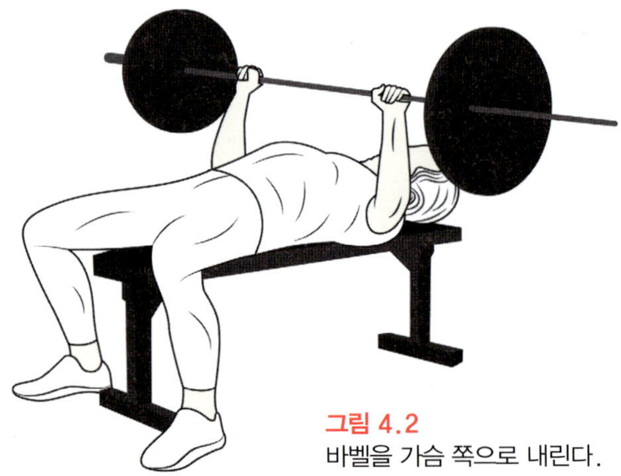

그림 4.2
바벨을 가슴 쪽으로 내린다.

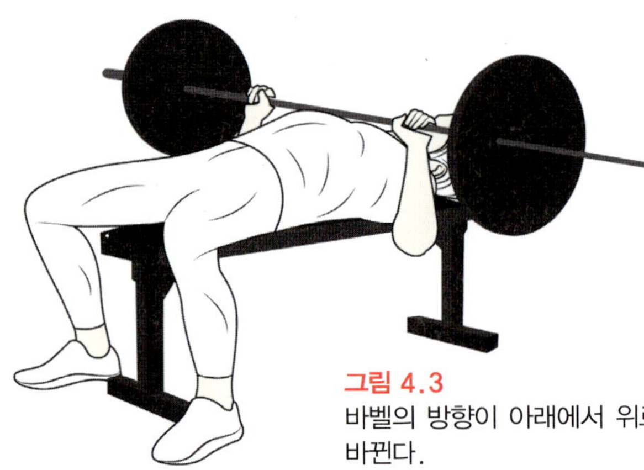

그림 4.3
바벨의 방향이 아래에서 위로 바뀐다.

어깨

어깨는 단일 관절의 동작으로 개별화하기 매우 어려운 복합관절이다. 먼저 우리는 '어깨'로 알려진 견관절을 분석할 것이다. 견관절은 구체적으로 상완골과 견갑골의 관절와 사이 부분으로 움직임의 큰 부분을 담당한다. 관절와상완관절, 견흉관절로 정의되는 견관절은 3개의 평면에서 모두 움직일 수 있다.

관절와상완관절은 견갑골의 관절와와 상완골 사이의 연결부이다. 이는 유형과 성별뿐 아니라 형태와 기능이 유사하기 때문에 고관절과 '쌍둥이' 관절이다. 그러나 고관절과 달리 관절와가 위팔뼈를 크게 덮고 있지 않다. 이는 하지의 경우처럼 관절이 하중을 지지하는 것보다는 움직임을 생성하기 더 쉽게 만들어진 구조이다.

이 관절은 가장 넓은 범위의 가동성을 갖고 있지만 주로 다른 복합체(견흉관절, 견쇄관절, 흉쇄관절)에서 생성되는 움직임에 따라 달라진다. 운동 동작의 수행 실패와 발생 가능한 기능 장애는 이 관절들을 분리하려는 시도에서 비롯되며, 올바른 기능은 이 관절 복합체의 정상적이고 유기적인 움직임에 달려 있다는 사실을 기억해야 한다.

견관절은 일반적으로 관절와상완관절로 알려져 있지만 우리는 5개 관절의 복합체라는 것을 이해해야 한다.

1. 앞서 언급한 **관절와상완관절**.
2. **흉쇄관절**(쇄골, 흉골 및 첫 번째 늑골 사이).
3. **견쇄관절**(견봉과 쇄골 사이).

이 복합체 그룹에는 뼈 사이에 직접적인 연결이 없는 것이 특징인 두 개의 다른 관절도 있다.

4. **삼각근 하부**는 삼각근과 회전근개의 두 표면이 서로 맞닿아 있는 생리학적 관절로 윤활낭으로 분리되어 있다.
5. **견흉관절**(견갑골과와 흉추 사이)은 뼈와 뼈 사이에 직접적인 연결은 없지만 연부조직을 통해 결합된다.

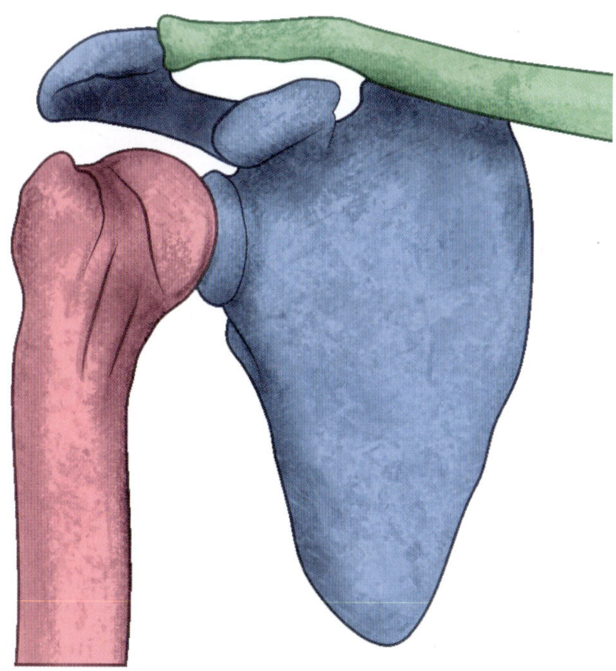

그림 4.4
견갑골은 파란색, 상완골은 빨간색, 쇄골은 초록색.

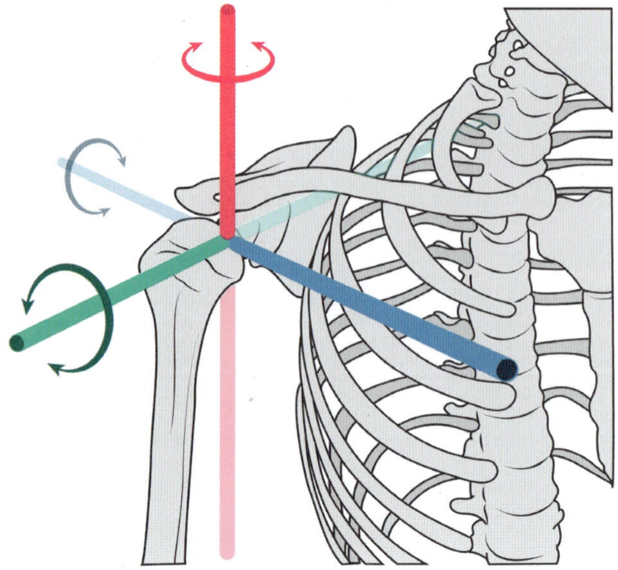

그림 4.5
오목위팔관절의 3개 축.

관절와상완관절, 흉쇄관절, 견쇄관절은 모두 두 뼈의 직접적인 결합으로 연골을 통해 연결되어 '진짜' 해부학적 관절로 간주된다.

삼각근 하부와 견흉관절은 뼈 사이에 직접적인 연결이 없지만 다른 구조를 통해 연결되기 때문에 '생리적'인 것으로 간주된다.

각 관절에서 최소한의 분리는 가능하지만, 기능적인 관점에서 볼 때, 움직임을 구분하거나 개별화하는 것은 매우 어렵다는 점을 이해해야 한다.

'어깨 뼈'라고 알려진 견갑골은 상지와 몸통을 연결하는 평평한 뼈다. 평평한 뼈이기 때문에 흉곽의 뒤쪽 벽을 향하는 앞면과 더 표층에서 만져질 수 있는 뒤쪽 면을 가지고 있다. 우리는 이러한 상호작용을 견흉관절이라고 부르는데, 이 흉곽 후면에서 견갑골의 움직임을 가능하게 한다.

당신의 공부를 위해 우리는 견갑골을 하각(쉽게 만져질 수 있음), 위각 및 상완골과 연결되는 오목한 관절와가 차지하는 측면 각도가 있는 삼각형 모양으로 이해할 수 있다.

견갑골의 뒤쪽 표층에서 내측면을 따라 올라가면 견갑골의 척추라고 불리는 견갑극은 구조가 위쪽, 바깥쪽 및 앞쪽으로 향한다. 결국 견갑극은 쇄골 앞쪽과 연결되는 직사각형 구조인 견봉이 된다. 안쪽 경계와 대조적으로 하각에서 관절와 쪽으로 향하는 외측면이 있다.

견갑골의 위쪽 부분에는 견갑극위로 오목한 구멍(와)이 있다. 주로 극상근supraspinatus을 포함하고 있기 때문에 극상와supraspinous fossa라고 불린다.

앞쪽 표면에는 촉진할 수 있는 두 가지 구조가 있다. 견갑극에서 이루어지는 견봉과 갈고리 모양의 오훼돌기이다.

어깨 근육

나는 여기서 플랫 벤치에서 어깨의 움직임을 제어하는 근육을 제시한다.

- **대흉근**: 근섬유의 배열로 인해 주로 상완골의 내전에 작용하는 흉부의 근육이다. 상완골이 대각선으로 위치할 때 어깨의 굴곡 움직임과 협력하는 '쇄골' 섬유를 사용할 수 있다. 또한, '늑골' 섬유가 있어 상완골이 대각선 위 방향으로 정렬되면 이 섬유들과 협력할 수 있다.

상완골이 외측-내측 축보다 앞으로 정렬하게 되면 상완골을 내회전시킬 수 있다.

이번 장에서는 그러한 중요성 때문에 나중에 자세히 설명하겠다.

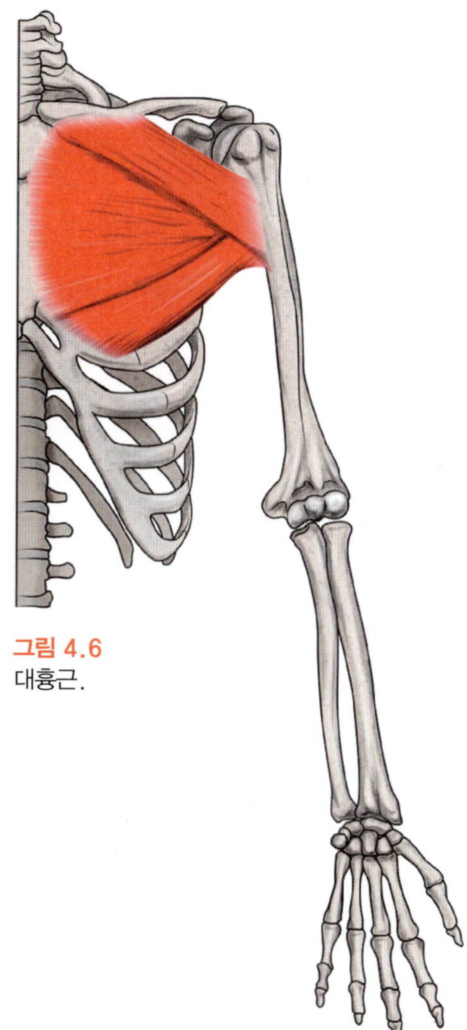

그림 4.6
대흉근.

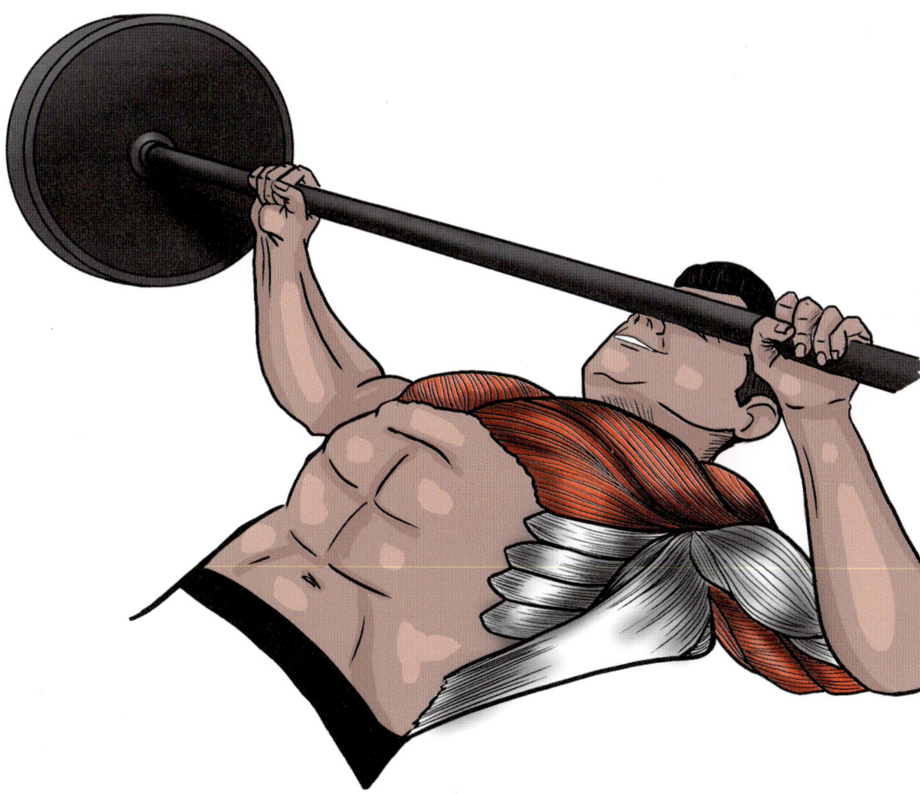

그림 4.7
대흉근은 어깨와 상완 삼두근, 팔꿈치의 활동을 조절한다.

- **광배근:** 몸통의 후면에서 가장 큰 근육 중 하나로, 주로 어깨와 팔 상완골을 신전, 내전 및 내회전하는 것으로 알려져 있다.
  - 후방의 방향으로 상완골이 신전시킨다.
  - 내측에서 외측으로 형성되어 있어 상완골을 내전시킨다.
  - 상완골이 외측-내측 축보다 더 앞쪽으로 정렬되면 상완골을 내측으로 회전시킨다.

- **상완 삼두근:** 근육 이름에서 알 수 있듯이 이 근육은 세 부분으로 구성되어 있다.
  - 삼두근의 장두는 어깨와 팔꿈치 두 관절을 지나며, 독립적으로 작용할 때 팔꿈치(신전)와 어깨(신전) 모두에 영향을 미친다.
  - 두 개의 짧은 단두는 내측과 외측으로 구성되어 있다. 단두는 팔꿈치의 신전(또는 굽힘을 억제)에만 영향을 미친다.

삼두근의 장두는 견관절의 관절와 아래의 결절에서 시작하여, 다른 두 짧은 머리와 함께 하나의 힘줄로 연결되어 척골의 주두에서 끝난다.

삼두근은 팔꿈치의 신전을 일으키며, 장두의 다중관절 작용으로 인해 어깨의 신전도 동시에 수행한다.

- **삼각근:** 쇄골과 견갑골에서 상완골 방향으로 이어지는 근육이다. 어깨의 외전을 담당하며 가장 앞쪽 섬유를 통해 어깨의 굴곡(플랫 벤치와 같이)과 가장 뒤쪽 섬유를 통해 어깨를 신전시키기도 한다.
- **상완 이두근:** 팔꿈치의 굴곡과 손목의 회외를 담당하는 근육이다. 그러나 많은 사람들은 이 근육이 어깨를 가로지르며 어깨의 굴곡에도 영향을 미친다는 사실을 잊어버린다.
- **기타:** 오훼완근, 대원근 및 회전근(극상근, 극하근, 견갑하근, 소원근).

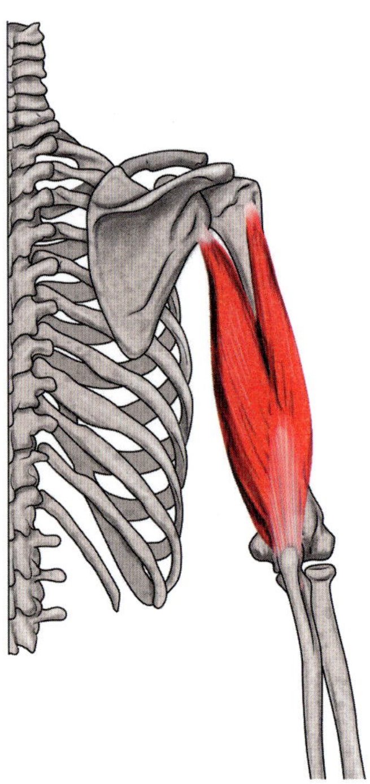

그림 4.8
상완 삼두근.

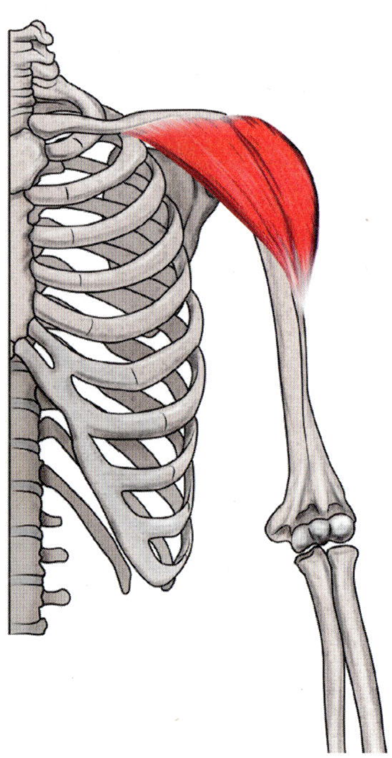

그림 4.9
삼각근.

추진력 패턴

우리는 개념적으로 플랫 벤치를 밀기로 간주하며 이를 '단축성 단계의 이동 중 힘의 적용 지점과 무게중심 사이의 거리가 증가하는 공간적 이동'으로 정의한다(González 2020). 따라서 당김과 관련된 동작에 작용하는 근육 그룹과 반대 또는 길항작용에 놓이게 된다.

상지로 밀어내는 움직임은 몸통에서 멀어지게 만드는 움직임으로 정의할 수 있다.

이러한 정의에 따르면 상지를 활성화함으로써(열린 사슬이든 닫힌 사슬이든) 움직임은 수직(신체의 수직축과 정렬), 수평(신체에 수직) 또는 비스듬한 움직임과 같은 결합되는 경향으로 나타날 수 있다.

밀기 패턴을 구성하고 설명하는 몇 가지 연습은 다음과 같다.

- 팔 굽혀 펴기
- 플랫 벤치
- 밀기의 모든 변형 동작
- 업라이트
- 풀업
- 터키식 겟업

이러한 동작 중 대부분은 일반 대중에게 '가슴' 또는 '팔' 및 '어깨' 운동으로 알려져 있다. 이는 팔꿈치를 신전하는 근육과 각도에 따라 어깨의 굴곡 또는 신전에 작용하는 근육이 주로 사용되기 때문이다.

- 대흉근
- 상완 삼두근
- 전면 삼각근
- 극하근, 대원근 및 소원근
- 소흉근 및 전거근

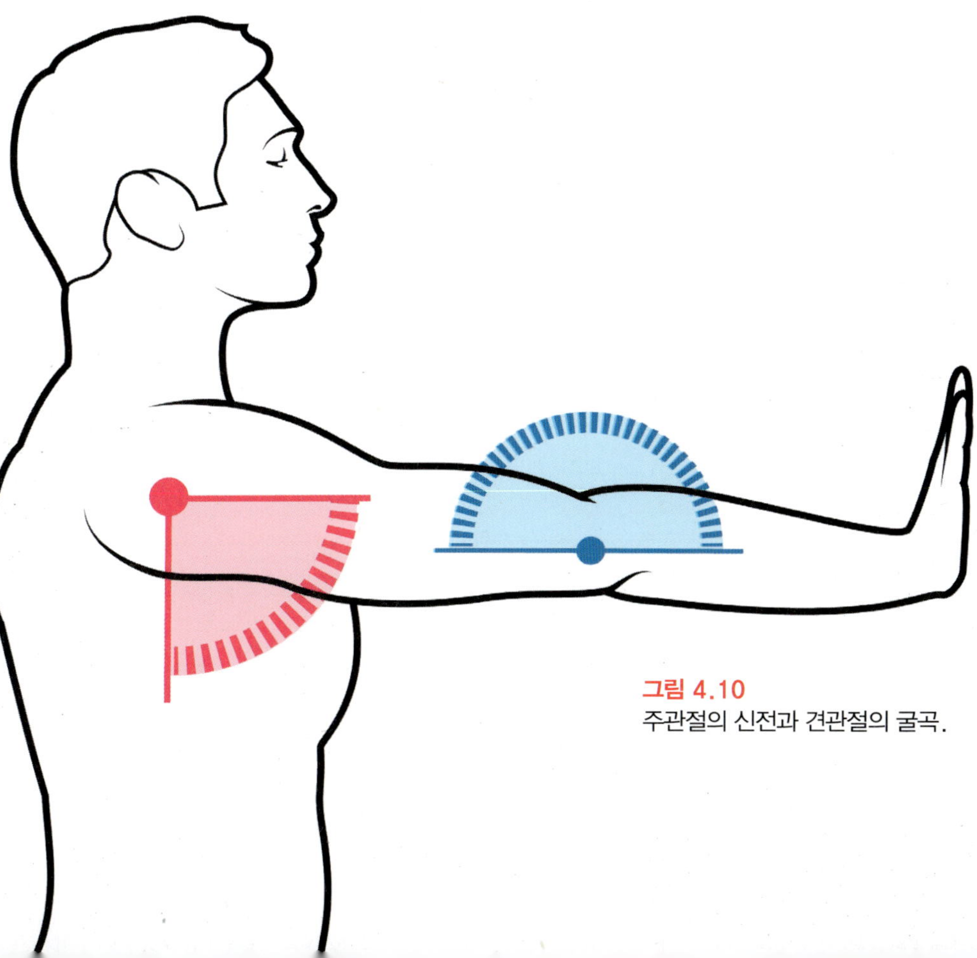

그림 4.10
주관절의 신전과 견관절의 굴곡.

밀기는 항상 주관절의 신전을 나타낸다고 할 수 있는데 이는 단축성 움직임에서 상완 삼두근의 주요 기능이다. 어깨에서는 수평-수직 밀기의 수행 여부에 따라 다양한 근육에서 작용이 발생한다.

- **머리 방향의 수직 작용**에서는 어깨 굴곡근(대흉근, 전면 삼각근)의 협업이 이루어진다.
- **등 방향의 수직 작용**에서는 어깨의 신전근(광배근, 대원근, 후면삼각근 및 대흉근의 늑골 섬유)이 사용된다.

어깨를 향한 아래쪽 방향의 섬유는 어깨를 굴곡시키고, 위쪽 방향의 섬유는 어깨를 신전시킨다.

많은 운동 중 상지로 밀기 패턴은 소위, '무릎 지배적' 패턴과 일치한다. 예를 들면 다음과 같다.

- 푸시 프레스
- 쓰러스트
- 저크
- 오버헤드 스쿼트
- 스레드 푸시

파워리프팅과 '기존' 플랫 벤치의 차이점

사실 파워리프팅과 비교할 때 '기존'의 운동 방법과 사용되는 근육에 있어 눈에 띄는 차이를 발견할 수 없다.
차이점은 척추의 높은 아치(나중에 설명할 것)와 이 아치를 사용하여 가슴과 바벨 사이의 거리를 줄여 더 적은 이동거리로 운동을 진행할 수 있다는 것을 알 수 있다. 이러한 방법은 대회에서 더 많은 무게를 들거나 에너지 소비를 줄이는 것을 목표로 한다.
하지의 추진력(아치를 강조하는 하지의 미는 힘), 또는 플랫 벤치의 장력 구조에 있어 하지의 통합적 능력은 일반적으로 피트니스에서 볼 수 있는 방법과 흔히 많은 특수 운동선수에게서 볼 수 있는 방법에는 없을 수 있다.

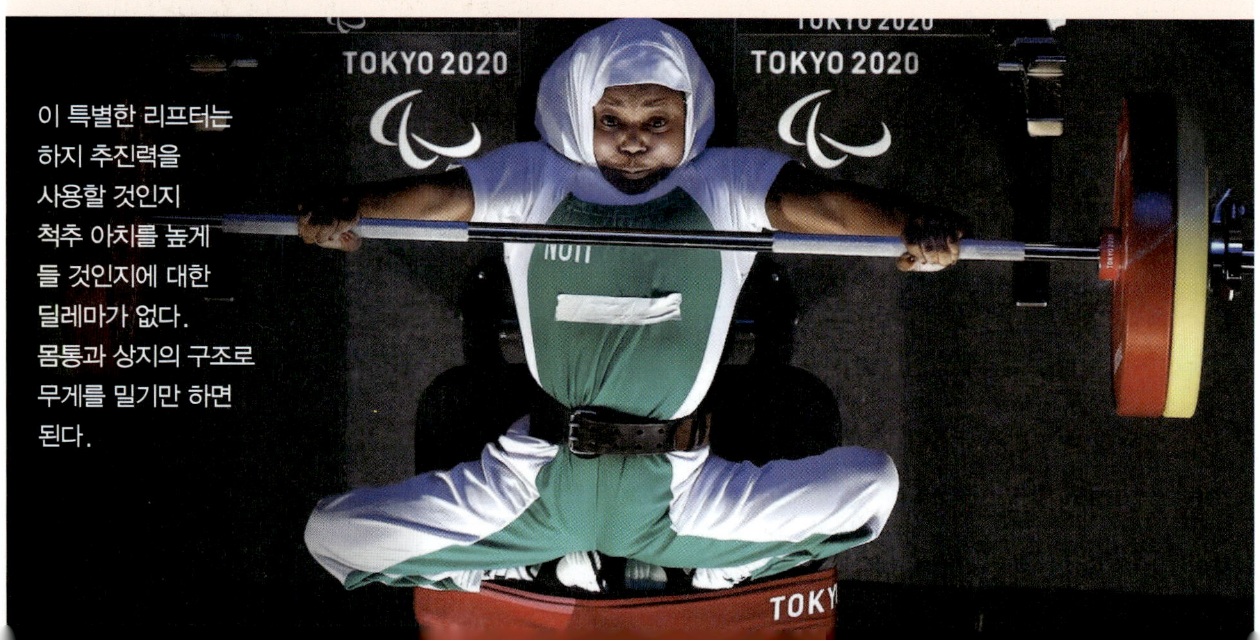

이 특별한 리프터는 하지 추진력을 사용할 것인지 척추 아치를 높게 들 것인지에 대한 딜레마가 없다. 몸통과 상지의 구조로 무게를 밀기만 하면 된다.

수평 굴곡–신전

이 복합적인 움직임은 많은 운동에서 나타나며 플렌 벤치에서 어깨의 주요 움직임 중 일부이다. 너무 자연스럽고 흔한 움직임이기에 따로 설명할 필요가 없다.

수평 굴곡 및 신전은 주로 어깨를 가로지르는 수직축을 통해 수평면에서 수행된다(견갑과 흉추 주위 근육도 많은 축을 통해 움직임에 포함된다).

이를 정확하게 설명하기 위해 어깨관절의 외전부터 시작한다.

수평 굴곡은 팔이 복부 정중선에 가까워지는 움직임을 말한다. 수평 내전으로도 설명할 수 있는데 모두 정확하게 설명하고 있는 것이다.

이 움직임에 사용되는 주요 근육은 전면 삼각근, 견갑하근, 대흉근, 소흉근 및 전거근이다.

이와 반대되는 움직임은 어깨를 90° 로 굴곡하여 등쪽 즉, 뒤쪽으로 보내는 것을 수평 신전이라고 한다.

또한, 이 움직임을 수평 외전이라고 설명할 수 있으며 두 가지 설명 모두 정확하다고 할 수 있다.

이 동작에 관여하는 주요 근육은 어깨의 후면 삼각근, 극상근, 극하근, 능형근, 승모근 및 광배근이다.

수평 굴곡과 신전은 여러 동작이 혼합되어 평면의 합으로 이루어진다. 따라서 굴곡과 신전은 내전 및 외전과 결합되어 원래는 일어날 수 없었던 제3의 평면인 수평면에서의 움직임이다.

따라서 평평한 벤치에서 양손을 더 가깝게 모은 자세에서 어깨의 굴곡과 신전은 수평면에서 더욱 잘 정렬되고 내전 및 외전의 평면에서는 덜 정렬된다. 이러한 방법으로 우리는 상완 삼두근 및 전면 삼각근의 더 많은 작용을 유도하고 대흉근과 같은 내전근의 작용을 줄인다. 손을 분리하려면 뇌의 전두엽에서 더 많은 활동이 필요하며, 이는 대흉근과 같은 내전근을 더 많이 동원하고 어깨 굴곡근의 작용을 줄여준다.

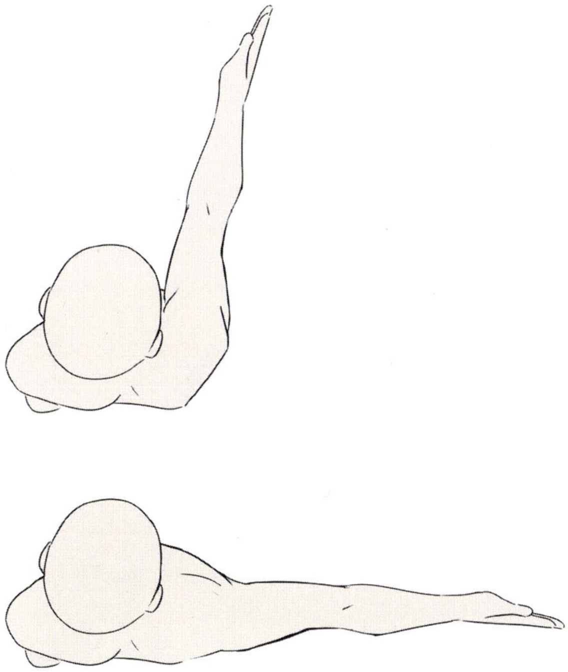

그림 4.11
수평 굴곡.

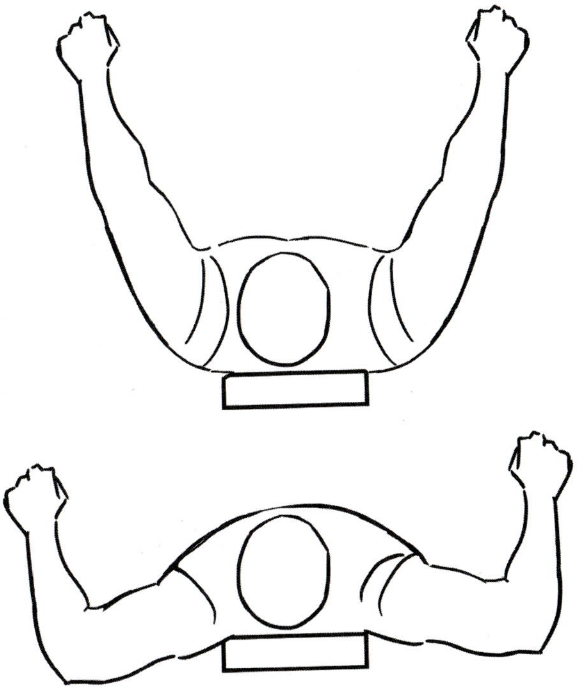

그림 4.12
밀기 시 수평 굴곡.

역사

현대의 플랫 벤치와 유사한 기술에 대한 최초의 기록은 1899년경에 나타난다. 조지 하켄슈미트는 약 164kg의 바를 도움이나 보상 없이 엄격하게 바닥에서 수평으로 밀어 올리는 이른바 '플로어 프레스'를 수행하며 거의 20년 동안 그 기록을 유지했다.

바닥에서 바를 밀어내는 기술은 '프론 프레스'(더 정확한 이름은 누운 자세) 또는 플로어 프레스로 알려졌다.

1900년대 초에는 운동을 더 쉽게 만들거나 신체의 다른 부분을 리프트에 통합할 수 있는 다음과 같은 변형들이 사용되기 시작했다.

- **벨리 토스Belly Toss:** 엉덩이를 밀어내는 힘으로 팔의 추진력을 돕는다. 조지 루리치는 이 기술로 200kg을 들어 올렸다. 이 방법은 첫 번째 실행 단계(바가 골반 위에 있을 때)에서 현대의 힙 쓰러스트와 매우 유사하지만, 실제로 플로어 프레스에서 엉덩이와 몸통의 신전을 도와 더 많은 무게를 들어 올리는 데 도움이 되는 자세이다.
- **파이터스 브리지:** 발과 머리를 지지하면서 인체의 후방 사슬 및 경추의 근육을 사용해 바를 밀어내는 방법이다.
- **풀 오버 와이 프레스:** 가슴 또는 복부의 시작 위치로 바벨을 당겨 누른 다음 밀어내는 방법이다.

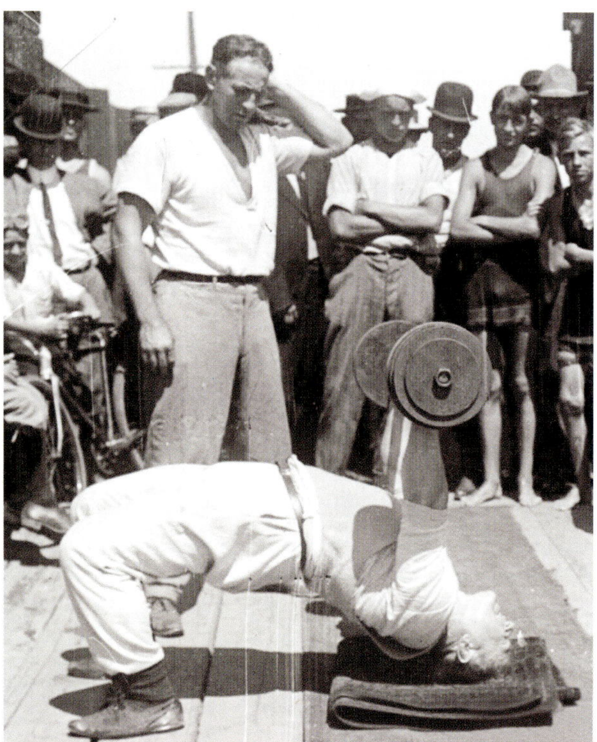

조지 하켄슈미트

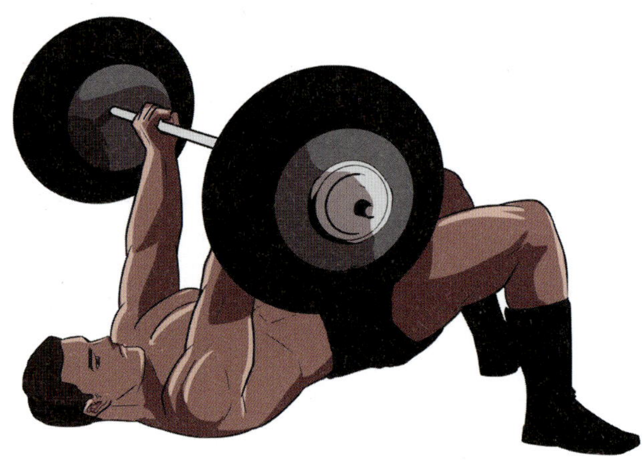

그림 4.13
하켄슈미트의 책에서 발췌.

아서 색슨과 하켄슈미트는 모두 자신의 책에서 이 기술을 설명한다. 이러한 독창적인 기술은 1920년대 사라지기 시작했다(특히, "벨리 토스"는 이전의 푸쉬 또는 트랩의 도움을 받는 리프트로 간주되어 금지되었다. 반대로 그레코로만 레슬링의 맥락에서 '전사의 다리'는 다양한 버전으로 남아 있다.)

그 후 수십 년 동안 벤치와 렉에서 수행되기 시작하여 더 많은 중량을 들어 올릴 수 있는 위치에 대한 장점을 얻었으며 오늘날 우리가 알고 있는 방법이 탄생했다.

1940년대와 1950년대 이르러 이 리프트는 보디빌딩 세계로 편입되었고, 보디빌딩의 역사와 발전 과정에서 매우 흔하게 찾아볼 수 있게 되었다.

기간이 지남에 따라 특정 방법이 개발되기 시작했다. 예들 들면, 바벨의 이동 거리를 줄이기 위해 기둥의 길이를 강조하여 더 많은 무게를 들어 올릴 수 있다.

1973년 국제 파워리프팅 연맹이 설립되면서 리프트가 공식 종목으로 간주되었으며, 기록이 공식적으로 기록되기 시작했다. 따라서 294kg(650lb)을 초과하는 기록이 등장하기 시작했다.

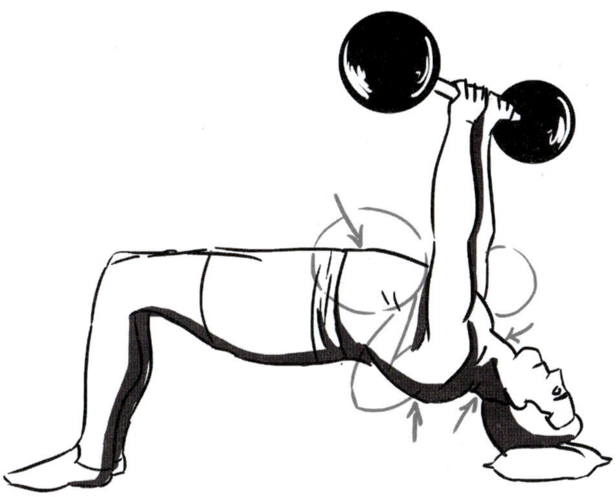

그림 4.14
레슬링 선수의 브릿지와 수평 바벨 추진력이 결합된 동작.

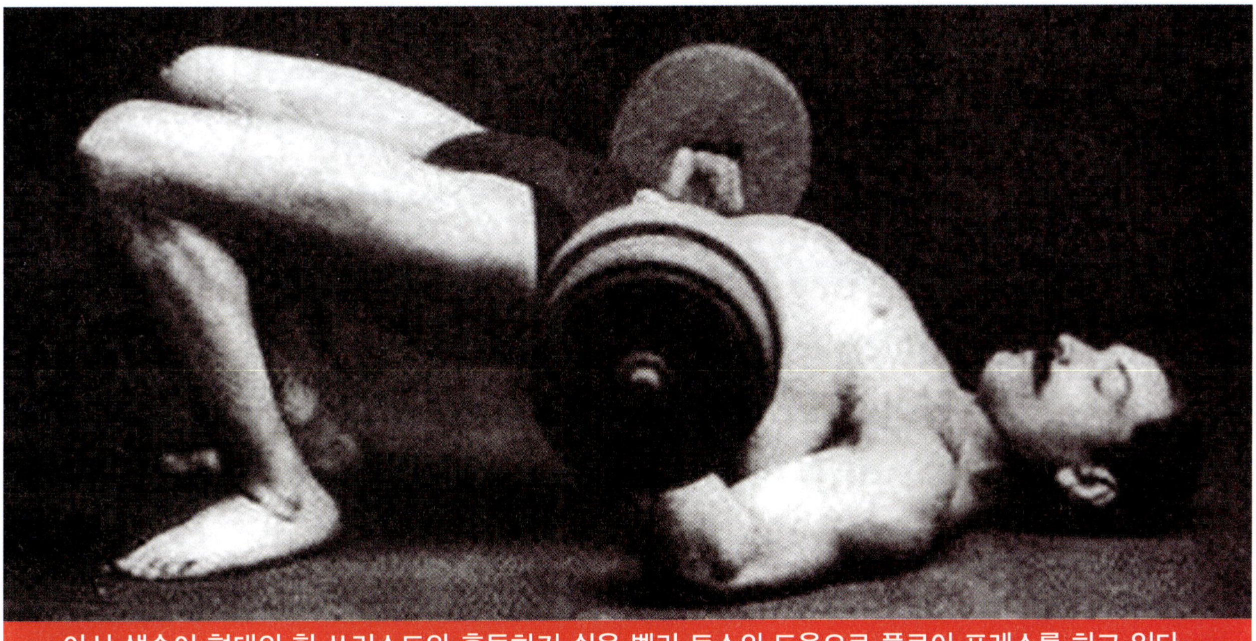

아서 색슨이 현대의 힙 쓰러스트와 혼동하기 쉬운 벨리 토스의 도움으로 플로어 프레스를 하고 있다.

대흉근

이 근육에 대한 기본적인 설명을 마친 후, 그 형태와 기능에 대해 자세히 알아보도록 하겠다.

대흉근은 주로 내측-외측 배열의 수평 섬유를 나타내며, 이는 내전의 기능을 의미한다.

그러나 가운데 수평 섬유보다 위 또는 아래로 있는 섬유는 비스듬히 배열되어 있다. 더 자세히 이해하기 위해 대흉근은 3개의 근위 시작 부위가 있다고 말할 수 있다.

- 흉골 부위: 흉골과 처음 5~6개의 늑연골에서 나오는 섬유로, 상완골을 향해 수평으로 배열되어 있다(그림 4.17의 파란색 부분).
- 복부 부위: 복직근과 늑골 4, 5, 6을 덮는 건막(결합조직)으로 상완골을 향해 대각선으로 배열되어 있다(그림 4.17의 녹색 부분).
- 쇄골 부위: 쇄골의 절반(흉골에 가까운 부분)으로 상완골을 향해 대각선 아래로 배열되어 있다(그림 4.17 의 빨간색 부분).

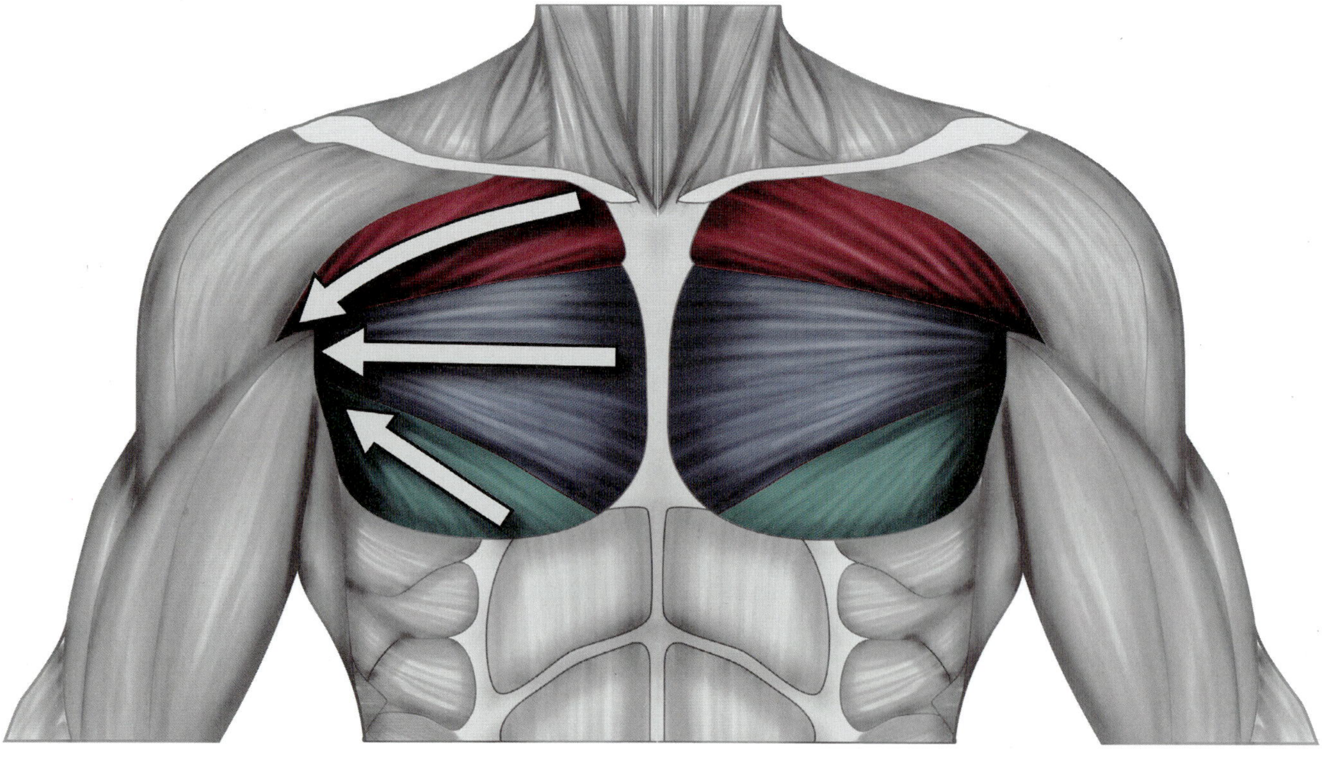

그림 4.15
파란색은 흉골 부위, 빨간색은 쇄골 부위, 녹색은 복부 부위.

대흉근의 모든 근섬유가 상완골에 정지하는 힘줄로 원위 쪽으로 만나는 방사형 모양의 근육이다. 그러나 모든 섬유는 내측에서 외측으로 배열되어 있어 내전(플랫 벤치에서의 동작 중 하나)과 상완골의 내회전을 만들어낸다.

그러나 대각선으로 위아래로 배열되어 있는 섬유가 있기 때문에 아래로 배열되는 섬유는 어깨의 굴곡에, 위로 배열되는 섬유는 어깨의 신전에 작용할 수 있다.

대각선 아래로 배열되는 쇄골 부위의 상부 섬유는 어깨의 굴곡 작용을 하고, 반대로 하부 섬유는 어깨의 신전 작용을 하며, 위치에 따라 작용이 달라질 수 있다.

플랫 벤치 기술에서는 모든 섬유가 외전근 동작과 어깨 굴곡을 위한 상부 섬유도 사용된다.

가슴 근육(대흉근 및 소흉근)의 과도한 우세는 어깨의 근육 불균형을 초래할 수 있다. 따라서 가슴 근육과 전면 삼각근이 우세하면 어깨 후면의 회전근개, 능형근, 승모근의 중간 및 하부 섬유와 불균형해질 수 있다. 이는 주동근과 안정근 사이의 불균형으로 인해 기능 장애 및 부상을 입기 쉬운 구조를 만들 수 있다.[4]

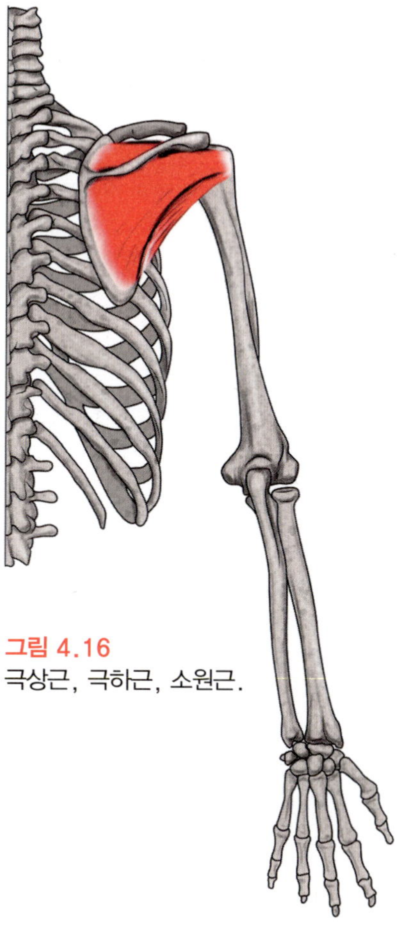

그림 4.16
극상근, 극하근, 소원근.

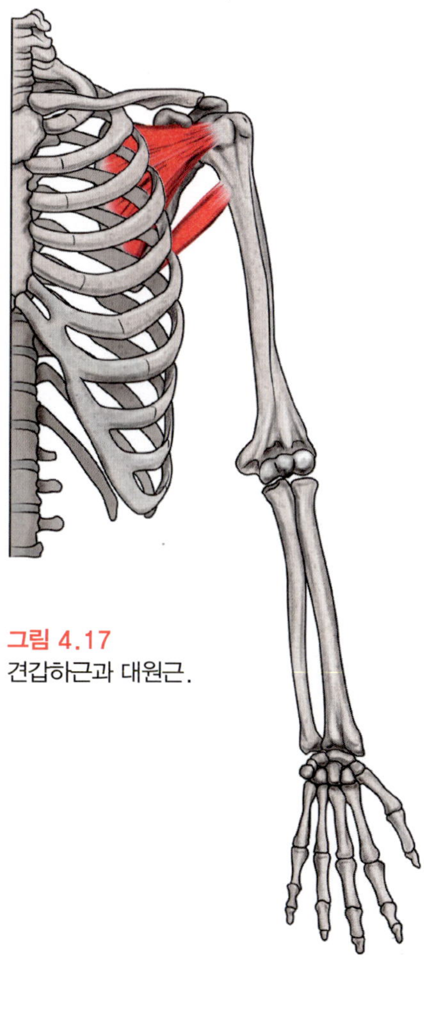

그림 4.17
견갑하근과 대원근.

시작 위치

플랫 벤치 기술의 자세 분석은 부상 위험이 높은 자세를 관리하는 데 초점을 맞춰야 한다. 이는 주로 어깨관절 복합체Shoulder Complex이다.

바를 잡는 손의 간격도 사람의 체형에 따라 다르지만 일반적으로 바가 가슴까지 내려갈 때, 전완이 지면에 대해 수직을 유지할 수 있는 정도가 된다.

이 수직성은 미는 힘의 수직선과 결합되며, 해당 위치에서 어깨의 최대 가동 범위를 허용한다(원하는 경우).

측면과 정면에서 보면 팔꿈치를 펼쳤을 때 바가 상완골 관절 위에 위치하므로 모멘트 암이 줄어들고 최대 평형 위치에 더 가까워진다.

어깨의 외전이 90°에 접근하는 최대의 열린 그립은 상완골두와 견봉(주로 극상근 힘줄) 사이에 눌리는 조직을 손상시킬 수 있으므로 위험할 수 있다.

바를 잡는 손의 간격이 적을수록 바의 이동 거리가 늘어나고, 간격이 클수록 이동 거리가 줄어들어 더 많은 무게를 들어 올릴 수 있다. 손의 위치가 가까울수록 운동은 팔꿈치 신전근인 상완 삼두근에 더 많은 영향을 미치고, 손의 간격이 멀어질수록 대흉근에 더 많은 영향을 미친다. 그러나 대흉근과 전면 삼각근, 상완 삼두근은 모든 변형 방법에서도 어느 정도 영향을 미친다.

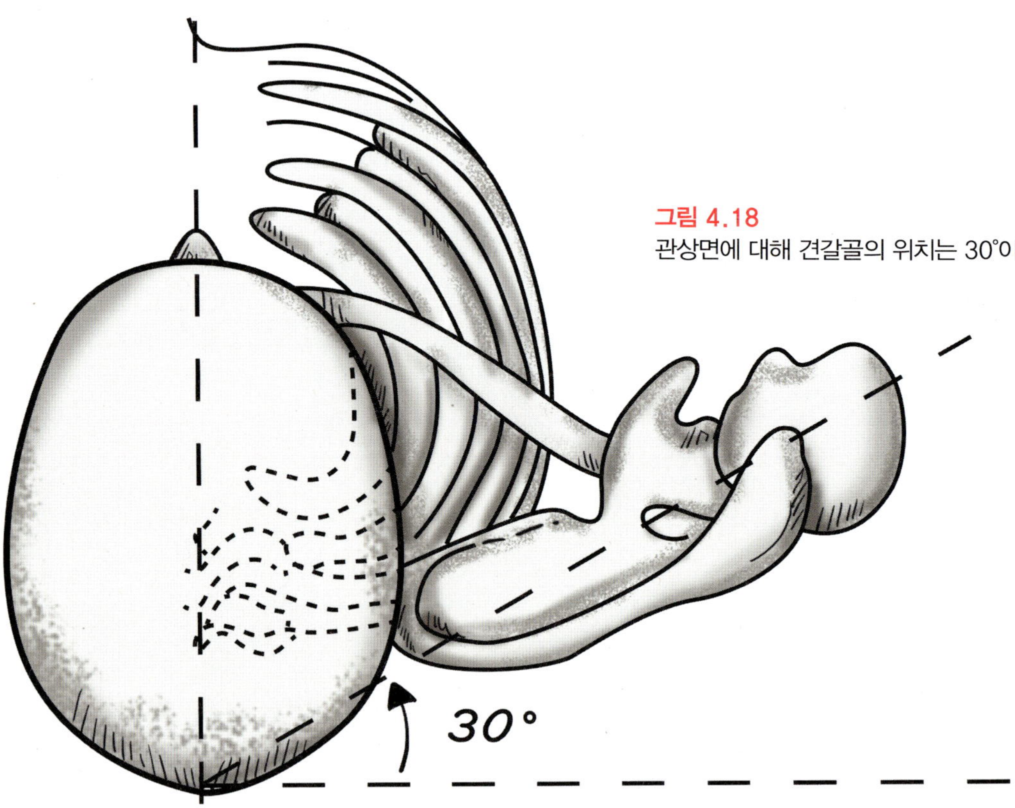

그림 4.18
관상면에 대해 견갈골의 위치는 30°이다.

그립을 더 좁게 잡을수록 바가 어깨에서 더 낮게 내려가게 되어 모멘트 암이 길어진다. 과도하게 그립을 멀리 잡을수록(어깨의 90° 외전과 결합) 모멘트 암을 눈에 띄게 짧게 만들어 더 안정적인 자세를 만들 수는 있지만, 이미 언급했듯이 어깨 복합체의 연부조직을 손상당하게 할 수 있다.

시작 위치는 많은 운동지도자들이 어깨 외전을 45~75°로 권장하고 있다. 개인의 운동 목표와 체형에 따라 시작하는 관절의 위치는 크게 달라질 수 있다. 상완 삼두근에 더 중점을 두기 위해 손을 더 좁게 잡을 경우 어깨 외전의 각도는 우리가 규정하는 45°보다 훨씬 저 적어야 한다.

견갑골을 통제하는 근육은 견갑골에 더 많은 안정성, 지지력 및 벤치와의 통합을 제공한다. 광배근을 수축하면 가슴의 상부 위치가 증가하고 몸통의 뒤쪽(벤치와 닿아 있는)이 안정화된다. 이는 중량을 밀어내는 데 필요한 기계적 효율성과 안정성을 향상시킨다.

가능한 모든 변형 동작을 실행하려면 관절의 해부학적 구조와 기능뿐 아니라 인체의 구조, 자세에 대한 편안함, 그리고 목표도 고려해야 한다.

특정한 근육 그룹을 더 많이 사용하는 것(예: 가슴 근육이나 상완 삼두근에 더 많은 부하)부터 경쟁을 위해 더 많은 무게를 들어 올리는 것까지 측면에서 보면 팔꿈치가 바 아래 일직선이 되도록 하여 힘과 추진력을 수직으로 유지해 팔꿈치에 가해지는 모든 종류의 압력(각력)을 줄인다.

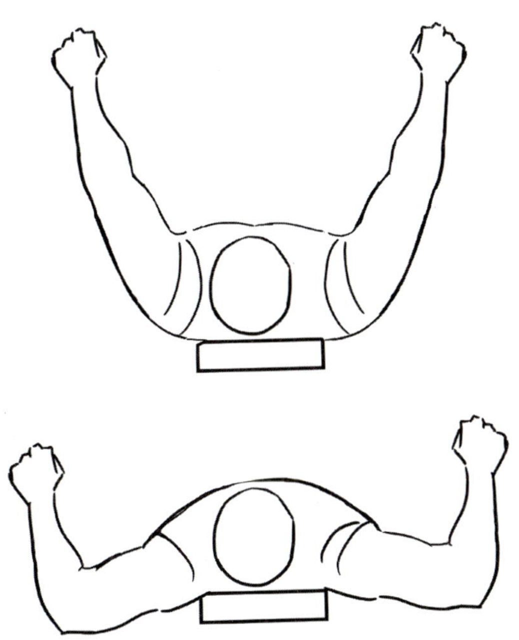

그림 4.19
오픈(열린) 그립.

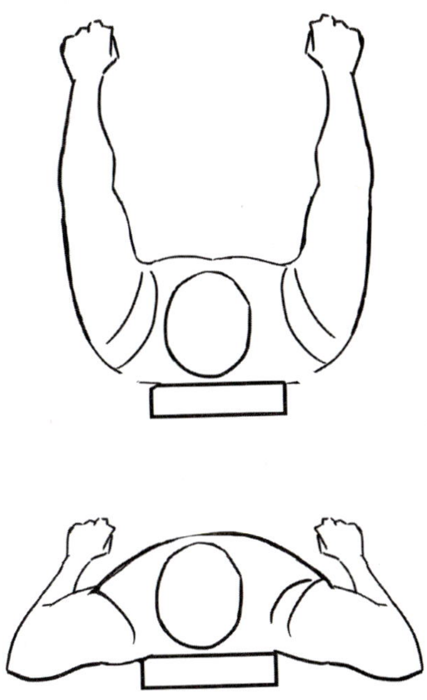

그림 4.20
클로즈(닫힌) 그립.

견갑골의 해부학적 위치

견갑골은 관상면에서 볼 때(그림 4.20) 후방의 볼록한 모양을 따라 배열되어 있다. 견갑골이 관상면과 평행하다 생각할 수 있지만 실제로 관상면에서 30°로 위치해 있다. 이는 특정 운동에서 견갑골의 정확하고 최적의 배치를 통해 효율성을 높이고 기능 장애 또는 부상 가능성을 피하기 위한 것이다. 플랫 벤치에서 이 관절은 상당한 하중을 받게 되며 필요한 조정을 하지 않으면 상완골두가 전방으로 탈구되는 경향이 있다.

어떻게 분리되나?

바벨을 잡는 손의 거리(닫힘, 중간, 열림)를 비교하면 비슷한 근육 활성도가 관찰되지만 자세히 살펴보면 다음과 같다.

- 상완 이두근은 열린 그립에 비해 닫힌 그립에서 감소된 활동성을 나타낸다.[41]
- 열린 그립은 대흉근과 상완 이두근이 더 많이 활성화되는 것으로 나타났다.
  상완 이두근의 활성화는 일반적으로 생각되는 것처럼 팔꿈치가 아닌 어깨에서 작용할 때 발생한다.[40, 35]
- 닫힌(좁은) 그립은 팔꿈치에 위치한 상완 삼두근의 활성도를 증가시키고 어깨 굴곡 및 내전 시 작용하는 상완 이두근의 활동을 감소시킨다.[35]
- 대흉근의 쇄골 부위는 닫힌 그립에서 더 활동적이거나 적어도 오픈(넓은) 그립과 차이를 나타내지 않았다.[35]

이는 손을 더 가깝게 하면 어깨 내전이 감소하고 견관절의 굴곡이 증가하기 때문으로 이해할 수 있다. 그러므로 대흉근의 쇄골 부위에서 더 활동적일 수 있다. 마찬가지로 그립을 좁게 잡을수록 팔꿈치의 가동범위가 증가하고 상완 삼두근의 활성화가 더 많이 필요하다.

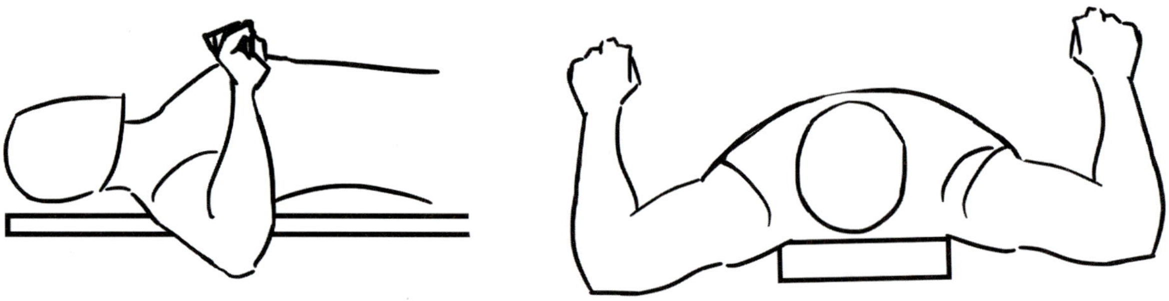

그림 4.21
측면과 위에서 본 팔뚝(전완)의 수직 정렬.

광배근은 모든 자세에서 거의 활동적이지 않은 것으로 나타났는데, 이는 아마도 이 운동이 팔에 미치는 영향이 거의 없다는 것을 보여주는 것일 수 있다. 이는 이 근육의 활동이 척추의 더 큰 곡선을 만들기 위해 몸통을 확장하는 데 더 집중되어 있는 것으로 보인다.[37]

회외 또는 회내의 그립을 사용하는 것은 근육의 활성화를 변화시키기 때문에 중요하다.[35]

- 회외 그립을 잡으면 상완 이두근과 대흉근의 쇄골 부분의 활성도가 증가된다.[41]
- 좁은 그립을 잡으면 상완 삼두근의 활성도가 증가하고 전완의 외전 정도에 영향을 받지 않으며, 대흉근의 쇄골 부위 활성도에 영향을 미치지 않는다.
- 오버핸드 그립은 좁은 그립에서 상완 삼두근이 가장 많이 활성화되는 것으로 나타났다.
- 상완 이두근은 같은 그립을 잡아도 내전 상태보다 외전 상태에서 잡았을 때 더 높은 활성도를 보였다.[41]

요약하면 상완 이두근은 회외에서 회내로 이동하면서 가장 변화하기 쉬운 근육이다. 외전은 상완 이두근의 길이를 감소시켜 최적의 상태로 작용하지 않을 수 있지만, 상완 이두근의 장두가 어깨관절의 안정화 역할을 수행해야 하는 오픈 그립 및 회외 자세에서 활동성이 증가했다. 즉, 관절 안정화로써의 역할로 인해 활동성이 증가한다.

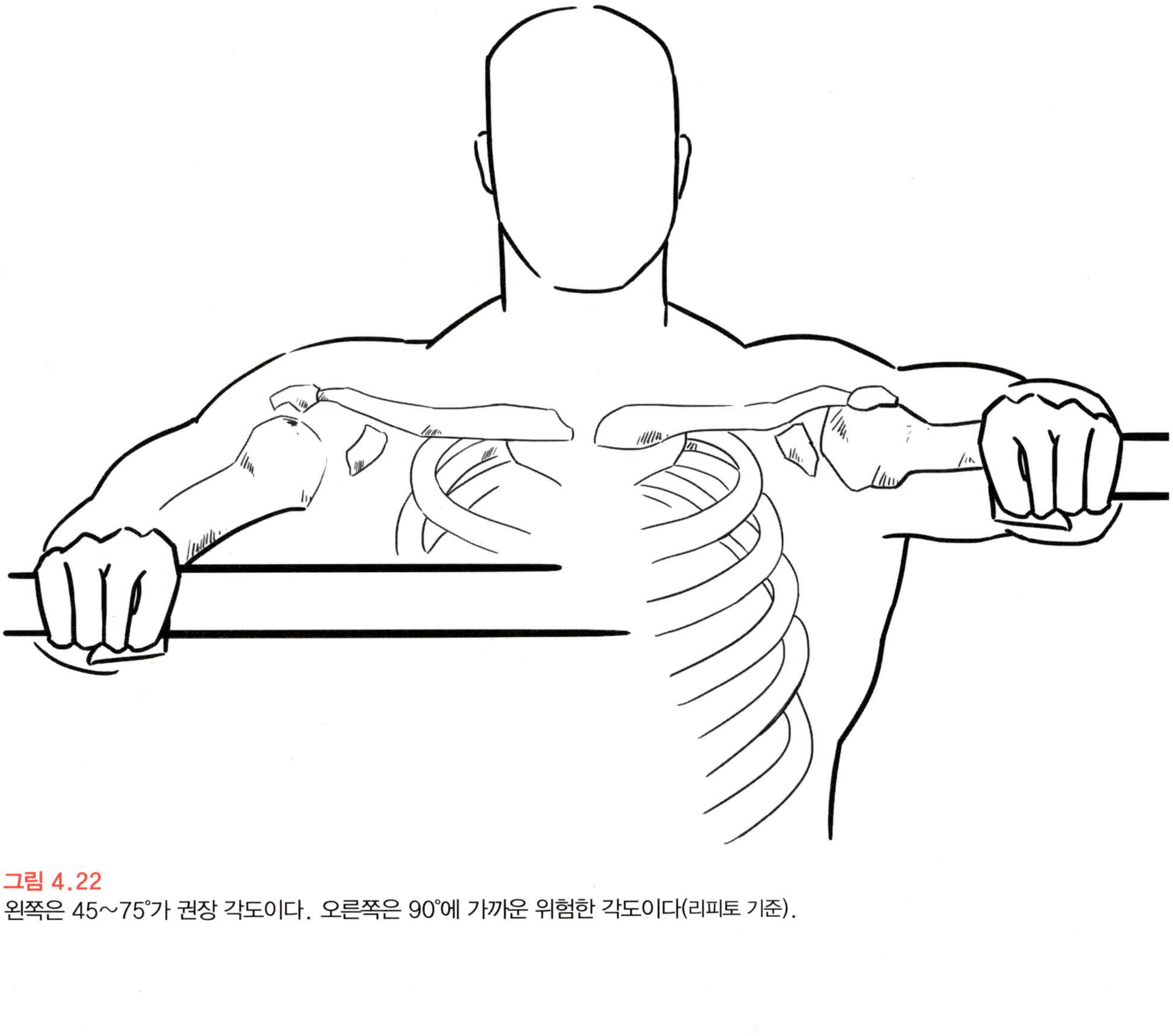

그림 4.22
왼쪽은 45~75°가 권장 각도이다. 오른쪽은 90°에 가까운 위험한 각도이다(리피토 기준).

이중 관절

어깨와 팔꿈치에 작용하는 주요 근육은 상완 이두근과 상완 삼두근의 장두이다.

『힘 · 훈련 · 해부학』에서 설명했듯이 이 근육은 두 관절에서 모두 작용할 수 있다. 그러나 동시에 근수축을 요청하면 단축과 신장이 모두 어려워진다.

- 두 관절의 동시 수축을 통해 움직임을 생성하려고 하면 양쪽 관절에서 모두 힘을 생성하지 못하는 '활동성 부족'이라는 증상이 나타난다.
- 두 근육을 모두 늘리려고 하면 '수동적 불충분'이라고 부르는 현상이 발생하여 동시에 늘리는 데 어려움이 발생한다.

플랫 벤치에는 2개의 큰 관절이 작용한다. 즉, 팔꿈치에서 작용하는 상완 삼두근의 장두와 어깨에서 작용하는 상완 이두근이다.

상완 삼두근의 장두(무릎을 신전하는 동작에서 대퇴 직근과 비슷한 부분)는 관절 힘줄을 통해 어깨와 팔꿈치를 통과해 삼두근의 다른 두 갈래와 합쳐진다.

상완 이두근의 장두와 단두는 어깨와 팔꿈치를 모두 교차하여 관절 힘줄로 결합되어 요골의 결절에 부착된다.

상완 삼두근의 장두는 어깨 신전을 동시에 관리하지 않고도 팔꿈치 신전근으로써 더 효율적으로 사용할 수 있다.

상완 이두근은 어깨에서 동시에 작용하지 않는다면 팔꿈치에서 가장 효과적으로 작용한다.

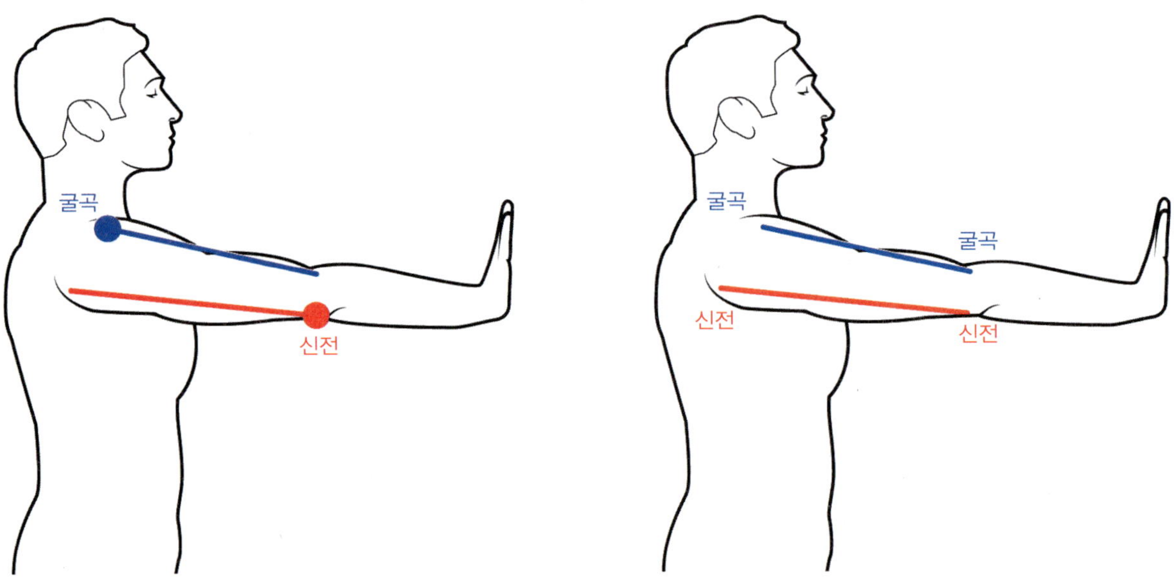

그림 4.23
어깨 굴곡 역할을 하는 상완 이두근과 팔꿈치 신전 역할을 하는 상완 삼두근.

팔꿈치

팔꿈치관절은 상완골과 척골 및 요골의 결합으로 만들어진다. 정의상 팔꿈치관절은 시상면에서의 굴곡-신전 운동만 허용하는 관절이다.

활차는 도르래 모양과 비슷하므로 두 개의 가장자리와 그 안에 들어가는 '로프'가 순환하는 중간 홈이 있다는 것을 기억해야 한다. 여기서 활차는 상완골에 속하며 그 측면에는 과두가 있다(과두는 둥근 돌출 부위). 이런 식으로 팔꿈치 양쪽 측면을 촉진하면 내측 상과와 외측 상과가 있다. 상완골은 척골에 상대적인 분절을 가지고 있으며, 과두는 상완골 머리의 동인 요골에 상대 분절이 있다.

상완골의 활차 모양은 개인마다 다를 수 있으며, 이로 인해 굴곡의 각도가 달라지거나 상완골을 기준으로 전완이 어느 정도 외반될 수 있다.

우리는 팔꿈치의 움직임을 굴곡과 신전 두 가지로 정의한다. 우리는 굴곡을 시상면에서 복부로의 접근, 또는 팔의 앞쪽에 대한 전완의 접근으로 정의할 것이다. 이 접근 방식은 서로 완벽하게 정렬되어 있지 않지만 신체의 시상면을 따라가는 경향성이 있다. 이는, 음식물을 입에 넣는 동작으로 이해할 수 있다.

팔꿈치 신전의 움직임은 주로 상완 삼두근에 의해 생성된다. 신전 보조근인 주근은 거의 영향을 미치지 않는다. 상완 삼두근은 팔꿈치와 어깨(장두 부분만)의 신전을 유도하며, 두 관절을 동시에 사용하려고 하면 힘 생성 및 스트레칭에 제한이 있다.

팔꿈치 굴곡은 주로 상완근과 상완 이두근에 의해 만들어진다.

상완 요골근(상완골에서 요골까지 이어짐)은 '회외근'이라고도 한다. 이 근육은 팔의 외측 1/3에서 손목 근처까지 이어지는 근육으로 전완의 위치와 해당 부위의 다른 근육 활동에 따라 팔꿈치의 굴곡을 담당하기도 한다.

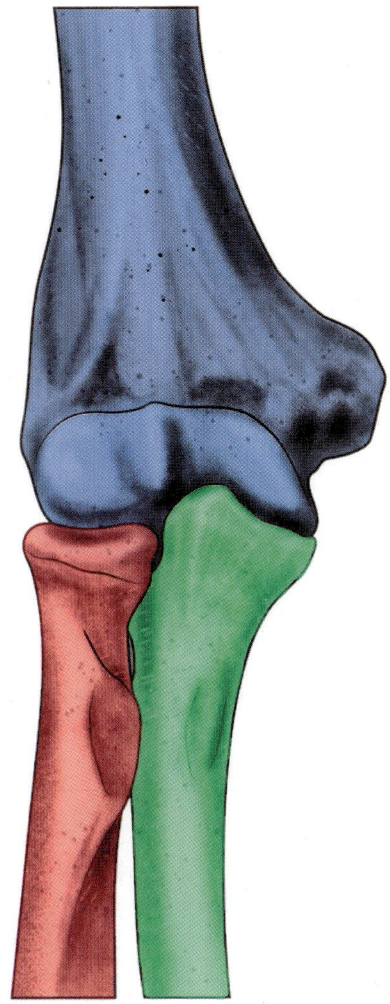

그림 4.24
파란색은 상완골이다.
빨간색은 요골, 녹색은 척골이다.

전완의 다른 근육(원회내근, 심지굴근) 또한 상완골과 상과 모두에 붙어 있어 팔꿈치 관절을 가로질러 굴곡 작용에 상대적인 영향을 미친다.

팔꿈치의 굴곡은 상지의 구조가 더 가까워지며, 이는 주로 **당기는** 패턴과 협력하게 된다. 상완 이두근은 팔꿈치와 어깨 굴곡을 모두 유발하며, 이 두 가지 동작을 동시에 시도할 경우 힘의 생성과 스트레칭이 모두 제한된다.

플랫 벤치에서는 상완 삼두근이 팔꿈치를 펴고 팔꿈치의 굴곡을 잡아주는 역할을 한다.

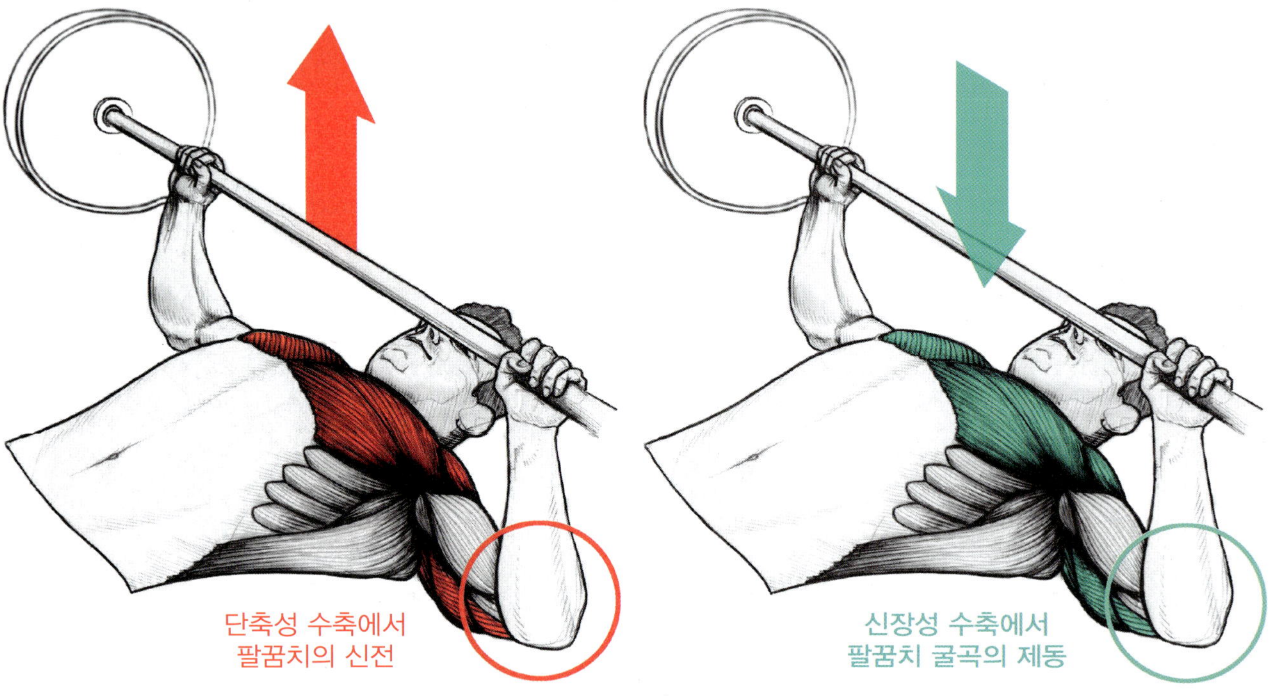

그림 4.25
상완 삼두근의 단축성 수축에서 팔꿈치의 신전. 상완 삼두근의 신장성 수축에서 팔꿈치 굴곡의 제동.

수축

우리는 바벨이 내려오는 대흉근의 신장 단계를 통제된 방식으로 근육이 바벨의 하강을 막으려고 노력하는 단계라고 정의한다. 수축은 신장성(근육이 정지점이 힘을 생성하는 동안 신장됨) 수축으로 발생한다.

근전도Electromyograph 측정 결과, 대흉근, 상완 삼두근, 전면 삼각근의 활성도는 키에 따라 평균에서 최대까지 다양하다는 것이 확인되었다.

상완 이두근은 바벨 하강의 마지막 부분에서 중간 정도의 활성도(어깨 부분)가 나타난다(그리고 이는 부하가 증가함에 따라 이러한 현상이 더욱 분명해짐).

바벨의 상승하는 단계를 근육의 기능이 바를 몸에서 멀리 밀어내는 단계로 정의한다. 수축은 단축성(근육의 정지점이 힘을 생성함에 따라 더 가까워짐) 수축으로 이루어진다.

근전도 측정을 통해 단축성 수축의 시작 단계(가속 단계)에서 앞서 언급한 근육이 최대로 수축하고 동작이 완료될 때까지 비슷한 상태를 유지하는 것이 확인되었다.

상완 이두근 또한 가속 단계에서 적절한 지속 시간과 강도로 활성화된다.[1]

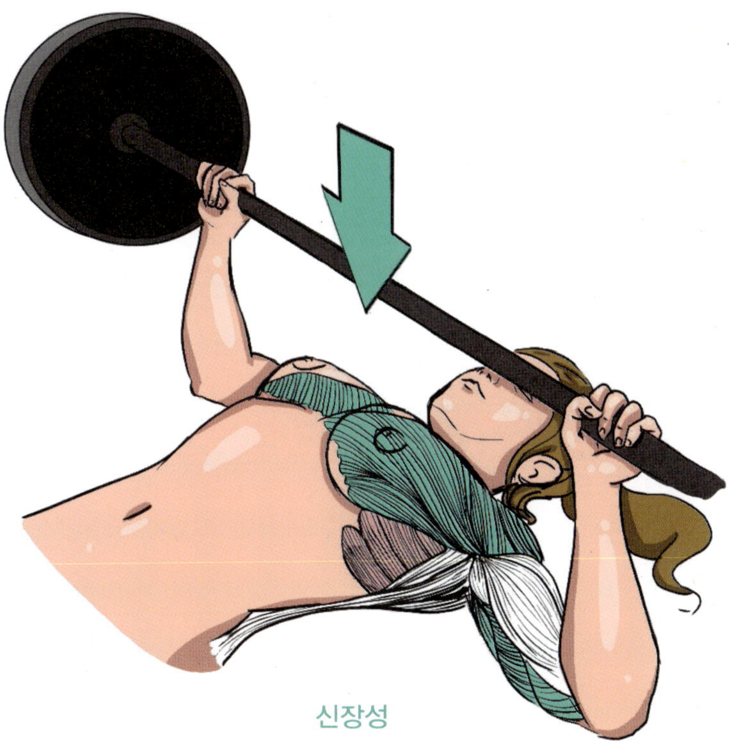

그림 4.26
바벨이 낮아지는 것과 일치하는 신장성 수축 단계.

대흉근의 흉골 섬유와 상완 삼두근의 장두(어깨와 팔꿈치를 가로지르는 이중관절 근육)는 벤치 프레스 동작에서 가장 많은 활성도가 관찰되는 근육이다.[34]

신장성 수축을 추가적으로 더 사용하게 되면 단축성 단계에서 들어 올릴 수 있는 무게가 증가하는 것으로 보인다.

이러한 현상은 근육의 신장-단축 사이클의 자극과 증가된 부하에 의해 자극된 근육 구조의 탄력성에 의한 결과일 수 있다.[36]

근전도 측정에 의한 근육의 활성도는 상승 시작 단계부터 최대 활성화에 도달하며, 대흉근의 흉골 부위, 전면 삼각근 및 상완 삼두근의 장두에서 바벨을 밀어 올리는 동안 유지된다.

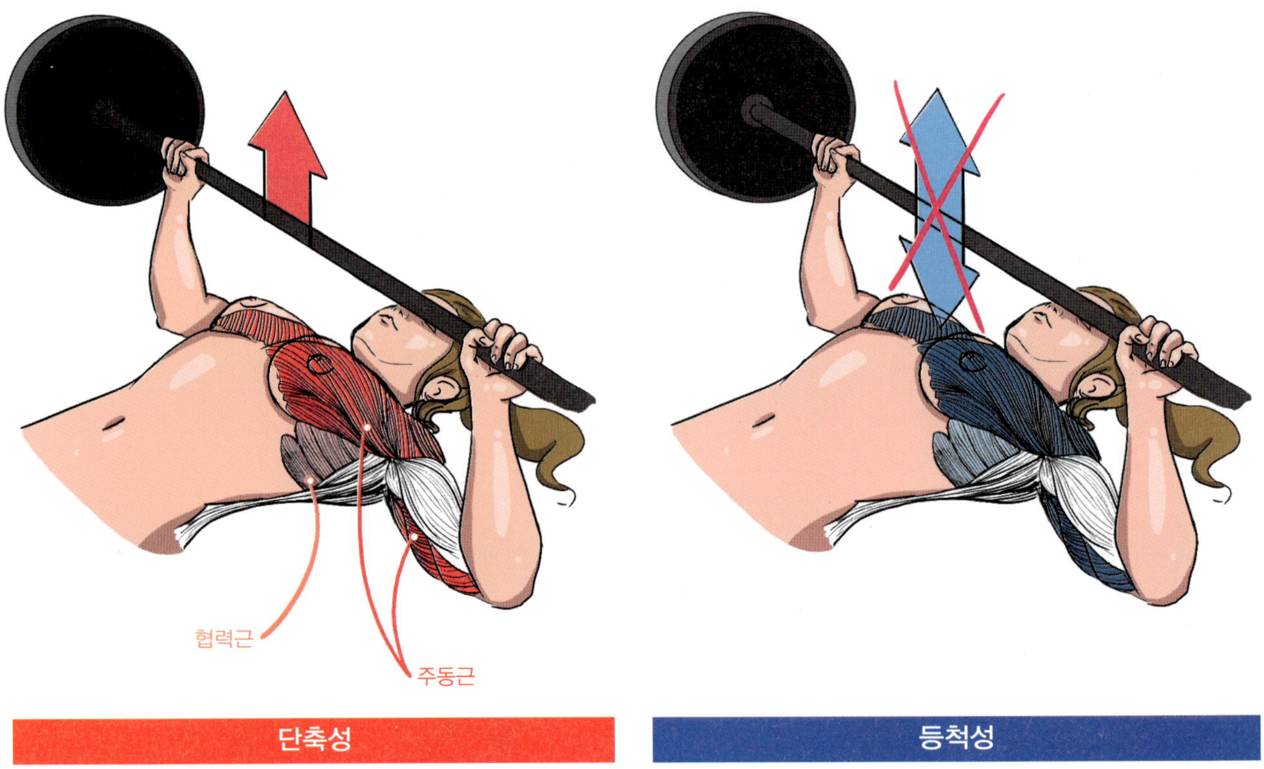

그림 4.27
왼쪽은 바벨의 상승과 일치하는 단축성 방향이다. 오른쪽은 바벨의 상승과 하강의 중간 지점에서 고정된 상태로 두면 만들어지는 등척성 수축이다.

아치형 벤치 프레스

그림 4.30에서는 아치형 벤치 프레스에 대한 방법의 정보가 없는 독자에게 새로운 정보를 줄 수 있는 기능을 볼 수 있다.

첫 번째는 뚜렷한 허리의 아치이다. 이것은 여러 용도로 사용할 수 있다.

- 첫 번째는 바벨과 가슴 사이의 거리를 줄이는 것이다. 이렇게 하면 거리를 줄임으로써 더 많은 중량을 들어 올릴 수 있다.
- 그러나 벤치프레스에서의 아치 형태는 척추 주변부 근육과 광배근을 활성화하는 데 큰 도움을 준다. 광배근은 몸통의 등쪽 부분과 상지를 안정화시키는 역할을 하며 견갑골에 후인을 유도하여 안정적인 위치로 재배치할 수 있는 역할을 한다. 이러한 역할로 인해 후방 사슬의 안정성을 높여주고 벤치와 등의 접촉을 강화시켜 어깨의 부상 가능성을 줄여준다.
- 척추의 과도한 아치 형태는 사실상 큰 문제를 일으키지 않는다. 이는 하중이 척추에 수직으로 가해지지 않고, 벤치에 지지된 상태에서 수평으로 배치되기 때문에 척추 구조에 가해지는 압박력은 매우 제한적이다.

두 번째는 발로 땅을 적극적으로 밀어 사용하는 능력인 '하지 추진력'이다. 이러한 추진력은 척추 아치를 강화하는 데 도움이 될 뿐 아니라 하지를 몸통과 통합하여 지면과 상지 사이에 다리를 만들어 일부 사람들에게는 전체적인 몸의 긴장과 안정감을 더해준다.

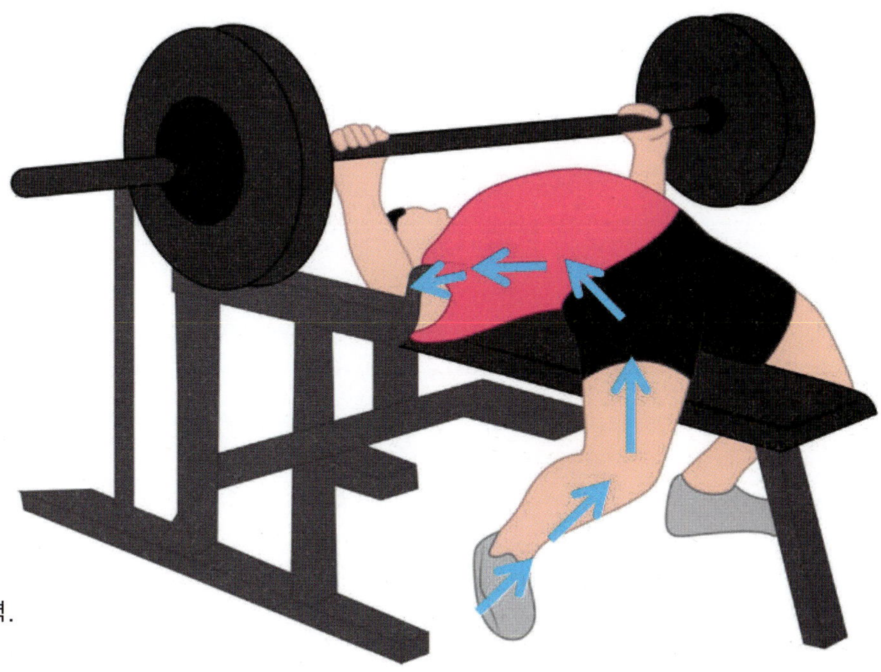

그림 4.28
플랫 벤치와 하지의 추진력.

견갑골의 위치

파워리프팅 코치들이 권장하는 견갑골의 후인은 잘 알려져 있듯 관상면을 기준으로 30°에 위치한 견갑골의 위치를 바꾸는 역할을 한다. 바벨이 완전히 내려온 자세에서 견갑골의 방향이 30°가 유지된다면 상완골두가 전방으로 탈구되는 위험에 처할 수 있다. 견갑골의 후인은 해당 부위를 안정시키는 것 외에도 관절와가 전면보다는 측면을 더 향하도록 재배치하는 데 도움이 된다. 이러한 방식으로 바벨이 완전하고 깊게 하강할 때 상완골두는 견갑골의 관절와와 더 많은 면적을 잘 일치시킬 수 있도록 유지할 수 있다.

벤치 프레스(수평적인 신전의 전체 범위에서 실행되는)에서 견갑골은 벤치에 붙어 안정화시키는 역할을 하기 때문에 어깨가 전방으로 이동하는 자세가 되지 않도록 견갑골의 각도를 조정하는 것이 우선이다.

그림 4.32에서는 어깨가 수평으로 넓게 신전되면(바벨이 가슴에 가까워지면) 상완골(검은색 화살표)의 방향과 완전히 일치하지 않아 약간 앞쪽으로 보이는 경향(C로 표시되는)을 볼 수 있다. 두 번째 예시에서 견갑골의 위치가 변경되어 빨간색으로 표시된 C가 앞쪽보다 측면 방향을 더 가리킨다는 것을 볼 수 있다. 따라서 상완골과 상호작용하는 데 보다 최적의 방향을 제공한다.

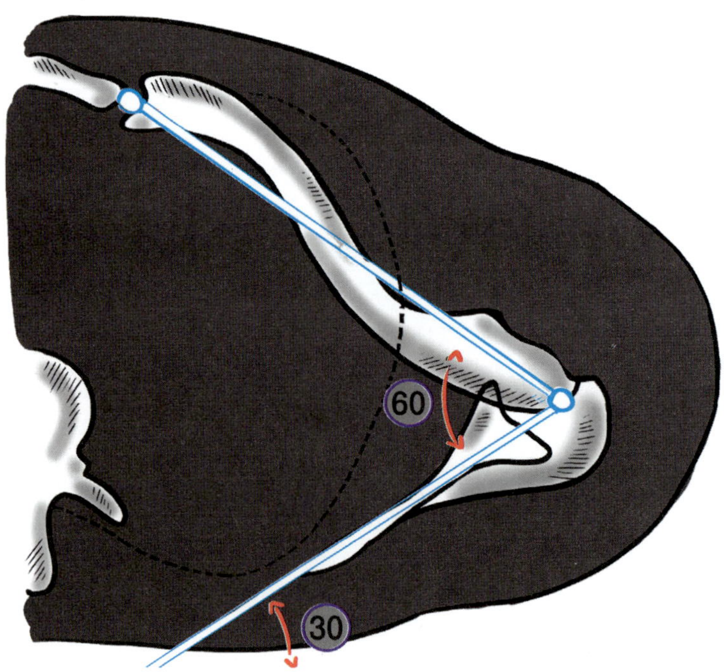

그림 4.29
벤치에 누워 있는 몸통을 위에서 보면 견갑골의 표준 위치(지면에 대해 약 30°)를 볼 수 있다.

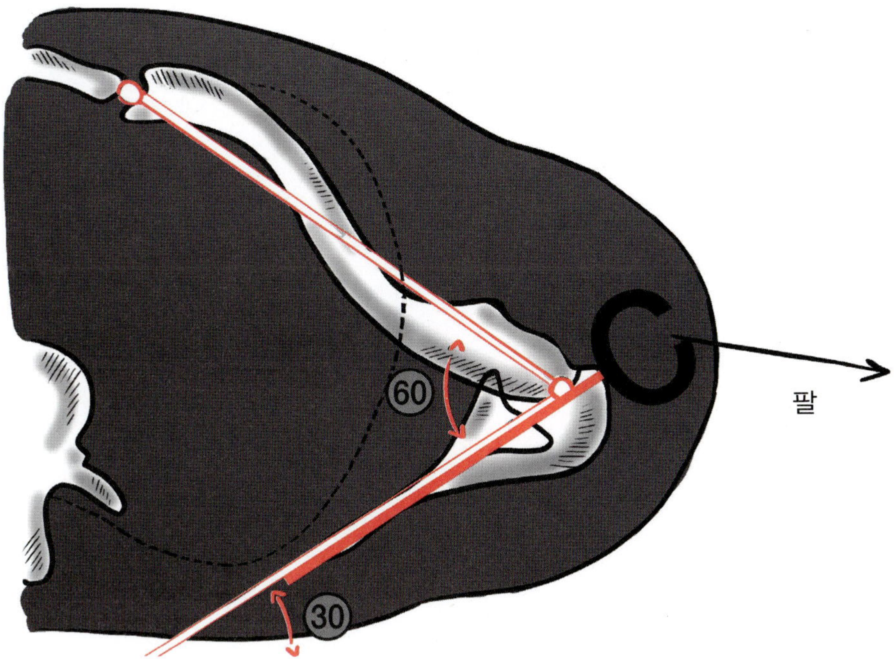

그림 4.30
위쪽에서 수평으로 보면 검은색이 견갑골의 원래 위차이며 각도는 30°이다. 검은색 화살표는 상완골두가 이 위치에서 나타날 수 있는 위험한 전방화를 나타낸다. 아래 그림에서 빨간색 부분은 견갑골 후인을 통해 위치를 재조정하는 모습.

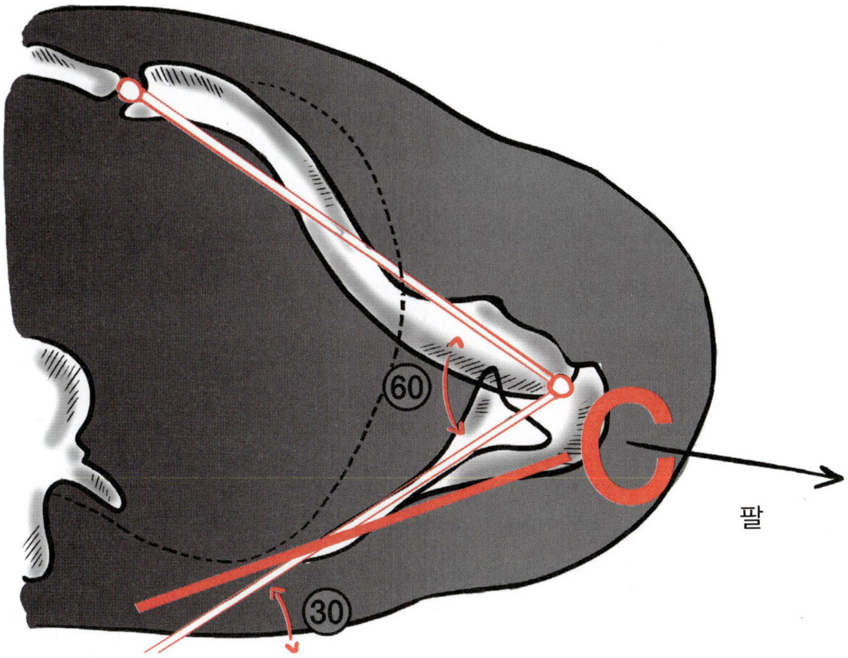

그림 4.31
빨간색으로 표시된 부분은 더 이상 전방을 향하지 않고 조금 더 측면으로 향하게 된 관절와(빨간색 C)의 위치 변화를 확인할 수 있다. 검은색 화살표는 상완골을 나타내며, 위치 변경 후 관절와와 최적의 정렬을 이룬다.

인클라인/디클라인

벤치의 각도는 경사에 따라 대흉근의 다른 부위에 자극을 미칠 수 있다. 그 논리는 어깨를 더 많이 굴곡해야 할 때(몸통보다 머리가 위에 있는) 대흉근의 상부 섬유(쇄골 부위)를 더 많이 자극할 수 있다는 것이다. 어깨를 더 많이 신전시켜야 하는 자세(몸통보다 머리가 낮은)에서 대흉근의 하부 섬유(늑골 섬유)를 더 많이 자극할 수 있다.

인클라인 벤치(몸통보다 머리가 위에 있는) 자세에서는 전면 삼각근이 더 활성화되는 것으로 밝혀졌다. 이러한 경사는 전면 삼각근에 더 많은 부하를 주는 데 사용될 수 있지만 수직 프레스 또는 전방 굴곡과 같은 삼각근에 대한 특정 운동을 수행하는 것이 더 효과적일 수 있다.[37] 이 자세에서는 경사가 없는 플랫 벤치에 비해 흉골 및 늑골 섬유의 활성화는 감소되고 쇄골 부위 활성화가 증가했다. 또한 상완 삼두근의 활성화가 덜하지만 어깨에서 상완 이두근의 등척성 활성이 증가한다. 이는 아마도 견갑골의 안정성을 제어하기 위한 것이라고 추측된다.[40]

인클라인 벤치 전략은 대흉근의 쇄골 부위를 더 많이 활성화할 수 있고, 전면 삼각근의 활성화도 증가시킬 수 있지만 수평적인 자세보다 총 부하량이 적기 때문에 가슴 부위의 긴장감을 덜 느끼게 된다. 약 30° 정도의 인클라인 경사면 수직적인 오버헤드 프레스와 비슷하지 않으면서 경사면의 긴장 수준을 유지하기에 충분하다고 생각된다.[33]

디클라인(몸통보다 머리가 낮은 자세) 벤치 자세에서는 대흉근의 쇄골 부위의 활성화가 감소하는 것으로 나타났는데, 이는 분명히 어깨관절의 굴곡이 감소했기 때문이다. 대부분의 사람들은 수평면의 근육 활동이 관상면보다 크기 때문에 이것이 정당화될 수는 없다.[37]

요약하면, 인클라인 자세에서 대흉근의 쇄골 부위 섬유가 더 많이 활성화되지만 들어 올릴 수 있는 총 부하는 감소한다.

반면, 디클라인 자세에서 가슴 근육의 늑골 부위 섬유가 활성화된다는 것은 아직 입증되지 않았다. 그리고 늑골 부위 섬유가 더 활성화된다는 것이 사실이라도 근육에 절대적인 부하를 가할 수 없다. 그렇다고 디클라인 운동이 필요 없거나 생략해도 된다는 의미는 아니다.

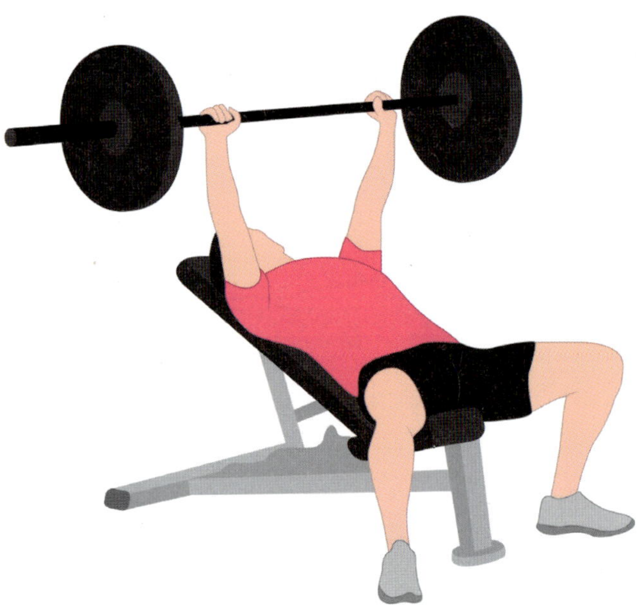

그림 4.32
인클라인 자세.

수평 변형

이 책의 서두에서 살펴본 바와 같이 스쿼트와 데드리프트의 차이점 중 하나는 바벨의 경로가 완벽한 수직이 아니라는 것이다. 이러한 경우 바벨을 어깨관절 위에서 끝날 수 있도록 움직인다.

따라서 바벨에 의해 가해지는 힘과 어깨 사이의 모멘트 암(시상면 또는 측면에서 볼 때)은 바벨이 올라갈수록 감소하여 바벨이 머리 쪽으로 수평 변형된다고 말할 수 있다.[1]

바벨이 상승하는 동안 이동하는 경로는 하중 조건에 따라 달라진다. 하중이 증가함에 따라 어깨(시상면)에서 팔의 모멘트를 감소시켜 바벨을 어깨와 수평선으로 최대한 가깝게 가져와야 할 필요가 있다.

바벨을 올리는 데 실패에 가까워지면 이 관절 축에 가해지는 하중의 토크를 줄이기 위해 필사적으로 바벨을 가능한 어깨에 가깝게 가져오려고 시도하는 것처럼 보인다. 즉, 수평 거리로 인해 힘이 배가되지 않도록 바벨을 더 가까지 가져온다.

이 기술에서 발생하는 모든 공간적 변화는 팔의 원위 영역을 3D로 움직이게 만든다(밀기 단계에서 위, 후방 및 내부)

플랫 벤치의 마찰 영역은 바벨에 가해지는 수직 힘이 바벨의 무게보다 적을 때 발생한다.

최대에 가까운 부하에서는 수직 이동 시작부터 이동거리의 약 30%가 된다. 일반적으로 이 부분이 문제가 발생하는 부분이다. 수평 이동에 상당한 증가가 발생하기 시작하며, 이는 바벨을 어깨 라인에 더 가까이 가져가는 현상으로 인해 더욱 두드러진다.[39, 45]

다음 그래프에서 볼 수 있듯이 최대치의 81%에서 수평적인 이동이 발생한다. 100%에서는 어깨 라인에 더 가깝게 일찍 발생한다. 그리고 부하가 초과(104%)되면 실패 직전 모멘트 암을 단축시키려는 필사적인 시도로 수평 이동이 더 조기에 발생하고 더 뚜렷해진다.

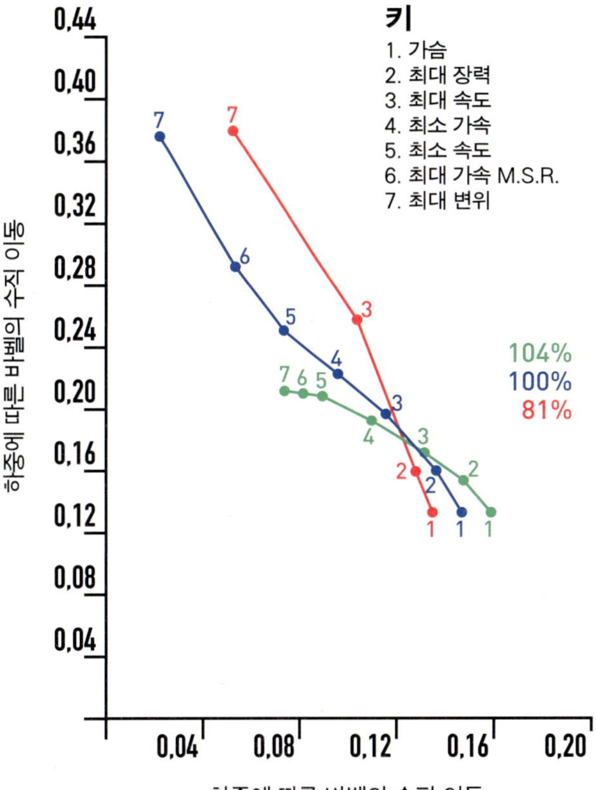

그림 4.33
하중에 따른 바벨의 수평 이동.

변형된 동작들

사실 견갑골은 가동성보다는 안정성이 더 중요하다.

견갑골을 활성화하고 위치를 변경할 수 있을 뿐 아니라 전방에서 후방으로 가해지는 힘에 대항하여 견갑골을 제자리에 유지할 수 있는 것이 우선적으로 중요하다.

강하고 안정적인 코어는 척추의 보상 없이 추진력을 생성하는 기반과 지지대 역할을 한다.

하지와 골반을 연결하여 신체 구조가 분리되지 않고 벤치에서 안정성을 유지할 수 있도록 한다.

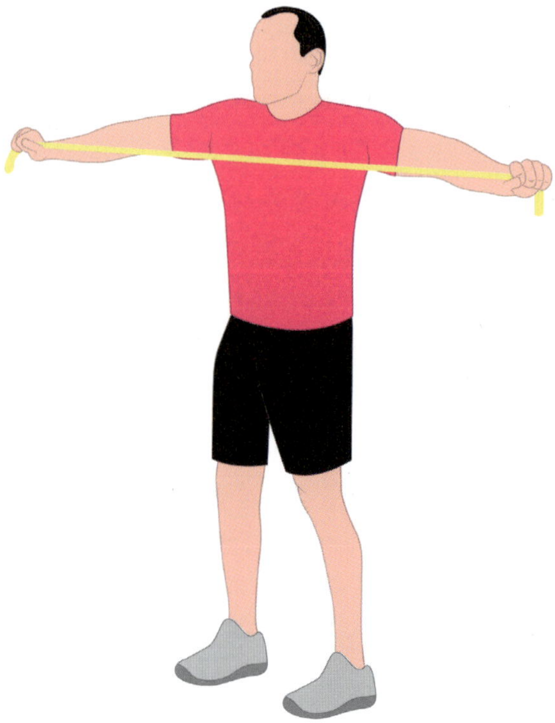

그림 4.34
밴드 풀업: 흉추의 가동성을 추구하지만 주로 견갑골의 후인을 요구하며 견갑골 안정성을 추구하는 운동이다.

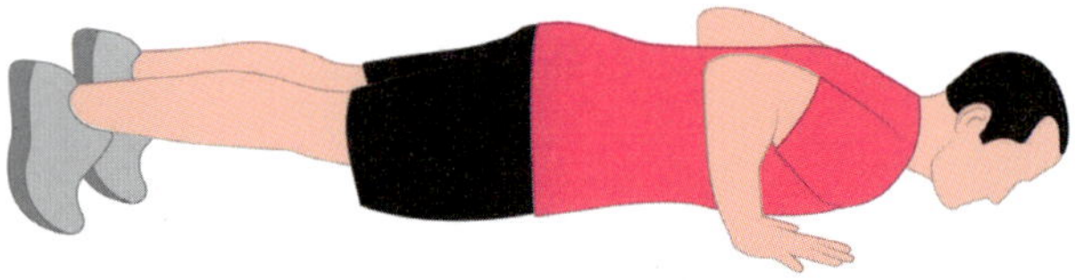

그림 4.35
푸시업: 몸통을 안정성 있게 유지하면서 양손을 바닥에 놓는다. 팔꿈치관절에서는 굴곡이 일어나고 어깨관절에서는 신전이 일어나면서 아래로 내려간다.

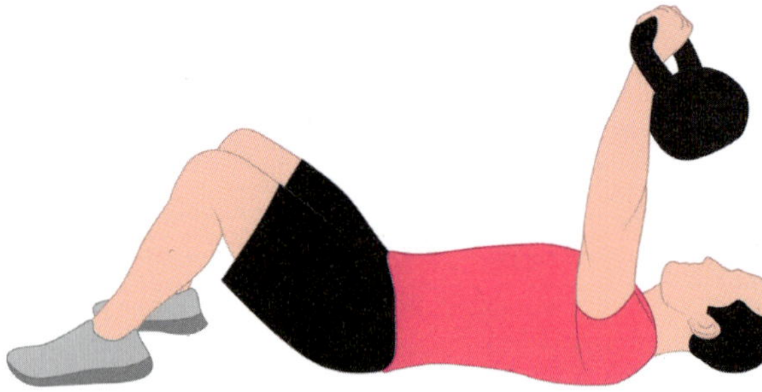

그림 4.36
한쪽 팔로 밀기: 벤치에서 하거나 바닥에 누워 하는 '플로워 프레스' 방법으로 할 수 있다. 안정성은 높아지지만 총 부하량은 줄어든다.

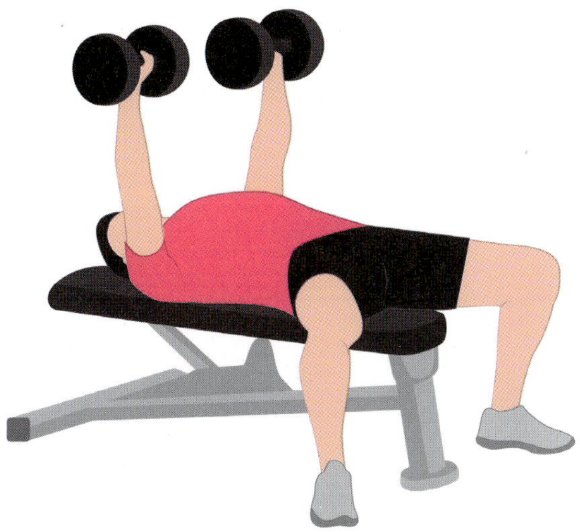

그림 4.37
벤치 덤벨 프레스: 중량 증가는 제한적이지만 안정성에 대한 이득을 볼 수 있다.

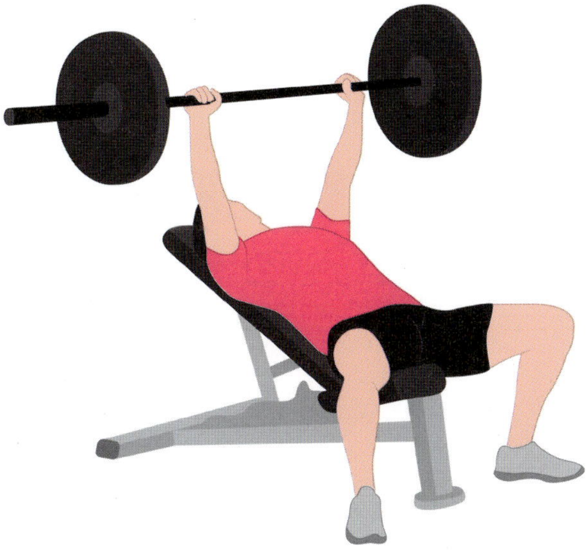

그림 4.38
인클라인 벤치 프레스: 가슴 상부 섬유를 자극하는 데 최적화된 운동이다.

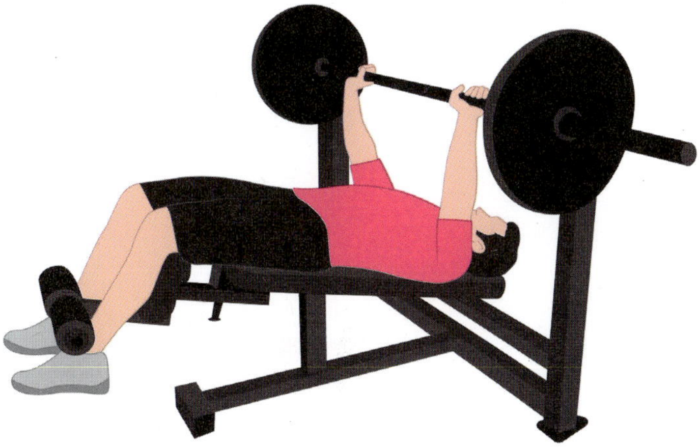

그림 4.39
디클라인 벤치 프레스: 일반적으로 가슴 하부 섬유 부위 운동에 권장되는 자세(증명되지는 않음).

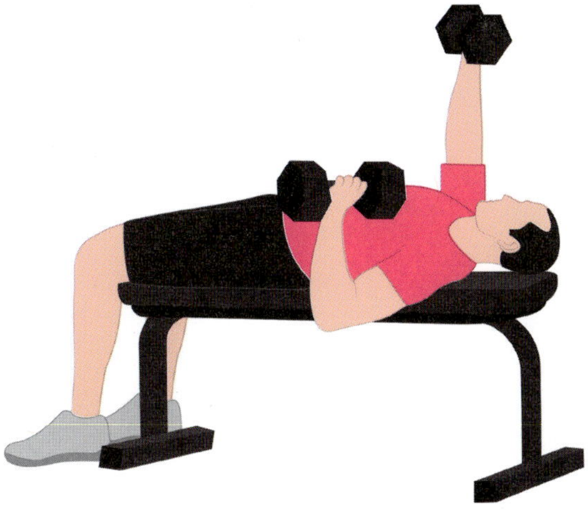

그림 4.40
싱글 암 프레스: 벤치에서 한 손씩 밀고 균형을 잡을 때 안정성 및 조정 기능을 결합하고 추가한다.

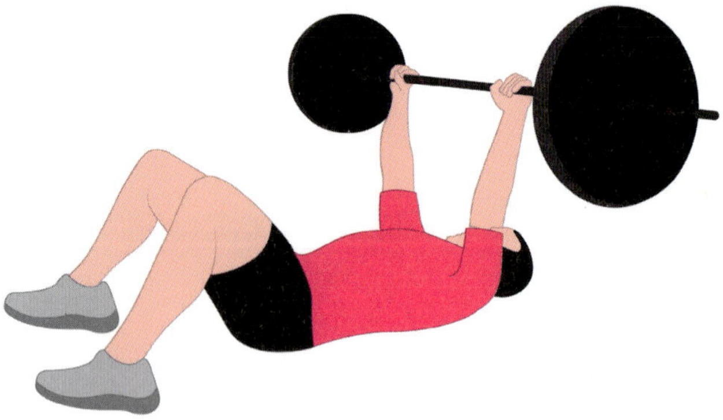

그림 4.41
플로워 프레스: 오리지널 버전의 운동으로 바닥에서 실시하기 때문에 렉이 필요 없고 바벨이 깊이 내려올 수 없다.

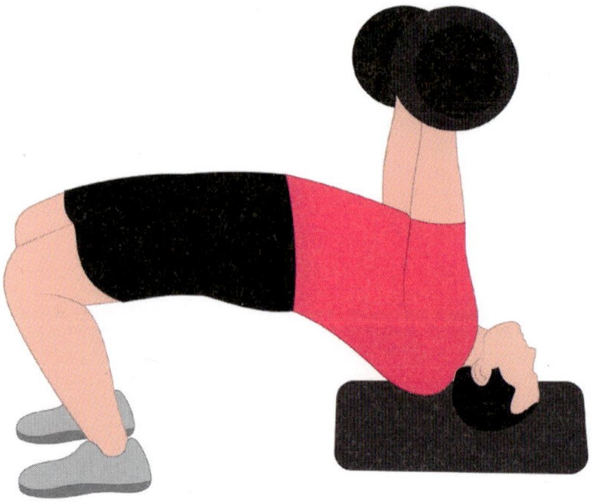

그림 4.42
파이터 브릿지: 레슬링 선수들이 자주 연습하는 자세. 밀기와 척추의 확장을 통합하여 실시.

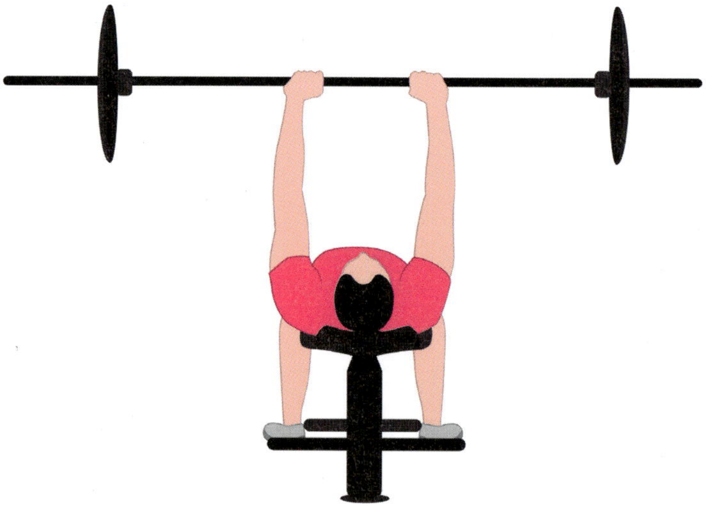

그림 4.43
클로즈 그립: 상완 삼두근에 더 많은 부하를 주는 방법이다.

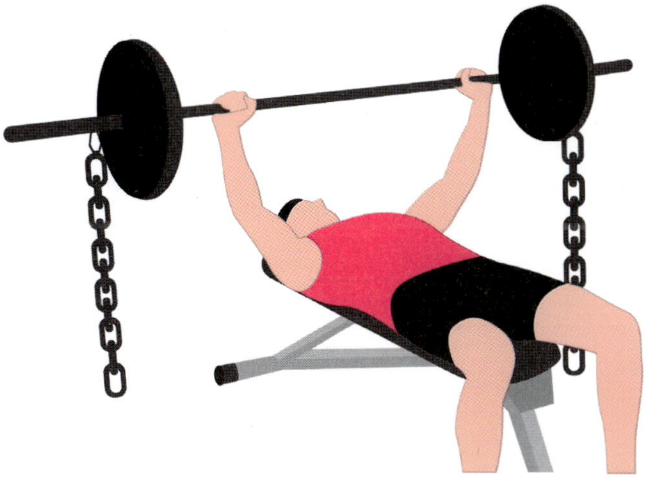

그림 4.44

체인: 체인을 포함해서 벤치 프레스를 실시하면 바벨을 밀어내는 동안 더 많은 부하가 주어진다. 생체역학적 이점이 클수록 부하도 커진다.

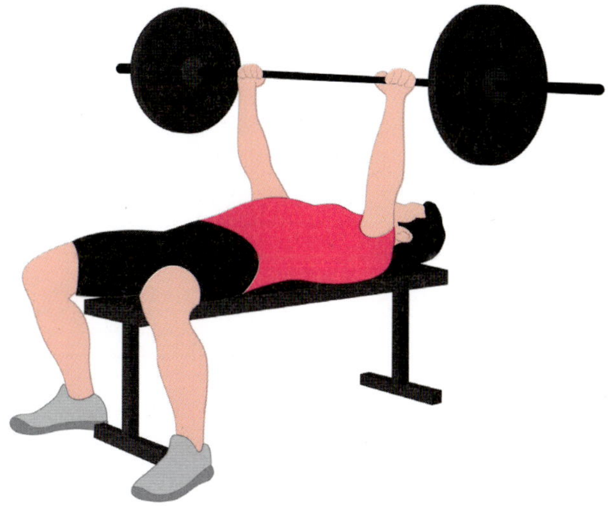

그림 4.45

플랫 벤치: 푸쉬 운동의 기본 형태인 클래식 버전이다. 최대의 힘을 발휘할 수 있다.

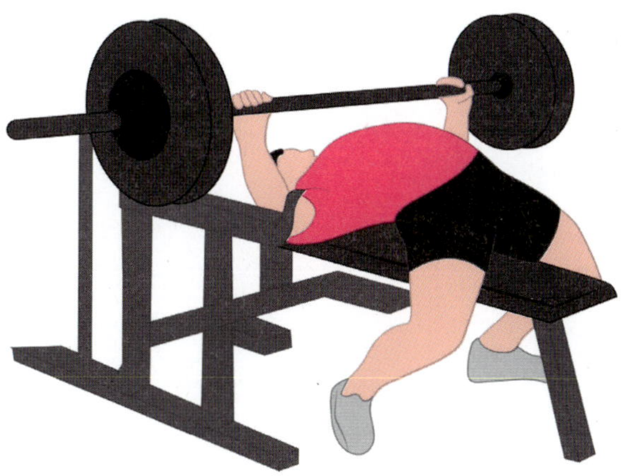

그림 4.46

아치형: 파워리프팅과 유사한 버전으로 하체를 통합하고 후발 사슬을 안정시키고 가슴을 바에 더 가깝게 위치시킬 수 있다.

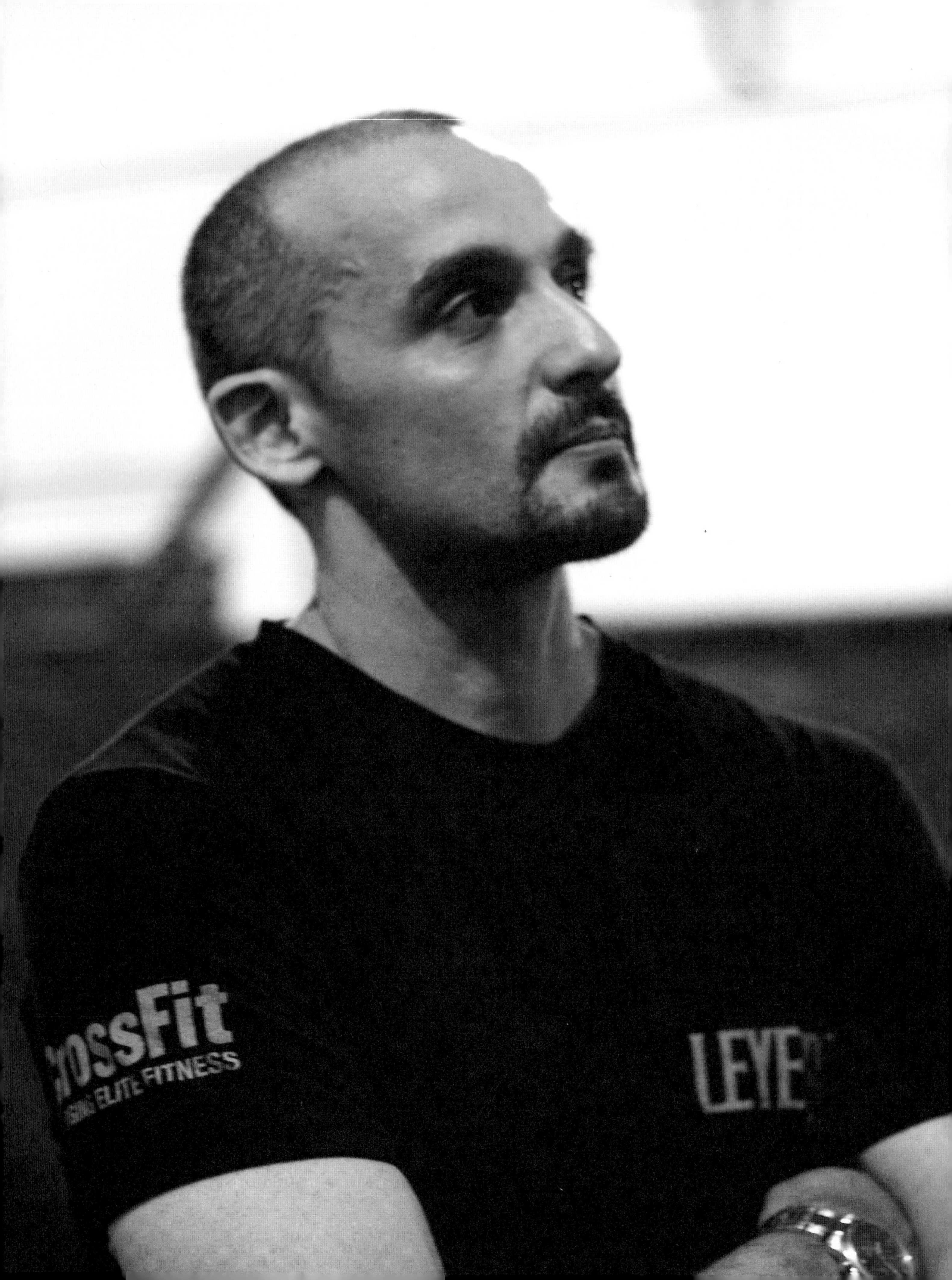
ELITE FITNESS

에필로그

기능 해부학적 관점에서 **3대 운동**을 분석하고 이해하면 이러한 운동의 기능과 목표, 그리고 그 다양한 응용 방법들을 더 잘 이해할 수 있게 될 것이다. 우리는 현실과 종종 일치하지 않는 이론과 공식이나 아이디어를 반복하는 대신에 이러한 연습의 운동역학의 내부 메커니즘을 이해하는 데 도움이 될 것이다. 이것은 더 나은 움직임을 만드는 것으로 이어질 것이며, 우리 몸에 대한 지식, 그리고 운동 수행력 향상을 위한 가능성과 잠재력을 개발하는 데 도움이 될 수 있을 것이다.

해부학을 이해하면 좋은 운동과 나쁜 운동이 없다는 것을 알 수 있다. 오히려 우리 생리학적인 가능성과 우리가 찾고 있는 목표에 더 부합하는 결과를 만들 수 있을 것이다. 우리는 함께 찾고 있다.

시간을 내어 이 글을 읽어주어서 감사드리며, 다음 편에서 더 다양한 근력 운동과 해부학에 대한 주제로 여러분을 만나기를 희망한다.

제롬 마일로

참고 문헌 및 자료

1 Elliott, Wilson, Kerr (1989). *A biomechanical analysis of the sticking region in the bench press.* Medicine and science in sports and exercise. Australia.

2 Hales, Johnson, Johnson (2009). *Kinematic analysis of the powerlifting style squat and the conventional deadlift during competition: is there a cross-over effect between lifts?* Journal of Strength and Conditioning Research. National Strength and Conditioning Association.

3 https://www.givemesport.com/1570822-eddie-hall-reveals-how-he-nearly-died-following-his-500kg-world-record-deadlift

4 Aaron Horschig (2021) *Rebuilding Milo: A Lifter's Guide to Fixing Common Injuries and Building a Strong Foundation for Enhancing Performance.* Victory Belt Publishing.

5 Mark Rippetoe (2011). *Starting Strength: Basic Barbell Training.* The Aasgaard Company.

6 Neumann (2010). *Kinesiology of the Hip: A Focus on Muscular Actions.* Journal of orthopaedic & sports physical therapy.

7 Cholewa, Atalag, Zinchenko (2019). *Anthropometrical Determinants of Deadlift Variant Performance.* Department of Kinesiology, Coastal Carolina University. Journal of Sports Science and Medicine.

8 Farley (1995). *Analysis of the conventional deadlift.* Exercise Experience, Hialeah, Florida. Strength and Conditioning.

9 Souza Bezerra, Simão, Fleck (2013). *Electromyographic Activity of Lower Body Muscles during the Deadlift and Still-Legged Deadlift.* Journal of Exercise Physiology online. Federal University of Amazonas.

10 Andersen, Fimland, Mo. *Electromyographic comparison of barbell deadlift, hex bar deadlift and hip thrust exercises: a cross-over study.* Journal of Strength and Conditioning Research Publish Ahead of Print. Norway.

11 Bird, Barrington-Higgs. *Exploring the Deadlift.* Exercise and Sports Science Laboratories. Jakarta Indonesia.

12 Escamilla, Francisco, Fleisig. *A three-dimensional biomechanical analysis of sumo and conventional style deadlifts.* Human Performance Laboratory, Division of Orthopaedic Surgery, Duke University.

13 Mark J. Haykowsky, Neil D. Eves, Darren E. R. Warburton, Max J. Findlay. *Resistance Exercise, the Valsalva Maneuver, and Cerebrovascular Transmural Pressure.* Faculty of Rehabilitation Medicine and Department of Neurosurgery, University of Alberta, Alberta, Canada.

14 Aaron Horschig (2017). *The squat Bible.* Squat university LLC.

15 Escamilla, Wilk, Glenn (1996). *A Comparison of Tibiofemoral Joint Forces and Electromyographic Activit During Open and Closed Kinetic Chain Exercises.* American Sports Medicine Institute. Alabama.

16 Steiner, Grana, Chillag (1986). *The effect of exercise on anterior-posterior knee laxity*. From the Oklahoma Center for Athletes, Oklahoma City, Oklahoma.

17 Kernozek, Torry, Shelburne (2013). *From the Gait Laboratory to the Rehabilitation Clinic: Translation of Motion Analysis and Modeling Data to Interventions That Impact Anterior Cruciate Ligament Loads in Gait and Drop Landing*. University of Wisconsin–La Crosse.

18 Wallace, Salem, Salinas (2002). *Patellofemoral Joint Kinetics While Squatting With and Without an External Load*. Journal of Orthopaedic & Sports Physical Therapy.

19 Mason, Leszko, Johnson (2008). *Patellofemoral joint forces*. Journal of Biomechanics. USA.

20 Pearson, Mohammed, Hussain (2017). *Patellar tendon in vivo regional strain with varying knee angle*. Journal of Biomechanics.

21 Bakhtiary, Fatemi (2014). *Open versus closed kinetic chain exercises for patellar chondromalacia*. University of Medical Sciences. Semnan, Iran.

22 Krevolina, Pandyb, Pearcec (2003). *Moment arm of the patellar tendon in the human knee*. Department of Mechanical Engineering, University of Texas.

23 Kubo, Ohgo, Takeishi (2004). *Effects of isometric training at different knee angles on the muscle–tendon complex in vivo*. Scand J Med Sci Sports.

24 McLaughlin, Lardner, Dillman (2014). *Kinetics of the Parallel Squat*.

25 Clark, Lambert (2012). *Muscle activation in the loaded free barbell squat: a brief review*. Journal of Strength and Conditioning Research.

26 Kubo, Ikebukuro, Yata (2019). *Effects of squat training with different depths on lower limb muscle volumes*. European Journal of Applied Physiology.

27 Kay Cemy (1995). *Vastus Medialis Oblique/Vastus Lateralis Muscle Activity Ratios for Selected Exercises in Persons With and Without Patellofemoral Pain Syndrome*.

28 Revista Salutem Scientia Spiritus (2018). *Clasificación de la articulación femorotibial, arcos de movimientos y grados de libertad: Revisión de la literatura*.

29 Bloomquist, Langberg, Karlsen (2013). *Effect of range of motion in heavy load squatting on muscle and tendon adaptations*.

30 Swinton, Raylloyd, Keogh (2012). *A biomechanical comparison of the traditional squat, powerlifting squat, and box squat*. Journal of Strength and Conditioning Research.

31 Cotter, Chaudhari, Jamison (2013). *Knee joint kinetics in relation to commonly prescribed squat loads and depths*. Journal of Strength and Conditioning Research.

32 Zheng, Fleisig, Escamilla (1998). *An analytical model of the knee for estimation of internal forces during exercise*. Journal of Biomechanics 31. USA.

33 Ridao, Vique, Fuentes (2020). *Effect of Five Bench Inclinations on the Electromyographic Activity of the Pectoralis Major, Anterior Deltoid, and Triceps Brachii during the Bench Press Exercise*.

34 Keogh, Wilson, Weatherby (1999). *A Cross-Sectional Comparison of Different Resistance Trai-*

ning Techniques in the Bench Press. Journal of Strength and Conditioning Research. Australia.

35 Padulo, Laffaye, Chaouachi, Chamari (2014). *Bench Press exercise: the key points*. Tunisian Research Laboratory. Tunisia.

36 Doan, Newton, Marsit (2002). *Effects of Increased Eccentric Loading On Bench Press 1RM*. Journal of Strength and Conditioning Research. Connecticut.

37 Barnett, Kippers, Turner (1995). *Effects of variations of the bench press exercise on the EMG activity of five shoulder muscles*. Journal of strength and conditioning research. Australia.

38 Norwood, Anderson, Gaetz (2007). *Electromyographic activity of the trunk stabilizers during stable and unstable bench press*. Journal of Strength and Conditioning Research.

39 Wagner, Evans, Weir (1992). *The Effect of Grip Width on Bench Press Performance*.International journal of sport biomechanics.

40 Saeterbakken, Dag-André Mo, Scott (2017). *The Effects of Bench Press Variations in Competitive Athletes on Muscle Activity and Performance*. Journal of Human Kinetics, volume 57.

41 Lehman. *The Influence of Grip Width and Forearm Pronation/Supination During the Flat Bench Press*. The Journal of Strength and Conditioning Research. Department of Graduate Studies and Research, Canadian Memorial Chiropractic College, Toronto, Ontario, Canada

42 Escamilla, Krzyzewski (2001). *Knee biomechanics of the dynamic squat exercise*. Medicine & Science in Sports & Exercise. USA.

43 Escamilla, Fleisig, Zheng (2001). *Effects of technique variations on knee biomechanics during the squat and leg press*. Medicine & Science in Sports & Exercise. USA.

44 Escamilla, Zheng, Macleod (2009). *Patellofemoral Joint Force and Stress during the Wall Squat and One-Leg Squat*.

45 Kompf, Arandjelovic (2016). *The Sticking Point in the Bench Press, the Squat, and the Deadlift: Similarities and Differences, and Their Significance for Research and Practice*. Published online.

46 Edgar Mueller (2012). *Goerner The Mighty*.

47 Joe Bonomo (1945). *Barbell training routines*. Bonomo culture institute.

48 Pochettia, Ponczosznika, Rojas Filártiga y Testa (2018). *Entrenamiento de la fuerza en niños y adolescentes: beneficios, riesgos y recomendaciones*. Comité Nacional de Medicina del Deporte Infantojuvenil. Sociedad Argentina de Pediatría.

49 Pablo Añon (2014). *Declaración de posición sobre el entrenamiento de la fuerza en niños y adolescentes. Consenso Internacional*. GSE.

50 Escamilla, Zheng, Hreljac. *Cruciate ligament force during the wall squat and one-leg squat*. Medicine & Science.

51 Wilson, Press, Koh (2009). *In Vivo Noninvasive Evaluation of Abnormal Patellar Tracking*

During Squatting in Patients with Patellofemoral Pain. Rehabilitation Institute of Chicago, Chicago, Illinois.

52 Garcia-Jaen, Sanchis-Soler. (2022). Can the craniocervical position modulate trunk muscle activation during a deadlift?

53 https://physicalculturestudy.com/2019/10/23/the-somewhat-complete-history-of-the-dead-lift-2/

Benavides-Ubric, Díez-Fernández , Rodríguez-Pérez (2020). *Analysis of the Load-Velocity Relationship in Deadlift Exercise*. SPORT Research Group.

Maulit, Archer (2017). *Effects of Kettlebell Swing vs. Explosive Deadlift Training on Strength and Power*. International Journal of Kinesiology & Sports Science. Australia.

Meyers (2013). *Effect of Selected Exercise Variables on Ligament Stability and Flexibility of the Knee*. Bucks County Community College in Newtown, Pennsylvania, USA.

Choe, Coburn, Costa (2018). *Hip and knee kinetics during a back squat and deadlift*. National Strength and Conditioning Association.

Rodríguez, Merchán (2008). *Anatomía, biomecánica y vascularización de los meniscos*. Departamento de Cirugía Ortopédica y Traumatología. Madrid.

Escamilla, Zheng, Hreljac. *Cruciate ligament force during the wall squat and one-leg squat*. Medicine & Science.

Sakamoto, Sinclair (2010). *Muscle activations under varying lifting speeds and intensities during bench press*.

Boyle Michael (2010). *Advances in functional training*. On target. California.

Cailliet Rene (2004). *Biomecánica*. Marban. Spain. Calais-Germain.

Contreras Bret (2020). *Glute Lab*. Victory belt. California.

Delavier Frédéric (2017). *Guía de los movimientos de musculación*. Paidotribo.

Kapandji A.I. (2008). *Fisiología articular*. Panamericana. Madrid.

Hamill Joseph (2015). *Biomecánica bases del movimiento humano*. Wolters Kluwer. Philadelphia.

Kendall Florence (2007). *Kendall's músculos, pruebas funcionales, postura y dolor*. 5° Ed. Marban. Spain.

Nordin y Frankel (2001). *Basic biomechanics of the musculoskeletal system*. Lippincott Willams y Wilkins. USA.

Rouviere-Delmas (2005). *Anatomía Humana Descriptiva, topográfica y funcional. 11° Ed*. Elsevier.

Schüttvnke y otros (2011). *Prometheus 2° edición*. Panamericana. Madrid.

Earle J. Meyers (1971). *Effects of selected exercise variables on ligament stability and flexibility of the knee*. American Association for Health.

Fragala, Cadore, Dorgo, Izquierdo, J. Kraemer, Peterson y Ryan (2019). *Resistance Training for Older Adults*. Journal Revista de Educación Física.

Cañadas (2017). *La fuerza como fuente de salud. Adultos mayores con patologías metabólicas*.

역자 약력

대표 역자 박종호

- 프리미엄 피트니스 펄스짐 교육팀장
- 건강운동 연구소 펄스랩 연구팀장
- 세종대학교 체육학 박사
- 한양대학교 미래인재교육원 체육학과 겸임 교수
- 前 문경대학교 축구학과 교수
- 前 을지대학교 생활체육지도자 연수원 교수
- USAPL 파워리프팅 -125kg 1위 외 다수

공동 역자(가나다 순)

김성언

- 주식회사 펄스 대표이사
- 건강운동연구소 펄스랩 연구소장
- 세종대학교 스포츠산업학과 교수

김영훈

- 한국체육대학교 스포츠산업 · 경영 석사
- 배명고등학교 체육교사
- 학교체육진흥회 학생선수상담 위원

김주영

- 서원대학교 헬스케어운동학과 교수
- 한국운동영양학회 상임이사 및 학술지 편집위원
- 前 경북대학교 의과대학 임상오믹스연구소 박사후연구원

김형기

- 現 FINE FIELD Fitness & Research CEO
- 現 피트니스 휴먼 리소스 플랫폼 웰링커스 대표
- 한국체육대학교 사회체육대학원 운동건강관리 전공

박원일

- 한국스포츠과학원 연구위원
- 국가연구자정보시스템 초기구축 평가위원
- 한국운동생리학회 이사

박종벽

- 전국체전 대학부 서울특별시 대표(100m 육상)
- 중앙대학교 알키미스트 프로젝트 외부전문가
- Born To Run 육상센터 선수 겸 코치

박훈영

- 건국대 대학원 PAP연구소 부교수
- Frontiers Physiology 운동생리학 분과 부편집장
- Journal of Sport and Applied Science (JSAS) 편집위원

백형진

- 의학박사, DO, DN
- 헬스케어 웨이브 & 예방의학사 대표
- 가천대 특수치료대학원 운동치료학과 교수

선세영

- 대한운동학회 총무이사
- 라크로스 국가대표 의무위원
- 단국대학교 체육학 박사

유영범

- 프리미엄 PT센터 펄스짐 트레이너
- 건강운동관리사, ACSM CPT
- 서원대학교 체육교육과 학사

이문현

- 국민대경영대학원 건강관리학 석사
- 前 가리스요가 공동대표
- 現 골든케어 대표

이상욱

- 럭비 국가대표팀 의무트레이너
- 헬스케어웨이브 강사
- 『힘 · 훈련 · 해부학』(1~3권) 시리즈 공동역자

조영현

- 現 한국스포츠과학원 연구위원
- 現 한국운동생리학회 이사
- 前 제주대학교 체육진흥센터 학술연구교수

천정환

- 군포시헬스케어위원회
- 홍박사헬스케어연구소 컨디셔닝케어 코치
- 프리햅 예방운동 전문가

한수용

- 프리미엄 PT센터 펄스짐 트레이너
- Univ. of the Philippines 스포츠과학 학사
- 세종대학교 일반대학원 체육학 전공

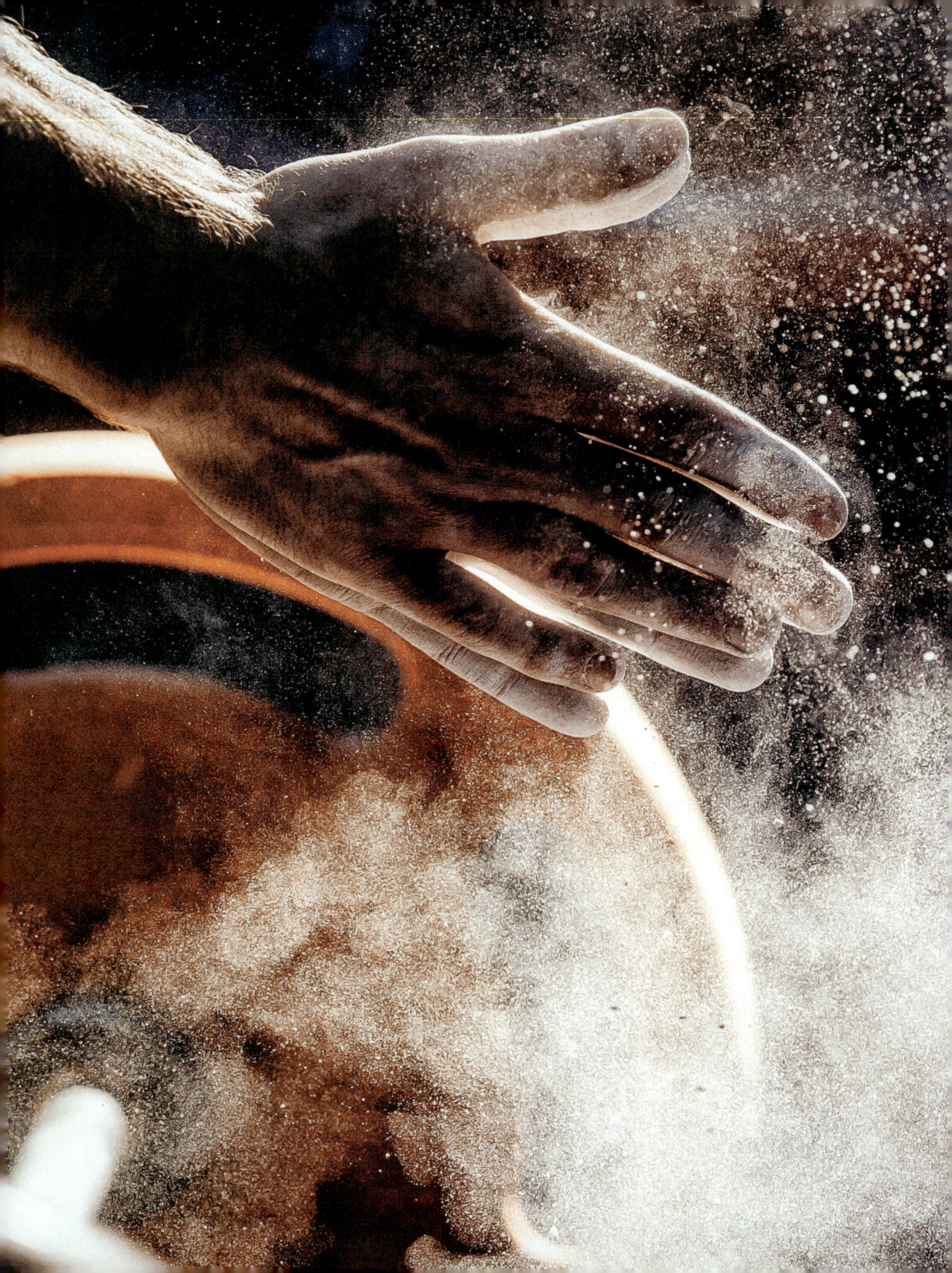